影像病例解读

主　编　周俊林　赵建洪

副主编　王　刚　毛俊杰

　　　　颉克蓉　叶建军

U0207684

甘肃科学技术出版社

（甘肃·兰州）

图书在版编目（CIP）数据

影像病例解读／周俊林，赵建洪主编. -- 兰州：
甘肃科学技术出版社，2016.8（2023.12重印）
ISBN 978-7-5424-2342-9

Ⅰ.①影… Ⅱ.①周…②赵… Ⅲ.①影像诊断
Ⅳ.①R445

中国版本图书馆CIP数据核字（2016）第194771号

影像病例解读

周俊林　赵建洪　主编

责任编辑　史文娟　张　荣
封面设计　张小乐

出　　版　甘肃科学技术出版社
社　　址　兰州市城关区曹家巷1号　730030
电　　话　0931-2131575（编辑部）　0931-8773237（发行部）

发　　行　甘肃科学技术出版社　　印　刷　三河市铭诚印务有限公司
开　　本　787毫米×1092毫米　1/16　印　张　25.75 插　页　6 字　数　760千
版　　次　2016年10月第1版
印　　次　2023年12月第2次印刷
印　　数　1501~2550
书　　号　ISBN 978-7-5424-2342-9　定　价　238.00元

主编介绍

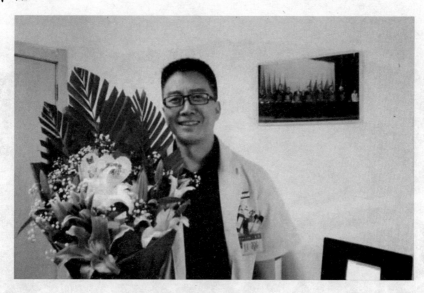

周俊林　医学博士,主任医师,教授,博士研究生导师。

兰州大学第二医院放射科主任,影像学教研室主任,影像学研究室主任,神经影像科主任,影像医学中心主任。中华医学会放射学分会第 13 届全国青年委员,中华医学会放射学分会神经学组全国委员,甘肃省医学会放射专业委员会主任委员,中国研究型医院学会放射学专业委员会常务委员,中国医疗保健国际交流促进会放射学分会常务委员,甘肃省医师协会放射医师分会常务理事,甘肃省医学会放射专业委员会 MR 学组委员,甘肃省卫生系统领军人才,《实用放射学》《磁共振成像》《中国临床医学影像杂志》及《兰州大学学报(医学版)》等多部杂志的编委及审稿专家。

长期致力于医学影像学的临床、教学和科研工作,在 CT 及 MRI 的临床应用方面体会深刻,对神经影像具有浓厚兴趣和热情。发表论文 100 多篇,其中国家级核心期刊 90 多篇,SCI 论文 7 篇,国际会议录用(RSNA)13 篇。完成科研项目 20 项,获甘肃省、兰州市及省医学科技奖 15 项,其中包括第 1 完成人获甘肃省科技进步一等奖、甘肃省医学科技奖一等奖和兰州市科技进步一等奖,主持并主讲《医学影像诊断学》获得甘肃省高等学校精品课程,主编著作 2 部,多次获得兰州大学第二医院科技创新奖及教学创新奖,现承担科研项目 4 项。多次被评为兰州大学第二医院"优秀科主任"、"文化建设先进"、"教学先进个人"、"优秀教师"及"优秀党员"等。

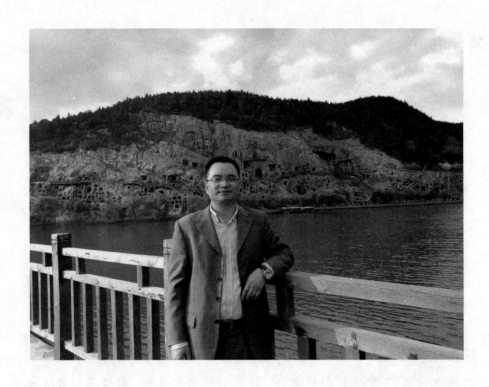

赵建洪 医学博士,副主任医师。

兰州大学第二医院放射影像中心消化影像科副主任,影像学研究室副主任。中华医学会放射学分会感染专业委员会暨感染学组委员,甘肃省医学会放射专业委员会秘书、腹组委员,甘肃省定西市医学会放射专业委员会副主任委员,首届中国研究型医院学会感染与炎症放射专业委员会青年委员。

从事医学影像学的临床、教学和科研工作多年,对腹部影像和感染影像具有浓厚的兴趣。发表论文 10 多篇。参与并完成科研项目 7 项,获甘肃省、兰州市及省医学科技奖 7 项,包括甘肃省科技进步一等奖、甘肃省医学科技奖一等奖和兰州市科技进步一等奖;现承担科研项目 1 项。曾被评为"优秀教师"及万名医师下乡活动"优秀队员"等。

主 编 周俊林 赵建洪

副主编 王 刚 毛俊杰 颉克蓉 叶建军

编 者(按姓氏笔画顺序)

马来阳(兰州大学第二医院 医学硕士)

王 刚(兰州大学第一医院 主任医师)

王莉莉(兰州大学第一医院 医学硕士)

韦丽娜(兰州大学第二医院 医学学士)

毛俊杰(兰州大学第二医院 副主任医师)

叶建军(兰州军区兰州总医院 医学博士 副主任医师)

刘 宏(兰州大学第二医院 医学硕士)

闫 坤(兰州大学第一医院 医学硕士)

孙 秋(兰州大学第二医院 医学硕士)

李文一(遵义医学院第五附属(珠海)医院 医学硕士)

李帮雪(兰州大学第一医院 医学硕士)

杨海婷(兰州大学第二医院 医学硕士)

辛文龙(兰州大学第一医院 医学硕士)

沈雪娇(兰州大学第二医院 医学硕士)

张 垚(兰州大学第二医院 医学学士)

张 婧(兰州石化总医院 医学硕士)

张文娟(兰州大学第二医院 医学硕士)

张玉婷(兰州大学第二医院 医学硕士)

张国晋(兰州大学第二医院 医学硕士)

张学凌(兰州大学第二医院 医学硕士)

张玲艳(兰州大学第二医院 医学硕士)

张培丽(兰州大学第二医院 医学硕士)

陈 菲(兰州大学第二医院 医学硕士)

罗永军(兰州大学第二医院 医学硕士)

岳松虹(兰州大学第二医院 医学硕士)

周俊林(兰州大学第二医院 医学博士 教授)

郑玉荣(兰州大学第一医院 医学硕士)

赵 君(兰州大学第二医院 医学硕士)

赵建洪(兰州大学第二医院 医学博士 副主任医师)

胡莎莎(兰州大学第一医院 医学硕士)

姜艳丽(兰州大学第二医院　医学硕士)

柴彦军(兰州大学第二医院　医学硕士)

颉克蓉(兰州大学第二医院　主任医师)

彭　丹(兰州大学第二医院　医学学士)

蒋　健(兰州大学第二医院　医学硕士)

韩引萍(兰州大学第二医院　医学硕士)

谢一婧(兰州大学第二医院　医学硕士)

翟永川(贺州市人民医院　医学硕士)

魏晋艳(兰州大学第二医院　医学硕士)

编辑秘书:谢一婧　张培丽　张国晋　张文娟

序

　　病例读片和分析是成为一名优秀影像科医生的基本功,尤其是解决疑难病例更是对一个影像科医生临床逻辑思维能力、表达才能和综合分析能力的最大考验。《影像病例解读》一书旨在把日常工作中遇到的疑难病例总结和剖析见诸文字,从疾病的临床、影像、病理及鉴别诊断等方面进行详细阐述,结合国内外文献,以图文并貌的方式,将诊断思路和经验体会呈现给读者,以便读者抓住疾病诊断的主要矛盾和重要证据,综合判断最后得出正确的结论。

　　《影像病例解读》由兰州大学第二医院的周俊林教授主编。他组织了多位中青年专家以他们的临床经验为基础总结了疑难及误诊病例130例,同时参考了国内外大量的文献,使得《影像病例解读》一书图文并茂,深入浅出。其中还有病理学方面的大量资料,对于读者理解这些疑难及误诊病例起到了积极的作用。周俊林教授是我认识的影像学界杰出青年才俊,现担任兰州大学第二医院放射科主任、影像学教研室主任、影像医学中心主任等。任中华医学会放射学分会第13届全国青年委员、中华医学会放射学分会神经专委会全国委员、中国研究型医院学会放射专业委员会常务委员、甘肃省医学会放射专业委员会主任委员等行政和学术职务。他在影像医学方面的造诣较高,尤其是对神经系统疾病的分析诊断有自己独到的见解,本书的编辑出版就是一个很好的例证。希望本书的出版能对影像科的医生和临床各科医生在解决疑难及误诊病例时有所帮助。

教授　博士生导师
中华医学会放射学分会第13届主任委员
《中华放射学杂志》总编辑
2016年3月

前 言

精准医疗是现在乃至将来医学发展的趋势和追求，影像医生如何做到为临床医生和患者提供准确的评估，做到精准诊断，以便更好地实现精准医疗，是当下面临的问题。本书结集出版旨在把日常工作中遇到的疑难病例的总结和剖析见诸文字，供影像医生、临床医生和医学生学习和分享，即所谓"授人以渔"。

本书包含颅脑、头颈部、胸部、腹部和脊柱与四肢五个部分，历经四年多，收集以兰州大学第二医院为主体的多家省级三甲医院的疑难及误诊病例 130 例，从疾病的临床、影像、病理及鉴别诊断等方面进行详细阐述，结合国内外文献，以图文并茂的方式，对实例进行解析，并把专家的诊断思路和经验体会呈现给读者，让读者在"同病异影，异病同影"的灰白影像中，在全面把握疾病的同时，抓住疾病诊断的主要矛盾和重要证据，综合判断，强调逻辑思维的合理性，最终拨云见日。本书紧随最新的 WHO 肿瘤分类，如在脑膜肿瘤部分，把七种病理学亚型的脑膜瘤、两种脑膜间质来源的肿瘤(血管周细胞瘤、孤立性纤维瘤)收入其中，并分别对其影像学表现进行了分析和鉴别。在星形细胞肿瘤部分，分别鉴别了毛细胞型星形细胞瘤、弥漫型星形细胞瘤、间变型星形细胞瘤及少突星形细胞瘤等不同分级和分型的神经上皮肿瘤。此外，本书依据最新 WHO 命名，更新了已被修订的病名，如恶性纤维组织细胞瘤现已更名为多形性未分化肉瘤等，并对其影像表现进行了解读。

在本书的编写过程中，得到了兰州大学第一医院和兰州军区总医院各位同仁的大力帮助，同时也得到了我院病理科的鼎力支持，并对章节中的病理部分进行了审核修订。我科的同事和研究生也积极参与了本书的撰写和资料整理编辑工作，为此他们无私地奉献了大量精力和时间。正是各位专家教授、同事、同学们的辛勤劳动和工作，才有了本书的出版，增加了本书的可读性和实用性。为此，我由衷地致以深深地敬意和感谢。

对于本书中不全面及错漏之处，还请各位专家同仁不吝赐教并提出宝贵意见。

周俊林

2016 年 3 月 25 日

目 录

第一部分 颅 脑

第二部分　头颈部及脊柱

第三部分　胸　部

第四部分　腹　部

第五部分　骨关节与肌肉

第一部分　颅　脑

病例001~002　毛细胞型星形细胞瘤

毛细胞型星形细胞瘤(pilocytic astrocytoma, PA)是少见的星形细胞瘤, 多见于儿童和青少年。约占颅内肿瘤的1.6%, 胶质瘤的18.3%, 占星形细胞瘤7%~25%, 为WHOI级。PA好发于小脑中线部位, 多为单发; 以小脑蚓部最多见, 其次为小脑半球; 鞍区、大脑半球、脑干、脑室等均可发生。

鞍区PA大多起源于视交叉、下丘脑和第三脑室底部, 少数起源于神经垂体(即垂体柄、垂体后叶和乳头体等)。由于临床发现时肿瘤均较大, 很难准确确定其起源, 尽管其起源不同, 但组织学和治疗方法相同, 故统称为鞍区毛细胞型星形细胞瘤。

PA有其独特的病理学特征, 肿瘤有或无包膜, 边界较清, 51.6%出现囊性变。组织学研究显示89.2%PA瘤细胞由致密区和疏松区构成双向型结构, 66.7%的瘤组织内可见到Rosenthal纤维, 60%的瘤组织有嗜酸性颗粒小体; Rosenthal纤维主要位于细胞密集区。部分PA血管丰富, 呈海绵状血管瘤样改变, 部分血管内皮增生明显, 呈肾小球样改变。PA由致密区和疏松区组成。致密区由梭形双极毛状细胞及毛细胞间的纤维构成, 疏松区则为多极细胞与星形细胞退行性变产物, 即蛋白小滴混合组成, 囊液蛋白含量较高, 因此在T2WI上表现为高信号区, 同时在FLAIR上比正常脑脊液信号更高, 致密区和疏松区的成分不一决定了囊性部分及实性部分的比例不同。

增强后实性部分和壁结节呈不均匀明显强化, 这与肿瘤血管自身特点——有孔型毛细血管有关; 囊变区无强化, 囊壁可强化, 也可不强化, 与囊壁的组织来源有关。囊壁由反应性增生的胶质或受压的脑组织构成, 则囊壁不强化; 囊壁由含活性的肿瘤细胞及增生的新生血管构成, 则囊壁强化。钙化、出血少见; 瘤周无水肿或轻度水肿。

病例001　视交叉毛细胞型星形细胞瘤

(*Pilocytic Astrocytoma of Chiasma Opticum*)

【临床资料】

患者,男,10岁。头痛、头晕一年余,加重十余天,伴有恶心、呕吐;无异常内分泌实验室检查结果。

专科检查:患者神志清,查体配合,瞳孔等大,病理反射未引出。

【影像学检查】

MRI检查:鞍上不规则肿块,矢状位见分叶征象,大小约4.8cm×4.7cm×3.2cm,边界清楚,邻近结构受压推移,无水肿征象,中脑导水管受压,幕上脑室积水,T1、T2加权信号相对均匀,呈稍长T1、稍长T2信号,内可见多发斑点状长T1、长T2信号,垂体后叶信号存在,增强后肿瘤呈不均匀明显强化,内部可见斑点状、条带状未强化区。

MRI诊断:生殖细胞瘤。

【图片】

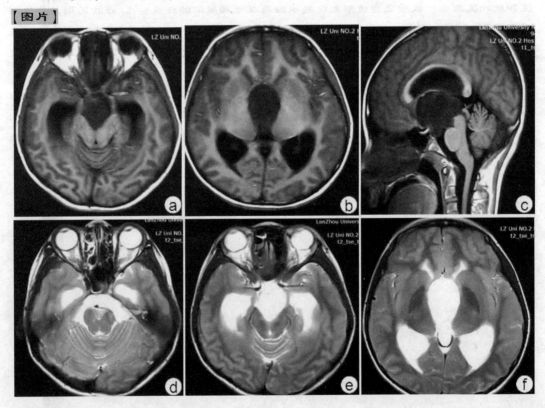

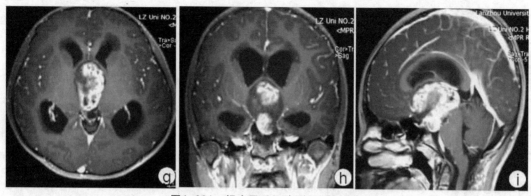

图1-001 视交叉毛细胞型星形细胞瘤

男性,10岁。鞍上占位,T1WI(a-c)、T2WI(d-f)上信号相对均匀,呈稍长T1、稍长T2信号,内可见多发斑点状长T1长T2信号,垂体后叶信号存在,增强后(g-i)肿瘤呈不均匀明显强化,内部可见斑点状、条带状未强化区。

【手术与病理】

手术记录:全麻插管成功后,患者取仰卧头左偏略高位,三点头架固定,常规消毒铺手术洞巾开颅。剪开蛛网膜,见视交叉前置、间隙狭小,肿瘤起源于视交叉下、蝶鞍上,向上向前压迫视交叉及视束,分块切除肿瘤,见肿瘤质地不均,稍韧,色灰黄,血供中等。

镜下表现:见肿瘤有两种成分构成,一种为Rosenthal纤维梭型细胞构成的致密区,另一种为多极细胞及嗜酸性颗粒小体构成的疏松区,微囊变性明显。

免疫组化染色:瘤细胞示GFAP(+),Vimentin(+),P53(-),Ki67 < 3%。

病理诊断:毛细胞型星形细胞瘤,WHO I级。

【讨论与分析】

本病例为男性10岁儿童,病程一年余,无异常内分泌实验室检查结果,鞍上不规则、具分叶特征的肿块,边界清楚,邻近结构受压推移,无水肿征象,符合良性肿瘤特征;垂体后叶信号存在,可以排除垂体肿瘤;肿瘤内可见多发斑点状长T1、长T2信号,符合PA疏松区结构,即为多极细胞与星形细胞退行性变产物——蛋白小滴混合组成,囊液蛋白含量较高;增强后肿瘤不均匀明显强化,符合PA致密区——梭形双极毛状细胞及毛细胞间的纤维构成;综合以上可以考虑发生于鞍上的儿童PA。

【鉴别诊断】

1. 颅咽管瘤:儿童多发生于5~15岁,呈囊性或囊实性,可有蛋壳样钙化,实性部分明显强化,囊壁强化,如囊内含高蛋白成分或出血,于T1WI和T2WI上均可呈高信号。实性颅咽管瘤较少见,T1WI以低信号为主的混杂信号,T2WI以高信号为主的混杂信号,明显强化。

2. 生殖细胞瘤:鞍上生殖细胞瘤以女性多见,30岁以下,15岁为高峰年龄,T1WI呈等或稍低信号,T2WI呈高信号,边界清楚,强化明显(均匀或不均匀)。肿瘤生长快,若松果体区同时有肿瘤,或肿瘤沿着松果体区——下丘脑神经垂体轴(HNA)生长,多半会累及神经垂体,则首先考虑生殖细胞瘤。鞍区生殖细胞瘤常累及下丘脑、漏斗,临床可出现中枢性尿崩症。

3. 脊索样胶质瘤:成人多见,发生于第三脑室、鞍上及下丘脑的病变,多呈卵圆形,MRI呈等T1、稍长T2信号,增强呈明显均一强化时应考虑到该病的可能。由于第三脑室脊索样胶质瘤影像学特点不具有特异性,故该病最后确诊仍有赖于病理。

【参考文献】

[1] Biliner B,Narin F,OguzK K,etal.Benign cerebellar pilcytic astrocytomas in Children[J].Turk Neurosurg,2011,21(1):22-26.

[2] 戴平丰,胡吉波,周晓俊等.颅咽管瘤的MRI信号模式.临床放射性杂志,2002,21(4):17-19.

[3] 李俊荣,赵建洪,周俊林,等.鞍区生殖细胞肿瘤的MRI诊断[J].实用放射学杂志,2014,30(12): 234-235.

[4] 王波, 戴敏方. 颅内生殖细胞瘤的MRI表现 (附11例报告). 中国医学影像技术,2000,16(11): 952-953.

[5] 宋茜,齐悦彤,李莹.第三脑室脊索样胶质瘤1例[J].磁共振成像,2011,02(02):157-158.

（董永兴　谢一婧　周俊林）

病例002 第三脑室毛细胞型星形细胞瘤
(*Pilocytic Astrocytoma of Third Ventricle*)

【临床资料】

患者，男，21岁。于入院前半月无明显诱因出现反应迟钝，活动少，伴有全身乏力，睡眠时间增多；无头痛、呕吐及抽搐等症状，患者未予重视。近两天上述症状明显加重，并出现间断性小便失禁，遂来我院就诊。

专科检查：患者神志清，查体配合，瞳孔等大，病理反射未引出。

【影像学检查】

CT检查：第三脑室区可见一类圆形肿块影，大小约4.6cm×4.0cm×3.8cm，呈稍低密度，CT值23HU，边缘尚光整，边界尚清，双侧侧脑室扩张。

CT诊断：第三脑室区占位病变。

MRI检查：第三脑室内可见一类圆形肿块，大小约4.9cm×4.1cm×4.0cm，与周围脑组织界限模糊，信号不均，呈稍长T1、稍长T2信号，瘤周水肿轻微，FLAIR序列肿块以稍高信号为主，夹杂斑片状低信号，边缘尚光整；中脑导水管受压，双侧侧脑室扩张。增强后病变呈片絮状轻度强化。

MRI诊断：第三脑室内占位，胶样囊肿或室管膜下瘤。

【图片】

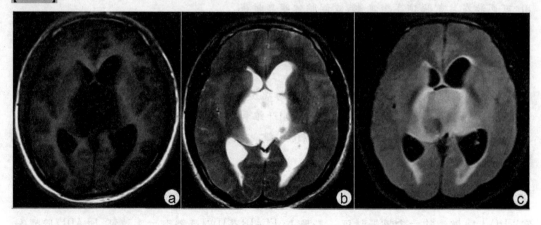

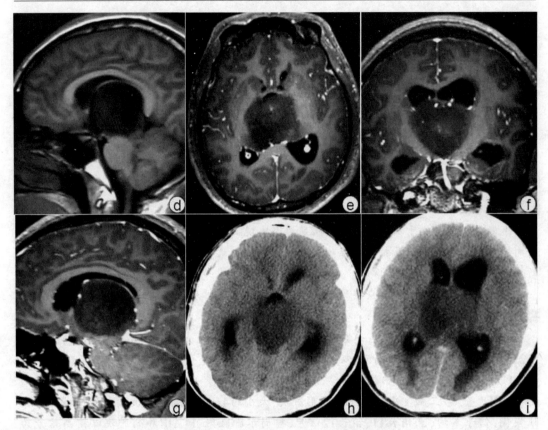

图1-002　第三脑室毛细胞型星形细胞瘤

男性,21岁。第三脑室区占位性病变。MR平扫呈稍长T1、稍长T2信号影(a,b,d),信号不均匀,瘤周水肿轻微,FLAIR序列(c)病灶以稍高信号为主,夹杂斑片状低信号,边缘光整;MRI增强后(e-g)病灶内见散在片絮状轻度强化。CT平扫示病灶呈稍低密度影,其内密度不均,可见散在片絮状稍高密度影,双侧脑室明显扩张。

【手术与病理】

手术记录:术中见肿瘤呈红褐色,质地韧,血供丰富,血供来源为前颅底硬膜血管,肿瘤大小约4.0cm×5.1cm×5.3cm。

镜下表现:肿瘤细胞多细长,自一端或两端发出星网状突起,瘤细胞散在分布,细胞密度不高,核卵圆形,部分区域见大量Rosenthal纤维和嗜酸性颗粒小体形成。

病理诊断:毛细胞型星形细胞瘤,WHO I级。

【讨论与分析】

幕上毛细胞型星形细胞瘤(pilocytic astrocytoma,PA):多发生于大脑半球脑叶,根据肿瘤的囊变程度将其分成三型,完全囊肿型、囊肿结节型及肿块型。而囊性变是鉴别PA和其它WHO I级肿瘤的一个重要特征。影像上,FLAIR及DWI序列有一定特征,FLAIR:肿瘤实性部分相对于灰质呈高信号,囊性部分信号略高于脑脊液;DWI:病变弥散不受限;增强后肿瘤强化方式不一致,可呈单囊不规则环状强化、囊内结节强化而囊壁不强化及瘤体片状不均匀强化。瘤周水肿发生较少或轻微。

PA在成人平均年龄22岁,较低级别弥漫浸润型脑星形细胞瘤发生时间约早10年,本例患者21岁,年龄符合;就发病部位而言,虽然PA可发生在脑、脊髓的任何部位,但儿童肿瘤多发生于幕下,位于幕上者也以下丘脑—视路、丘脑—基底节区常见。对于成人发生于幕上者,以大脑半球特别是丘脑为主,发生于第三脑室者罕见,而本例的确切位置应该是丘脑,病变以实性为主,局部见囊变,增强后强化程度低,相对而言有一定特征性,要考虑为低级别星形细胞瘤即PA。

【鉴别诊断】

1. 第三脑室胶样囊肿:绝大多数胶样囊肿发生在25~40岁,呈圆形或卵圆形,边缘锐利光整,囊内主要为黏稠的胶样物质,同时含有其他成分,如陈旧性出血、含铁血黄素、胆固醇结晶、脑脊液及顺磁性物质铁、钠等;位于第三脑室前部孟氏孔附近,常可见梗阻性脑积水,双侧侧脑室扩大;典型的影像表现是CT呈高密度,MRI T1高信号,T2低信号,无钙化,增强后无强化。

2. 室管膜下瘤:发病年龄18~78岁,平均53岁。可发生在脑室系统通道上的任何部位,其中以第四脑室最为常见,其次为侧脑室、透明隔及孟氏孔区。病变边界清晰,但内部不均匀。常发生梗阻性脑积水改变。瘤周水肿一般无或轻微。增强扫描室管膜下瘤往往无或仅有轻微的强化。

3. 中枢神经细胞肿瘤:好发于青壮年,30岁左右,主要位于侧脑室前部,并向侧脑室生长,也可突入第三脑室或对侧侧脑室。肿瘤一般较大,边缘不规则,常有分叶,囊变、钙化常见,CT呈等或稍高密度;MRI T1等稍低信号,囊变区低信号,T2等稍高信号,囊变区高信号;肿瘤血供丰富,瘤体内有时可见血管流空现象,典型者呈皂泡状改变,增强扫描多呈轻到中度强化。

【参考文献】

[1] 易亚辉,振威,林江等. 不典型部位毛细胞型星形细胞瘤的MRI表现 [J]. 放射学实践,2010,4,25(4): 71-375.

[2] 孙秋,周俊林,董驰.不典型毛细胞型星形细胞瘤MRI表现[J]. 中国CT和MRI志,2012,10(04): 1-5.

[3] 李青. 中枢神经系统囊性病变的诊断和鉴别诊断[J]. 诊断病理学杂志,2010,17(6):401-404.

(马来阳 周俊林)

病例003~004 弥漫型星形细胞瘤

弥漫性星形细胞瘤(diffuse astrocytoma, DA)2007年世界卫生组织中枢神经系统肿瘤分类中属于WHO Ⅱ级,约占所有星形细胞瘤的10%~15%,主要分三型:纤维型、原浆型、肥胖细胞型;约30%有肿瘤抑制基因P53的畸变,也可有第13、17和22对染色体的异常。临床以纤维型最常见,肥胖细胞型更容易发展为间变型星形细胞瘤和胶质母细胞瘤。30~40岁多见,约10%<20岁。男:女=1.18:1。发病部位以额颞叶多见。

弥漫性星形细胞瘤以高度细胞分化、缓慢生长、弥漫浸润脑细胞为特征。由于浸润性生长的特性,肿瘤在大体解剖上边界模糊。受侵犯的解剖结构扩大、扭曲,但是没有破坏。占位效应可以表现在灰质、灰白质交界处,但是边界不清,可见大小不等的囊腔,大的囊腔形成使病变呈胶冻状。偶见充满清亮液体的大囊腔;肥胖细胞丰富的肿瘤可形成内壁光滑的大囊腔。

组织学特点是在疏松的微小囊变基质背景中由分化好的纤维型或肥胖型星形细胞组成,细胞结构轻度增加,核不典型是其特征,缺乏有丝分裂活动。

CT平扫低密度病灶,均质或不均质,境界不清,少数境界可较清楚。少数病例内可见小的斑点状钙化。具有占位效应,周边轻度水肿。瘤内一般无出血,增强扫描多不强化或轻度斑片状强化,极少数出现明显强化。

MR多表现为T1WI低等混杂信号,T2W1呈高信号,可不均质,增强扫描多不强化或轻度斑片状强化,少数肿瘤可有明显囊变。

病例003　左侧脑室旁弥漫型星形细胞瘤
（*Diffuse Astrocytoma of Left Lateral Ventricle*）

【临床资料】

　　患者,女,53岁。头疼10余年,在当地医院对症治疗后好转,2年前症状加重,伴右下肢无力。
　　专科检查:患者神志清,查体配合,瞳孔等大,病理反射未引出。

【影像学检查】

　　MRI检查:左侧脑室前部见一较大囊性占位,呈椭球形,大小约4.0cm×4.6cm×1.8cm,边界清楚,呈长T1、长T2信号,DWI呈稍高信号影,充填左侧脑室前部,透明隔推挤右移,增强扫描呈轻度斑片状强化。

　　MRI诊断:左侧脑室表皮样囊肿。

【图片】

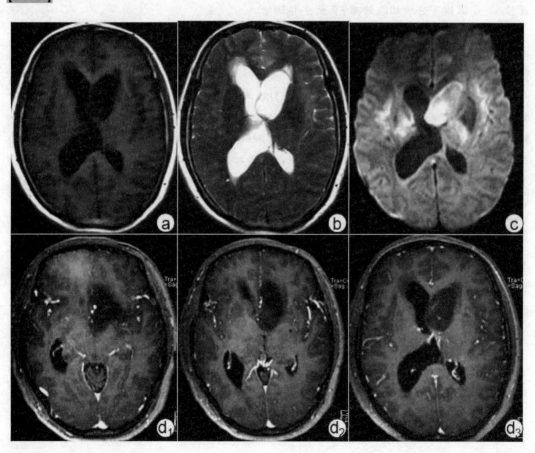

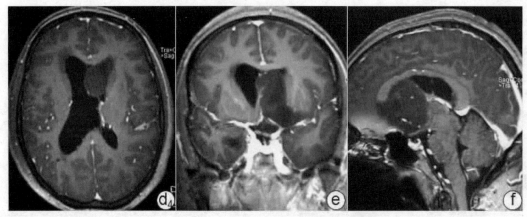

图1-003 左侧脑室旁弥漫型星形细胞瘤

女性,53岁。左侧脑室前部见一较大囊性占位,大小约4.0cm×4.6cm×1.8cm,边界清楚,呈长T1(a)长T2(b)信号,DWI(c)呈稍高信号影,充填左侧脑室前部,透明隔推挤右移,增强扫描(d-f)呈轻度斑片状强化。

【手术与病理】

手术记录:冠状开颅,剪开硬膜后,脑组织张力较高,分离前纵裂,自纵裂池释放部分脑脊液,脑组织张力下降,仔细分离纵裂,切开胼胝体,肿瘤组织清晰可见,肿瘤与周围组织粘连紧密,显微镜下分块切除肿瘤,直至全部切除。

镜下表现:瘤细胞弥漫成片排列,瘤细胞核小,轻度异型,部分细胞胞浆丰富。

病理诊断:弥漫型星形细胞瘤,WHOII级。

【讨论与分析】

弥漫型星形细胞瘤(diffuse astrocytoma,DA)为弥漫浸润性星形细胞瘤,高发年龄约30~40岁,肿瘤生长缓慢,可发生于中枢神经系统任何部位,幕上更多见。本例患者53岁,年龄略偏大;病程10余年,符合肿瘤缓慢生长的特点。肿瘤位于左侧侧脑室,为少见部位。影像表现中,肿瘤无明显瘤周水肿,FLAIR序列以稍高信号为主,增强后轻度斑片状强化,符合WHO Ⅰ-Ⅱ级肿瘤特征,要想到弥漫型星形细胞瘤的可能,只不过由于肿瘤位于脑室区域,其浸润生长的表现不明显而已。

【鉴别诊断】

1. 表皮样囊肿:颅内表皮样囊肿大多数是由异位的外胚层细胞形成的先天性病变,少数也可因外伤引起,通常生长非常缓慢,其发病年龄常在30~50岁,引起临床症状的主要原因是囊肿破裂、出血所致的无菌性化学性脑膜炎以及急性脑肿胀所致的颅内高压。侧脑室表皮样囊肿发生率低,CT表现为不均匀稍高于脑脊液低密度,在MRI上病变常表现为T1WI不均匀低信号,T2WI高信号,其信号强度等或高于脑脊液,DWI呈高信号,增强扫描无强化。

2. 神经上皮囊肿:可位于脉络膜丛、脉络膜裂和侧脑室,偶尔也可位于脑实质内,可见于任何年龄。侧脑室神经上皮囊肿的经典位置在侧脑室后部,囊壁很薄,内含脑脊液,囊内液体在MRI各序列呈脑脊液信号,DWI呈低信号;增强无强化。

3. 室管膜瘤:主要发生于脑室内,青少年多见,少数发生在50岁左右。部分囊性型主要发生于青少年,实质部分钙化常见。增强扫描肿瘤实质和囊壁强化,少数肿瘤囊壁不强化。

【参考文献】

[1] 鱼博浪主编. 中枢神经系统CT和MRI鉴别诊断（第二版），陕西科学技术出版社，陕西，2005.

[2] 高峰,陈桂玲,盛会雪,等.WHO II级弥漫型星形细胞瘤影像诊断与临床病理[J].医学影像学杂志,2012,22(5): 721-724.

[3] 占传家,朱文珍,王承缘.2007年世界卫生组织对于中枢神经系统肿瘤的分类[J].放射学实践, 2008,23(2):125-126.

（马来阳　蒋　健　周俊林）

病例004 左颞枕叶弥漫型星形细胞瘤
(*Diffuse Astrocytoma of Left Temporal and Occipital Lobe*)

【临床资料】

患者,女,55岁。患者于两年前出现头痛、头昏,无恶心、呕吐等。近一年,上述症状加重,伴视物模糊,就诊于当地医院,行头颅MRI检查提示左侧枕叶病变。

专科检查:患者神志清,查体配合,瞳孔等大,病理反射未引出。

【影像学检查】

MRI检查:左侧颞枕叶交界处见一大小约2.9cm×1.6cm×2.1cm的囊实性病变,内可见分隔,边界清楚,周围未见水肿带;病变呈大囊小结节表现,实性结节呈稍长T1、稍长T2信号,DWI呈稍高信号;囊性部分呈长T1、长T2信号;增强扫描实性结节均匀强化,囊性部分及囊壁未见明显强化。

MRI诊断:节细胞胶质瘤。

【图片】

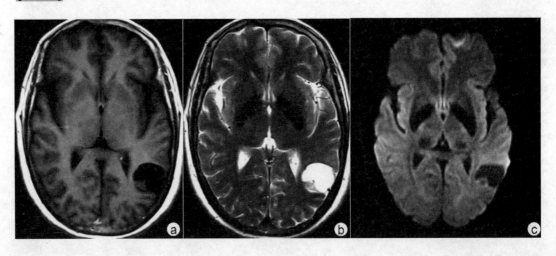

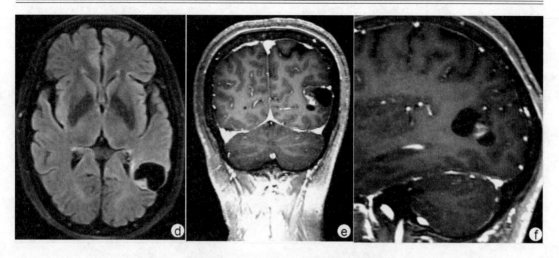

图1-004　左颞枕叶弥漫型星形细胞瘤

　　女性,55岁。左侧颞枕叶交界处见一类圆形大囊小结节样病变,囊性部分呈长T1、长T2信号(a~b);实性结节呈稍长T1、稍长T2信号,DWI(c)及FLAIR(d)为稍高信号,病变边界清楚,周围无水肿;冠状位示病变下方见一小椭圆形长T1,长T2信号;增强扫描(e,f)实性结节中度强化,囊性部分及囊壁未见明显强化。图(f)为增强后矢状位局部放大图像。

【手术与病理】

　　手术记录:剪开硬膜后,肿瘤组织清晰可见,显微镜下分离邻近脑沟,肿瘤呈囊性,囊液为淡黄色,放出囊液后,见肿瘤实质部分,质软,色灰红,显微镜下完全切除肿瘤。

　　病理镜下:瘤细胞弥漫成片排列,瘤细胞核小,轻度异型,部分细胞胞浆丰富。

　　病理诊断:弥漫型星形细胞瘤,WHOII级。

【讨论与分析】

　　本例患者病程2年余,符合弥漫型星形细胞瘤缓慢进展的特点。典型DA为脑实质内弥漫浸润性病变,信号均匀、边界不清;表现为大部囊变或完全呈囊性者少见,但也是其表现形式之一,可能与其病理亚型相关。本例在影像上表现为类圆形大囊小结节样病变,结节形态不规则,结节位置未紧贴肿瘤边缘,容易误诊为节细胞胶质瘤。而节细胞胶质瘤的结节形态可更圆,同时结节的强化效应也更强,节细胞胶质瘤年龄更轻,多为30岁前。鉴于此,对于55岁左右的患者,又有上述较为特殊的影像表现,一定要想到DA的特殊影像类型。

【鉴别诊断】

　　1. 多形性黄色星形细胞瘤:主要发生于30岁以前,常见于儿童,多见于颞叶表浅部位,多呈囊实性改变,肿瘤边界清楚、钙化少见。影像上,肿瘤实性成分多位于囊壁的脑膜面,且明显强化,而囊壁可强化或不强化。

　　2. 节细胞瘤或节细胞胶质瘤:主要发生于30岁以前,常见于儿童及青年,多见于颞叶,生长缓慢,病史较长;肿瘤常有囊变(约占50%),完全囊变时仅有单个囊或多个囊组成;约35%有钙化,且常显著。实性者多呈稍长T1、长T2信号改变,FLAIR上可见不规则坏死区,瘤周水肿通常较轻或无水肿;囊性者可见实性壁结节,增强扫描多均匀明显强化。

　　3. 室管膜瘤:约三分之一的室管膜瘤可发生于大脑半球脑实质内。部分囊性型主要发生于青少年,实质部分钙化常见。增强扫描肿瘤实质和囊壁强化,少数肿瘤囊壁不强化。

【参考文献】

[1] Louis DN, Ohgaki H, Wiestler O D, et al. The 2007 WHO classification of tumours of the central nervous system[J]. Acta neuropathologica, 2007,114(2): 97–109.

[2] 卢光明.临床CT鉴别诊断学[M].江苏科学技术出版社,2011.

[3] Pierallini A, Bonamini M, Bozzao A, et al. Supratentorial diffuse astrocytic tumours: proposal of an MRI classification[J]. European radiology, 1997,7(3): 395–399.

(翟永川　谢一婧　周俊林)

病例005 右颞叶间变型星形细胞瘤
(*Anaplastic Astrocytoma of Right Temporal Lobe*)

【临床资料】

患者,男,74岁。无明显诱因出现头晕伴左上肢肢体乏力1天,急诊入院。

专科检查:自动体位,言语清楚,双眼活动正常,伸舌居中,双上肢肌张力正常,双下肢膝、跟腱反射正常,病理反射未引出。

【影像学检查】

CT检查:右侧颞叶可见一类圆形低密度影,大小约3.9cm×4.4cm×5.3cm,边界尚清,CT值约13HU。

CT诊断:考虑囊性病变,建议进一步MRI增强检查。

MRI检查:右侧颞叶可见一类圆形囊性病变,大小约3.9cm×4.4cm×5.6cm,T1WI以低信号为主,T2WI以高信号为主,边缘清楚,前外侧壁可见小结节影,呈长T1、稍长T2信号,周围水肿轻,有占位效应,增强扫描见薄而光整的囊壁明显强化,小结节轻度强化。

MRI诊断:转移瘤。

【图片】

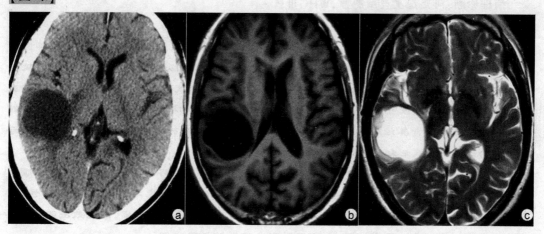

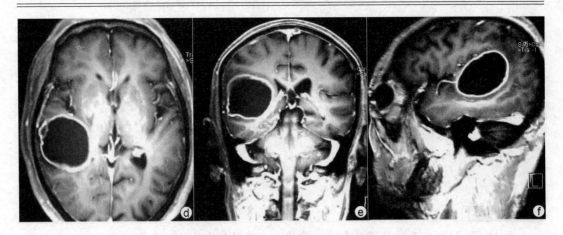

图1-005 右颞叶间变型星形细胞瘤

男性,74岁。右侧颞叶囊性占位。CT平扫(a)示病灶边界尚清晰,CT值约13HU。MRI平扫,病灶在T1WI以低信号为主(b),T2WI以高信号为主(c),增强扫描见囊壁明显环形强化,边缘清楚(d~f),壁结节轻度强化,周围水肿较轻。

【手术与病理】

手术记录:切开硬脑膜、皮层,向下深部探查见肿瘤,表面血供不丰富,质软,实性部分较小,反复电灼肿瘤基底后达镜下全切。

镜下表现:瘤细胞排列稀疏,局部区域见血管内皮增生呈肾小球样,血管周围瘤细胞密度增加,核异型明显,未见到明显坏死灶。

免疫组化染色:瘤细胞示:GFAP(+++),Vimemtin(+++),Syn(−),P53>30%(+),Ki67>40%(+);血管内皮示:CD31(+)。

病理诊断:间变型星型细胞瘤,WHOⅢ级。

【讨论与分析】

间变型星形细胞瘤(anaplastic astrocytoma,AA),又称恶性星形细胞瘤,在2007年世界卫生组织中枢神经系统肿瘤分类中属于WHOⅢ级肿瘤,属高级别胶质细胞瘤,是一种较少见的颅内肿瘤,占高级别星形细胞瘤的12%~34%,多数由低度恶性胶质瘤转变而来。间变型星形细胞瘤的病理改变同时具有低级别星形细胞瘤特点和胶质母细胞瘤特点。相对于低级别星形细胞瘤而言其细胞密度更高,细胞核的非典型性与核分裂更突出,不同于胶质母细胞瘤的是间变型星形细胞瘤缺乏典型的血管增殖和坏死。

间变型星形细胞瘤可发生于任何年龄,多发生于40~50岁。好发位置为额叶、颞叶、额顶叶交界区,肿瘤内部常伴囊变,坏死罕见,实性部分的MRI信号一般为等T1、稍长T2信号,增强扫描常呈明显不规则环形强化,囊性部分无强化。肿瘤主要累及皮层,占位效应明显,可通过细胞外间隙和沿白质束扩散,也可通过室管膜和脑脊液扩散。

本病例为74岁的老年男性,本例囊壁明显环形强化伴有壁结节强化及周围水肿,影像所见难与转移瘤鉴别;肿瘤虽然较大,但周围水肿轻微,且依据病史,可以排除转移瘤,肿瘤增强后薄而光整的囊壁明显强化,关键要观察到肿瘤外侧壁的小结节,且小结节轻度强化,因此考虑WHOⅢ级肿瘤;肿瘤大,水肿轻,边界清,考虑间变型星形细胞瘤。

【鉴别诊断】

1. 胶质母细胞瘤：多发生在50岁以后，常发生于深部脑白质，额叶最常见，其次为颞叶，肿瘤呈混杂信号，中心坏死囊变多见，周围呈不规则厚壁的瘤实质，瘤周水肿明显，增强扫描显著环形不规则强化。

2. 囊性转移瘤：好发于老年人，病程短，瘤内完全囊变，DWI显示低信号，病灶周围水肿明显。增强示均匀或不均匀环状强化，如有强化的壁结节，更加支持囊性转移瘤。

3. 脑脓肿：患者发热，血像增高；环壁薄而均匀，张力高，囊内容物在DWI显示高信号，壁在T1为高信号，T2为低信号，增强扫描环状显著强化，内壁光滑，环外多见水肿带。

【参考文献】

[1] 王效春,张辉,秦江波等.磁敏感加权成像与动态磁敏感加权对比增强MR灌注加权成像联合应用在脑星形细胞瘤分级中的价值[J].中华放射学杂志,2013,46(11).

[2] 石彦斌,张勇.颅内间变型星形细胞瘤影像表现回顾性分析[J].中国实用神经疾病杂志,2012,15(16):19-20.

[3] 刘发富,邓兴力,张胜平.颞极间变型星形细胞瘤继发痴笑性癫痫1例报告[J].癫痫与神经电生理学杂志,2013,(5):316-318.

（马来阳 周俊林）

病例006　右小脑半球少突星形细胞瘤
(*Oligo-Astrocytic Tumors of Right Cerebellar Hemisphere*)

【临床资料】

　　患者,男,8岁。在半月前不慎头皮挫裂伤到当地医院就诊,查头颅CT示右侧小脑半球占位性病变,患者头皮挫裂伤逐渐愈合,为进一步治疗入院。

　　专科检查:患者无意识障碍,无头晕头疼,无恶心呕吐,无肢体抽搐,无寒战高热。

【影像学检查】

　　CT检查:右侧小脑半球低密度结节影,大小约1.5cm×1.6cm×1.5cm,病灶密度较均匀,其内未见钙化灶,周围骨质结构未见破坏(外院资料)。

　　CT诊断:右侧小脑半球占位性病变。

　　MRI检查:平扫示右侧小脑半球直径约1.6cm类圆形结节影,呈长T1、长T2信号,其内信号均匀,病灶边界清楚,小脑蚓部受压、推移,周围水肿轻微。增强扫描病灶部分呈明显弧形强化,部分未见强化,界限模糊。

　　MRI诊断:右侧小脑半球病灶,考虑为毛细胞星型细胞瘤。

【图片】

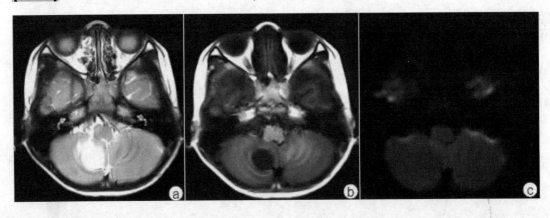

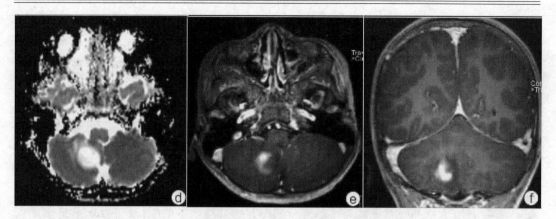

图1-006 右小脑半球少突星形细胞肿瘤

男性,8岁。MRI平扫(a~b)示结节影呈长T2、长T1信号;DWI(c)上呈稍低信号,ADC(d)呈稍高信号,病灶边界清晰。增强后(e-f)部分病灶明显强化,部分未见强化。

【手术与病理】

手术记录:术中见右侧小脑半球皮质下0.5cm处约3.0cm×3.0cm×3.5cm占位,质地较韧,血供一般,边缘与脑组织界限不清,色灰黄,向前邻近四脑室脑膜。

镜下表现:肿物与小脑皮质分界不清,大部分区域瘤细胞呈格子状,细胞间富含鹿角样血管;部分瘤细胞低密度排列,细胞体积小、胞浆少,间质微囊形成;肿瘤组织中未见到典型Rosenthal纤维或嗜酸小体。

免疫组化染色:星形细胞示GFAP(+),Vimentin(+),S-100(+),CD57(+),Olig-2(+),Syn(-),NeuN(-);少突胶质细胞示GFAP(-),Vimentin(+),S-100(+),CD57(+),Olig-2(+),Syn(-),NeuN(-);瘤细胞示P53(-),Ki67 < 5%(+)。

病理诊断:(右侧小脑半球)少突星形细胞瘤,WHO Ⅱ级。

【讨论与分析】

少突星形细胞肿瘤(oligoastrocytic tumour,OA)是含有少突胶质细胞和弥漫性星形细胞两种成分的混合性胶质瘤,占胶质瘤的1.8%,由多种基因来源的新生胶质细胞所构成。少突星形细胞肿瘤有少突星形细胞瘤(WHO Ⅱ级)和间变型少突星形细胞瘤(WHO Ⅲ级)两类亚型。OA的高峰发病年龄为35~45岁,男女之比为1.3:1。临床上可表现为癫痫、肢体麻木不适,反应迟钝、记忆力下降等症状。多发生于幕上,常见部位依次为额叶、颞叶、顶叶和枕叶,脑干也较常见,很少发生于小脑和脊髓。少突星形细胞肿瘤在儿童可发生于小脑半球,低级别混合性胶质瘤比高级别混合性胶质瘤更容易发生。

CT表现为以低密度为主,可见斑点状、条索状钙化,部分病灶呈囊实性;增强后病灶可无明显强化,或为不均匀性强化,囊实性病灶可呈环形强化。

MRI表现为肿瘤实性部分表现为以长T1、长T2或稍长T1、稍长T2信号为主的混杂信号,少数可表现为稍长T1、混杂T2信号。DWI上瘤体实性部分呈稍高信号,囊性部分呈低信号;增强扫描:实性病灶多数呈轻、中度不均匀强化,少数无明显强化;囊实性病灶多数表现为不均匀环状或花环状强化,壁结节中度强化,少数伴有脑膜强化。

本例患者为8岁男性儿童,为小脑半球深部的囊实性病灶,肿瘤内密度或信号均匀,出现囊变坏死,CT未见钙化征象,增强明显且边界不清。影像特点既不符合典型少突胶质细胞瘤,也不符合典型的星形细胞瘤,可以比少突胶质细胞瘤边界清楚,而又比星形细胞瘤强化显著,再加上少突星形细胞肿瘤在儿童多发生于小脑半球,因此本例要考虑到少突星形细胞肿瘤。

【鉴别诊断】

1. 毛细胞型星形细胞瘤:约占颅内肿瘤的1.6%,好发于青少年和儿童,约占儿童大脑星形细胞瘤的10%。可发生于中枢神经系统的任何部位,但以小脑和中线结构多见。幕上毛细胞型星形细胞瘤多发生于大脑半球脑叶,根据肿瘤的囊变程度将其分成三型,完全囊肿型、囊肿结节型及肿块型,青少年患者以小脑囊肿结节型最典型。FLAIR:实性部分相对于灰质呈高信号,囊性部分信号略高于脑脊液;DWI:病灶弥散不受限;增强后肿瘤强化方式不一致,可呈单囊不规则环状强化、囊内结节强化而囊壁不强化及瘤体片状不均匀强化;瘤周水肿发生较少或轻微。

2. 髓母细胞瘤:肿瘤边界清楚,质地较脆,血供丰富,囊变多较小,常见于16岁以下少年儿童,病灶多数位于小脑蚓部,少数发生于小脑半球。CT表现为等密度或者低密度类圆形病灶,病灶呈均匀强化。MRI表现为信号不均,呈稍长T1、长T2信号;增强肿瘤实性部分呈轻-中度强化。

3. 血管母细胞瘤:是一种血管源性肿瘤,常见于成人后颅窝,多数为囊性,囊壁上有富含血管的结节。该瘤好发于小脑半球。CT表现为大囊内附壁结节。增强壁结节显著强化,且囊壁明显强化。MRI表现为实性结节稍长T1、长T2信号,多数病灶内见流空的血管影是本病关键的鉴别点。

【参考文献】

[1] 宾精文,许传波,彭湘晖,等.颅内少突-星形细胞瘤的CT、MRI表现.实用肿瘤杂志.2010.25
(3): 357-359.

[2] 竹青.少儿小脑肿瘤CT征象分析(附21例报告).实用医学影像杂志.2010.11 (2):073-
074,077.

[3] 卢晓丹,陈燕萍,周和秀,等.37例少突星形细胞瘤临床及MRI表现与病理分级关系.临床放
射学杂志.2013.32(5):617-622.

[4] 李少朋,钱银峰,余永强,等.少突-星形细胞肿瘤的CT和MRI表现.中国医学影像技术.2011.
27(6):1125-1128.

(张培丽　蒋　健　王　刚)

病例007~008 少突胶质细胞瘤

少突胶质细胞瘤(oligodendroglioma,WHO Ⅱ),起源于少突胶质细胞,占胶质瘤的5%~10%,占颅内肿瘤的1.3%~4.4%。大多数少突胶质细胞瘤发生于成人,高峰年龄为40~50岁。大约6%的少突胶质细胞瘤发生于婴儿和儿童,手术时平均年龄幕上肿瘤为10岁,幕下7.5岁。男性发病率稍高于女性,男女之比为1.3:1。肿瘤好发于大脑皮质和皮质下,约50%~65%的肿瘤发生在额叶。其它部位依次为颞叶>顶叶>枕叶。小脑、脑干、脊髓和原发于软脑膜的少突胶质细胞瘤也有报道。常见首发症状为局灶性癫痫,且病程较长,局部神经功能障碍则取决于病变部位。肿瘤生长缓慢,无包膜,与正常脑组织界限不清楚,以膨胀性生长为主。钙化发生率高,约为35%。易发生小的出血囊性变。

少突胶质细胞瘤病理学特征为细胞密度中等,瘤细胞核圆居中,大小一致,比正常少突胶质细胞稍大,胞浆透亮,产生典型的蜂窝状特征,核分裂像少或无。常出现微钙化,细胞外黏液沉积和/或微囊。血管结构显示典型的致密鸡爪样分枝状毛细血管网。

少突胶质细胞瘤影像表现:在CT上表现为大脑皮质或皮质下白质内低密度或等密度影,边界模糊,可伴钙化;在MRI上,肿瘤T1WI为等或低信号,T2WI为高信号,周围水肿不明显,增强后无或轻度强化。Ⅲ级肿瘤体积多大于Ⅱ级肿瘤;部分在PWI上显示rCBV图高信号表现;MRS平均Cho/Cr比值Ⅲ级肿瘤大于Ⅱ级肿瘤。

病例007 右额叶少突胶质细胞瘤
(*Oligodendroglioma of Right Frontal Lobe*)

【临床资料】

　　患者,女,15岁。患者于12年前,突发左侧肢体抽搐、僵直,大发作时面部也抽搐,口角歪斜。不发作时患者神志清楚,无大小便失禁。发作后左侧肢体无力,头痛。2~3天发作一次,感冒时发作频率增高。外院给予卡马西平、丙戊酸镁片药物治疗,患者症状有所缓解。现患者左侧肢体肌力4级,活动不灵活,偏瘫步态。患者发育迟缓,饮食睡眠大小便如常,体重无明显增减。

　　专科查体:颈软,无抵抗。左侧肢体肌力4级,各生理反射存在,双侧下肢巴宾斯基征未引出。

【影像学检查】

　　MRI检查:平扫右侧额叶皮质及皮质下见类圆形肿块影,大小约4cm×3cm×4cm,病灶呈稍长T1、长T2信号,内可见小条状混杂信号,DWI序列呈低信号,周围见环状高信号,FLAIR序列病灶呈不均匀高信号。周围无水肿,累及相邻脑回。中线结构无移位。增强扫描示:T1WI低信号病灶区无强化,部分呈不均匀斑点、环形及条索样轻中度强化。

　　MRI诊断:血管畸形。

【图片】

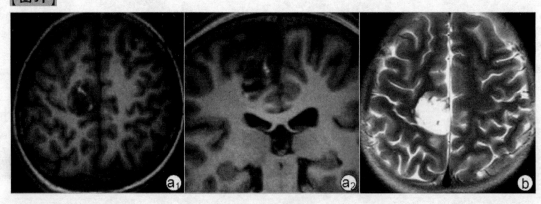

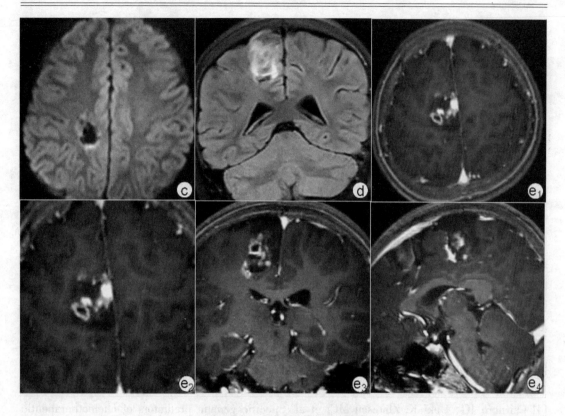

图1-007 右额叶少突胶质细胞瘤

女性,15岁。MRI平扫右侧额叶皮质及皮质下见类圆形肿块影,病灶呈稍长T1、长T2信号(a-b),内可见小条状短T1信号,周围无明显水肿。DWI序列(c)呈低信号,周围见高信号,FLAIR序列(d)病灶呈不均匀高信号。增强扫描(e1-4),T1WI低信号区无强化,部分病灶呈不均匀斑点、环形及条索样轻中度强化。

【手术与病理】

手术记录:于右侧额顶U形切口,保护粗大引流静脉,可见灰褐色实质性肿瘤,质软,血供一般,与周围正常脑组织边界不清,肿瘤大小约4cm×3cm×4cm,达到镜下全切,肿瘤周围血管保留完好。

镜下表现:瘤细胞示GFAP(+/-),Vimentin(+),S-100(+),CK8/18(-),EMA(-),HMB45(-),Syn(+/-),MelanA(-),Inhibin(-),Ki67<5%(+)。

病理诊断:少突胶质细胞瘤,WHO Ⅱ级。

【讨论与分析】

本例为15岁的女性青少年,12年的癫痫病程,额叶皮质及皮质下病变,位置表浅,符合少突胶质细胞瘤发病部位、临床症状及病史较长等特征;肿瘤体积不大,无瘤周水肿,增强后部分病灶无强化,部分呈轻中度强化,符合WHO Ⅱ级肿瘤;因此综合以上应想到发生于儿童的少突胶质细胞瘤。

【鉴别诊断】

1. 间变型少突胶质细胞瘤,为WHO Ⅲ级肿瘤,好发于成年人,高峰年龄50~60岁,边界较清楚,瘤周水肿明显,坏死、出血囊变更常见,钙化少见;增强后间变型少突胶质细胞瘤多呈不均匀明显强化或环状强化;MRS检查Ⅲ级肿瘤Cho/Cr比值大于Ⅱ级肿瘤。

2. 多形黄色星形细胞瘤,为WHOⅡ级肿瘤,起源于软脑膜下的星形细胞瘤,主要发生于30岁以前,尤其儿童和青少年,肿瘤常位于脑膜和大脑表面。98%的病例发生在幕上,尤其好发于颞叶。肿瘤表现囊性伴附壁结节,壁结节明显强化,多半靠近脑表;由于肿瘤生长缓慢,故水肿不明显。

3. 胚胎发育不良性神经上皮瘤(DNET):发病年龄20岁以前,好发于颞叶,DNET常单发,以囊性成分为主,边界清楚;部分病灶内可见到分隔,肿瘤呈三角形征,且病变内有分隔,这两种表现同时具备时强烈提示DNET的诊断。钙化较少突胶质细胞瘤少见,MRS正常;表观弥散系数(ADC)值高于少突胶质细胞瘤。

【参考文献】

[1] Central Brain Tumor Registry of the UnitedStates, 2006.

[2] Ohgaki H, KleiHUes P. Population—basedstudies on incidence, survival rates,andgenetic alterations in astrocytic andoligodendroglial gliomas.J Neuropathol Exp Neurol,2005,64:479-489.

[3] Lebrun C,Fontaine D,Ramaioli A,et al.Long—term outcome of oligedendregliomas. Neurology, 2004,62:1783-1787.

[4] Cairncro JG, Ueki K, Zlatescu MC, et al. Specific genetic predictors of chemotherapeutic response andsurvival in patients with anaplastic oligedendregliomas. J Natl Cancer Inst, 1998,90:1473-1479.

[5] Kros JM, Van Eden CG, Stefanko SZ, et al.Prognostic implications of glial fibrillary acidicprotein containing cell types in Oligedendregliomas. Cancer,1990,66:1204-1212.

(孙 秋 赵建洪)

病例008 左额叶少突胶质细胞瘤并出血
(*Oligodendroglioma Complicated with Intratumoral Hemorrhage*)

【临床资料】

患者,男,40岁。于入院前2月无明显诱因头痛,1月前上述症状加重,并出现恶心、喷射性呕吐,外院MRI检查提示:左额叶占位。

专科检查:无明显特殊异常。

【影像学检查】

MRI检查:左额叶多发不规则团块状短T1、短T2信号影,大小约3.7cm×5.6cm×4.9cm,部分病灶内可见液液平面,病灶占位效应明显,周围可见较明显水肿,中线结构轻度右移,双侧侧脑室增大,左侧侧脑室前角变小,病灶中心可见不规则稍长T1、稍长T2信号影,伴斑点状短T2信号,增强扫描该部分病灶呈明显强化,中心可见斑点状无强化影。

MRI诊断:左额叶不规则条片状强化影,考虑血管畸形,伴出血并周围血肿形成。

【图片】

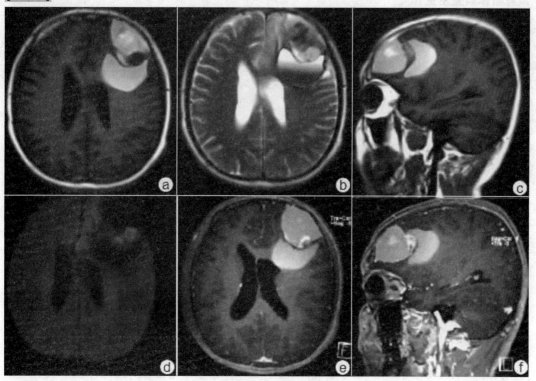

图1-008 左额叶少突胶质细胞瘤并出血

男性,40岁。MRI平扫示肿块呈不规则团块状短T1、短T2信号(a-b),并可见液液平(b, c),病灶中心可见不规则稍长T1、稍长T2信号,斑点状短T2信号,弥散受限(d)。增强扫描(e-f)肿瘤实性部分病灶呈明显强化,中心可见斑点状无强化影。

【手术与病理】

手术记录:弧形剪开硬脑膜,见其下涌出约20ml陈旧性不凝血,肿瘤位于额极,质地较软,类圆形,大小约5.0㎝×5.1㎝×6.0㎝,瘤体内可见较粗供血动脉,瘤体后界达侧脑室额角,肿瘤与周围脑组织界限不清,可见陈旧性出血灶。

镜下表现:瘤细胞弥漫成片分布,密度较高,胞核圆形、卵圆形,深染,核异型,核分裂像增多,部分细胞见核周空晕,间质小血管较丰富,瘤组织伴坏死、钙化。

免疫组化染色:瘤细胞示Olig-2(++),GFAP(+),S-100(++),Syn(+),Vimtin(-),EMA(-),CK广(-),CK8/18(-),TTF-1(-),LCA(-),CD20(-),CD79α(-),CD3(-),CD43(-),CD10(-),CD34(-),Ki67阳性细胞数>30%。

病理诊断:(左额叶)少突胶质细胞瘤,WHO Ⅱ级,部分区域瘤细胞增生密集,伴坏死,呈间变型胶质细胞瘤改变,WHO Ⅲ级。

【讨论与分析】

本例为40岁的男性青壮年,额叶皮质及皮质下病变,位置表浅,瘤周水肿轻微,伴斑点状T1、T2双低信号(钙化),年龄、发病部位和钙化等符合WHO Ⅱ少突胶质细胞瘤;肿瘤体积较大,囊变明显,囊内出血信号明确,增强后少量的实性部分病灶明显强化,符合WHO Ⅲ级的间变型少突胶质细胞瘤特点,因此综合以上特点可以考虑WHO Ⅲ级的间变型少突胶质细胞瘤伴明显出血坏死。

【鉴别诊断】

1. 间变型星形细胞瘤:间变型星形细胞瘤可发生于任何年龄,多发生于40~50岁。好发位置为额叶、颞叶、额顶叶交界区,肿瘤内部常伴囊变,坏死罕见;实性部分的MRI信号一般为等T1、稍长T2信号,增强扫描常呈明显不规则环形强化,囊性部分无强化。肿瘤主要累及皮层,占位效应明显。

2. 颅内血管畸形:主要表现为血管结构异常,包括增粗的供血动脉、粗大弯曲的引流静脉;有潜在的多血管供血,畸形血管本身血管团内有血栓形成。血管畸形的病理改变除了血管结构异常外,还有脑组织内是否有出血,依据出血时期的不同又可分为急性期、亚急性期及慢性期,血肿吸收的全过程,即血红蛋白氧化的全过程,会在影像学上产生不同的表现。由于脑血管畸形可以从邻近脑动脉分布区"盗血",因此邻近的脑组织也可以出现缺血、水肿乃至于萎缩等相应变化。

【参考文献】

[1] 陈涓,陈敏,郭锬.少突胶质细胞瘤的诊断与鉴别诊断[J].放射学实践,2009,24(06):595-599.

[2] 蒲伟,余晖,刘丹.少突胶质细胞瘤影像病理分析[J].影像技术,2015,27(1):51-52.

[3] 王艳霞,王晓燕.形态少见的间变型少突胶质细胞瘤一例[J].医学综述,2015,(05):960-960.

[4] 蒋健,陈纲,刘光耀等.脑血管畸形误诊1例[J].医学影像学杂志,2012,22(6):1013-1013.

(彭　丹　谢一婧　周俊林)

病例009~010　间变型少突胶质细胞瘤

　　间变型少突胶质细胞瘤（anaplasticoligodendroglioma，WHO Ⅲ），起源于少突胶质细胞，占所有原发性CNS肿瘤的1.2%，为WHO Ⅲ级肿瘤，好发于成年人，高峰年龄45~60岁，男性稍多于女性。好发于额叶，其次为颞叶，原发性肿瘤患者术前病史很短，最常见症状为癫痫发作。肿瘤边界较清楚，瘤周水肿明显，坏死、出血囊变更常见，钙化少见。

　　病理特征如下：镜下具有细胞密度高，细胞异型明显，核分裂象多见，微血管增生，伴或不伴假栅栏样结构的坏死，分枝状毛细血管网和微钙化等。目前尚无特异性免疫组化染色标记物，但GFAP表达不均一，Ki67指数较高，常提示间变。

　　间变型少突胶质细胞瘤影像学表现多样。在CT上表现为大脑皮质或皮质下白质内低密度或等密度影，边界较清楚，钙化少见；在MRI上，肿瘤T1WI为等或低信号，T2WI为高信号，常伴有出血、囊变坏死，周围水肿较明显，增强后明显不均匀强化，环状强化少见，常提示预后不良。

病例009　右额叶间变型少突胶质细胞瘤
(Anaplastic Oligodendroglioma of Right Frontal Lobe)

【临床资料】

　　患者,男,63岁。患者于两月前无明显诱因出现左侧面部抽搐,以左侧嘴角和左侧眼睛为重,角弓反张,无口吐白沫、眼前黑蒙、流涎、言语不清,无头痛、头晕、发热等。

　　专科查体:颈软,无抵抗。四肢肌力正常,各生理反射存在,双侧下肢巴宾斯基征未引出。

【影像学检查】

　　MRI检查:平扫右额叶皮质及皮质下白质区见类圆形肿块影,大小约3.7cm×3.0cm×2.7cm,边界清楚,病灶呈稍长T1、稍长T2信号,内可见小斑片状囊变区,周围无水肿,累及相邻脑回,DWI呈高信号。增强扫描示:病灶大部分呈无到轻度强化,小部分较明显环形强化,囊变区无强化。

　　MRI诊断:Ⅱ~Ⅲ级星形细胞瘤。

【图片】

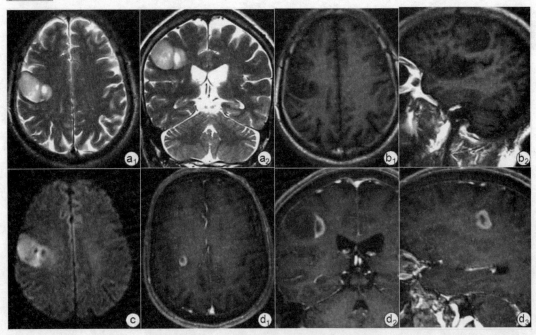

图1-009　右额叶间变型少突胶质细胞瘤

男性,63岁。MRI平扫(a-b)右侧额叶皮质及皮质下白质区见类圆形肿块影,边界清楚,病灶呈稍长T1、稍长T2信号,内可见小斑片状囊变区,周围无明显水肿。DWI(c)呈高信号。增强扫描(d1~3)大部分呈无到轻度强化,小部分较明显环形强化,囊变区无强化。

【手术与病理】

手术记录:于右额叶见一1.5cm×2.5cm大小肿瘤组织,乳白色,质地软,形态不规则,血供中等,与周围正常脑组织无明显界限,镜下全切,取组织送病检。

镜下表现:瘤细胞排列密集,胞浆空亮或嗜酸,部分区域细胞呈格子状,核浆比增大,核膜清晰,可见大核仁,血管密度增高;部分区域见小细胞密集排列,细胞圆形或短梭形,近似裸核,核分裂像可见,瘤组织中形成栅状坏死区。

免疫组化染色:瘤细胞示Olig-2(+++),GFAP(灶+),Vimentin(-),P53<20%(+),Ki67>30%(+)。

病理诊断:间变型少突胶质细胞瘤,WHOⅢ级。

【讨论与分析】

本例为63岁的老年男性患者,右额叶皮质及皮质下白质区病变,位置表浅,内见小囊变,发病年龄和位置符合少突胶质细胞瘤;但病程短,边界清楚,虽然瘤周无水肿,但DWI肿瘤组织呈高信号,且增强后病灶大部分区域呈轻度强化,但小部分区域呈较明显环形强化,未见典型双低信号(钙化),因此可以考虑间变型少突胶质细胞瘤(WHOⅢ级)。

【鉴别诊断】

1. 少突胶质细胞瘤:为WHOⅡ级肿瘤,大多数少突胶质细胞瘤发生于成人,高峰年龄为40~50岁。男性发病率稍高于女性,男女之比为1.3:1。好发于大脑皮质和皮质下,约50%~65%的肿瘤发生在额叶,其次为颞叶>顶叶>枕叶。常见首发症状为局灶性癫痫,且病程较长,局部神经功能障碍则取决于病变部位。肿瘤生长缓慢,无包膜,与正常脑组织界限不清楚,无瘤周水肿或仅有轻度瘤周水肿,以膨胀性生长为主。易发生小的出血囊性变。钙化发生率高,约为35%。增强呈无到轻度强化。

2. 多形黄色星形细胞瘤:为WHOⅡ级肿瘤,起源于软脑膜下的星形细胞瘤,主要发生于30岁以前,尤其儿童和青少年,肿瘤常位于脑膜和大脑表面。98%的病例发生在幕上,尤其好发于颞叶。肿瘤表现囊性伴附壁结节,壁结节明显强化,多半靠近脑表;由于肿瘤生长缓慢,故水肿不明显。

3. 胚胎发育不良性神经上皮瘤(DNET):发病年龄20岁以前,好发于颞叶,DNET常单发,以囊性成分为主,边界清楚;部分病灶内可见到分隔;肿瘤呈三角形征,且病变内有分隔,这两种表现同时具备时强烈提示DNET的诊断。钙化较少突胶质细胞瘤少见,MRS正常;表观弥散系数(ADC)值高于少突胶质细胞瘤。

4. 转移瘤:发生于皮髓质交界区,常多灶,且年龄偏大,有原发肿瘤病史,肿瘤多呈环状强化,瘤周水肿明显。

【参考文献】

[1] Central Brain Tumor Registry of the UnitedStates, 2006.

[2] Ohgaki H, KleiHUes P. Population-basedstudies on incidence, survival rates, andgenetic

alterations in astrocytic andoligodendroglial gliomas.J Neuropathol Exp Neurol,2005,64: 479-489.

[3] Lebrun C,Fontaine D,Ramaioli A,et al.Long-term outcome of oligedendregliomas.Neurology,2004, 62:1783-1787.

[4] Cairncro JG, Ueki K, Zlatescu MC, et al. Specific genetic predictors of chemotherapeutic response andsurvival in patients with anaplastic oligedendregliomas. J Natl Cancer Inst , 1998,90: 1473- 1479.

[5] Kros JM, Van Eden CG, Stefanko SZ, et al.Prognostic implications of glial fibrillary acidic protein containing cell types in Oligedendregliomas. Cancer,1990,66:1204-1212.

（赵　君　周俊林）

病例010 左额叶间变型少突胶质细胞瘤
(*Anaplastic Oligodendroglioma of Left Frontal Lobe*)

【临床资料】

　　患者,男,47岁。7年前突发四肢抽搐、意识不清、口吐白沫,每次发作持续时间约1分钟,口服抗癫痫药物后病情稳定。5年前外伤后到外院就诊,行头颅CT检查提示颅内占位性病变,给予对症治疗。半年来,患者反应迟钝,智力下降,口服抗癫痫药物后仍有癫痫发作。患者发病以来,体重略有减轻。

　　既往史:患者有吸毒史、乙肝病史。

　　专科检查:意识清醒,查体配合;精神状态正常;步态正常。

【影像学检查】

　　MRI检查:左额叶皮质及皮质下见一不规则囊实性占位,大小约4.0cm×2.6cm×3.1cm,实性成分呈等T1、等T2信号,囊性区域在FLAIR上为稍高信号,病变推挤周围脑组织,致相应脑沟变窄,并见中度水肿带环绕;增强后见明显不均匀环形强化。

　　MRI诊断:左额叶占位,高级别胶质瘤多考虑,胶质母细胞瘤可能性大。

【图片】

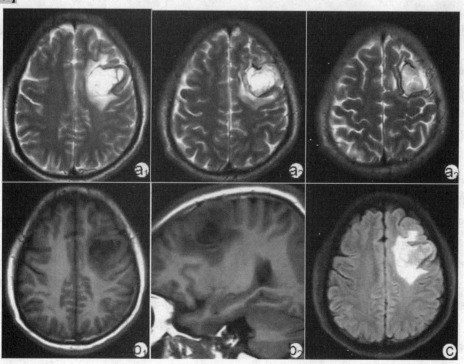

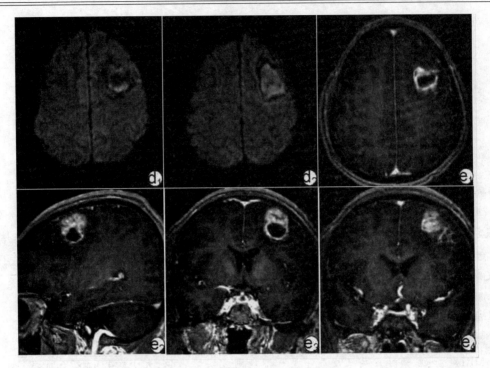

图1-010　左额叶间变型少突胶质细胞瘤

男性,47岁。左额叶皮质及皮质下不规则囊实性占位,平扫(a_{1-3},b_{1-2})肿瘤实性成分呈等T1等T2信号,并见大片水肿带环绕。囊性区域在FLAIR(c)上为稍高信号;DWI上(d_{1-2})肿块以较高信号为主,内见斑片状较低信号,周缘见低信号环。增强后(e_{1-4})呈明显环形强化。

【手术与病理】

手术记录:蝶形剪开硬脑膜并细线固定,于左额叶皮质下约1cm见肿瘤组织,淡黄色,质地软,形态不规则,血供丰富,与周围正常脑组织无明显界限。

镜下表现:瘤细胞高密度排列,胞浆空亮或嗜酸,部分区域细胞呈格子状,核浆比增大,核膜清晰,可见大核仁,血管密度增高,部分区域血管增生呈肾小球样;部分区域见小细胞密集排列,细胞圆形或短梭形,近似裸核,核分裂像可见,瘤组织中形成栅状坏死区。

免疫组化染色:瘤细胞示:Olig-2(+++),GFAP(灶+),Vimentin(-),P53<20%(+),Ki67>30%(+)。

病理诊断:间变型少突胶质细胞瘤,WHOⅢ级。

【讨论与分析】

间变型少突胶质细胞瘤(anaplastic oligodendroglioma)为具有灶性或弥漫恶性组织学特征的少突胶质细胞瘤,好发于45~60岁的成人,且男性患者稍多。本例患者为47岁男性,符合肿瘤的年龄和性别分布。发病部位以额叶好发,其次为颞叶,本例病变位于左额叶皮质及皮质下,为少突胶质细胞肿瘤常见部位。患者首诊症状为癫痫,病程较长,提示先前可能存在低级别病变,以后经过渐渐演变到现在的状态。而肿瘤存在囊变、坏死,使得其影像学表现多样,瘤周水肿明显及增强后明显环状强化,常提示预后不良,也更加明确间变型少突胶质细胞瘤的诊断方向。

【鉴别诊断】

1. 间变型星形细胞瘤:WHO Ⅲ级肿瘤,多见于大脑半球,以额叶和颞叶多见,小脑少见。多见于40~50岁成年人。临床症状以癫痫多见。肿瘤弥漫浸润性生长,边界欠清晰,内密度或信号不均匀,小囊变多见,偶见钙化和出血;病变占位效应明显,周围可见血管源性水肿。增强后见不规则斑片状强化。肿瘤常通过细胞外间隙和沿白质束扩散,也可通过室管膜和脑脊液转移。

2. 胶质母细胞瘤:中枢神经系统恶性程度最高的一种星形细胞瘤,约占50%,WHO Ⅳ级。多发生于50岁以后,常发生于深部脑白质,额叶最常见,其次为颞叶。肿瘤常较大,95%的中心出现坏死,周围为不规则较厚的肿瘤壁。典型的胶质母细胞瘤增强后表现为明显的花环状强化病变,肿瘤常沿白质束扩展,通过胼胝体扩展到对侧大脑半球,呈蝴蝶状形状为其典型表现。

【参考文献】

[1] 赵君,周俊林,董驰.不同级别少突胶质细胞瘤影像病理对照[J].中国临床医学影像杂,2012,23 (5):305-308.

[2] 石彦斌,张勇.颅内间变型星形细胞瘤影像表现回顾性分析[J].中国实用神经疾病杂志,2012,15 (16):19-20.

[3] 任建政,陈毓秀,徐杰等.脑胶质母细胞瘤的MRI表现[J].实用放射学杂志,2012,28(6):843-845.

(韩引萍 蒋 健 周俊林)

病例011　左额叶节细胞胶质瘤
(*Ganglioglioma of Left Frontal Lobe*)

【临床资料】

患者,女,20岁。因"发作性意识丧失伴肢体抽搐"入院。曾在4岁时无明显诱因突然出现意识丧失,伴有肢体抽搐,持续约2~3分钟后缓解,此后每隔2~3天有上述发作,此外还出现短暂愣神,1~2天一次,未予治疗。约2月前,患者症状发作频繁,有时1天可达数次。

专科检查:患者神志清,查体配合,瞳孔等大,病理反射未引出。

【影像学检查】

MRI检查:左额叶皮质下见一类圆形囊性病变,大小约3.4cm×3.7cm×3.4cm,病变呈长T1、长T2信号,占位效应不明显,周围无水肿;增强扫描囊壁及囊未见明显强化。

MRI诊断:DNET或假性囊肿。

【图片】

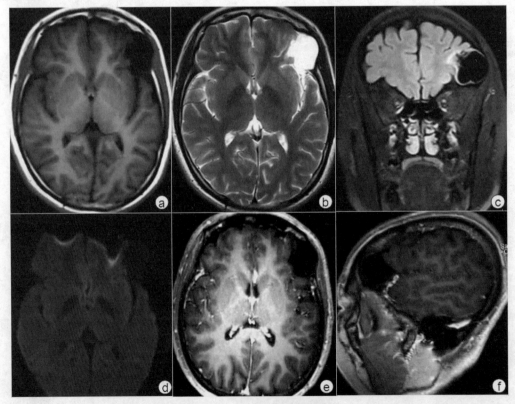

图1-011　左额叶节细胞胶质瘤

女性,20岁。左侧额叶类圆形病变,边界清晰;MR平扫示病变为长T1、长T2信号(a-b),FLAIR序列(c)及DWI序列(d)均呈低信号;病变占位效应不明显,周围无水肿。增强扫描(e-f)囊壁及囊未见明显强化。

【手术与病理】

手术记录:在全麻下行左额颞开颅电极植入术。颅骨钻四孔,去除骨瓣,放射性剪开硬膜翻转悬吊,分别于颞叶、颞底、额叶置入导联电极,检测间歇期放电,结果示病变位于左额极,保护侧裂血管,小心仔细切除大小约4.0cm×3.0cm×2.0cm的囊实性肿块。

镜下表现:肿瘤细胞中等密度分布,部分区域呈高密度排列,胞浆嗜酸,核浆比增大,核异型,见染色质颗粒,核分裂像少见。

免疫组化染色:瘤细胞示GFAP(+),S-100(+),Vimtin(+),NSE(+),LCA(-),P-gp(-),CK广(-),Ki67阳性细胞数 > 3%。

病理诊断:节细胞胶质瘤,WHO Ⅰ～Ⅱ级。

【讨论与分析】

节细胞胶质瘤(ganglioglioma)是分化良好、生长缓慢的神经上皮肿瘤,由瘤性的成熟神经节细胞和瘤性的胶质细胞共同组成,为长期癫痫患者中发病率最高的肿瘤。肿瘤好发于大脑半球,尤以颞叶为著(>70%)。主要见于儿童和青少年,绝大多数发生于30岁以前。由于肿瘤生长缓慢,临床病史常较长。节细胞胶质瘤为实性或囊性,很少发生占位效应;肿瘤边界清楚,常见单个大囊伴壁结节钙化,增强后壁结节明显强化,亦可表现为囊实性(肿瘤中有囊)或多囊状,部分患者可出现周围皮质萎缩样改变。

本例为20岁的青年女性患者,首发症状为癫痫,年龄及临床症状符合节细胞类肿瘤的特征;16年的漫长病程提示肿瘤生长缓慢;皮质下囊性病变,瘤周无水肿,邻近皮质萎缩变薄等均提示WHO Ⅰ－Ⅱ级的节细胞胶质瘤和节细胞瘤;而无壁结节的单个大囊表现确为节细胞胶质瘤的少见表现,但综合表现还是有更多的符合,所以应该能够做出正确诊断。

【鉴别诊断】

1. 多形性黄色星形细胞瘤:为WHO Ⅱ级肿瘤,主要发生于30岁以前,好发于大脑半球的表浅部位,尤其是颞叶,常侵及脑膜。肿瘤表现囊性伴附壁结节,壁结节多靠近脑表且增强后明显强化;肿瘤生长缓慢,瘤周水肿不明显。

2. 胚胎发育不良性神经上皮肿瘤(DNET):发病年龄20岁以前,好发于颞叶,常单发,以囊性成分为主,边界清楚;部分病灶内可见分隔。当病变呈三角形征,且内部有分隔时,强烈提示DNT的诊断。

3. 幕上毛细胞型星形细胞瘤(PA):多发生于大脑半球脑叶,根据肿瘤的囊变程度将其分成三型,完全囊肿型、囊肿结节型及肿块型。影像学,实性部分在FLAIR上相对于灰质呈高信号,囊性部分信号略高于脑脊液;DWI病变弥散不受限;增强后肿瘤强化方式不一致,可呈单囊不规则环状强化、囊内结节强化而囊壁不强化及瘤体片状不均匀强化。瘤周水肿发生较少。

【参考文献】

[1] Siddique K, Zagardo M, Gujrati M, et al. Ganglioglioma presenting as a meningioma:case

report andreview of the literature[J]. Neurosurgery，2002，50（5）：1133-1136.

[2] 朱庆强,王中秋,陈文新等. 颅内神经节细胞胶质瘤的常规 MRI 与 DWI 特征分析[J]. 实用放射学杂志,2013,28（12）：1869-1872.

[3] 孙志强，陈信坚，金德勤等. 多形性胶质母细胞瘤的影像与病理分析 [J]. 放射学实践，2006,21（7）:653-656.

[4] Liao W，Liu Y，wangX，et a1.Differentiation of primary central nervous system lymphoma andhigh -grade glioma with dynamic susceptibility contrast -enhancedperfusion magnetic resonance imaging.Acta Radiol,2009,50（2）:217-225.

（翟永川 蒋 健 周俊林）

病例012　右额叶胶质母细胞瘤
(*Glioblastoma of Right Frontal Lobe*)

【临床资料】

　　患者,男,35岁。间断性头痛1年伴肢体进行性乏力4天。

　　专科查体:颈软,无抵抗。四肢肌力3级,各生理反射存在,双侧下肢巴宾斯基征未引出。

【影像学检查】

　　MRI检查:平扫右侧额叶见椭圆形囊实性肿块影,大小约7.9cm×7.2cm×6.6cm,病灶实性部分呈稍长T1、稍长T2信号,内可见大片状囊变区及条样出血信号,周围水肿较明显,右侧侧脑室受压,中线结构左移。增强扫描:病灶呈不均匀片絮状强化和环状强化。

　　MRI诊断:间变型星形细胞瘤。

【图片】

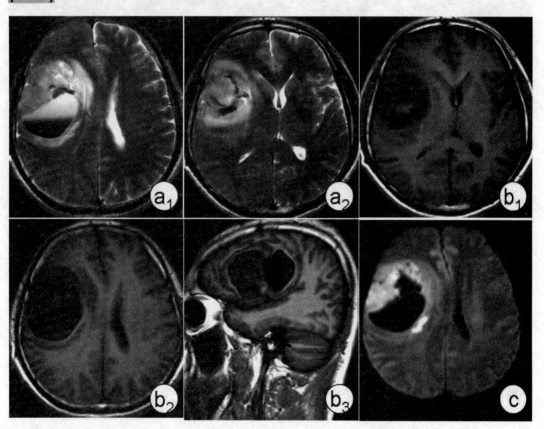

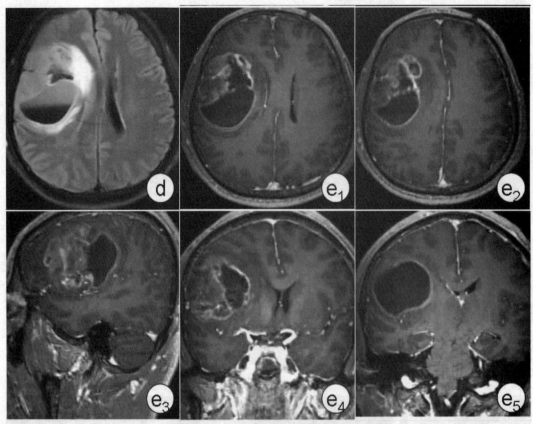

图1-012　右额叶胶质母细胞瘤

　　男性,35岁。右侧额叶占位性病变。MRI平扫(a_{1-2},b_{1-3})呈稍长T1、稍长T2信号,内可见大片状囊变区及出血信号,周围水肿较明显。DWI序列(c)肿瘤实体部分为高信号,FLAIR序列(d)病灶周围高信号。增强扫描(e_{1-5})病灶呈不均匀明显环状强化。

【手术与病理】

　　手术记录:于右额叶见肿瘤呈灰褐色,质稀软,肿瘤周边血管变细,肿瘤下部囊内放出淡黄色液体,逐步分离并全切肉眼所见肿瘤,取组织送病检。

　　镜下表现:瘤细胞弥漫性分布,核浆比增大,核深染,异型性明显,有多处栅栏状坏死形成。

　　免疫组化染色:瘤细胞示GFAP(+),S-100(+/-),Vimentin(+),NSE(+),Oligo-2(+),E-MA(-),CKpan(-),Neu-N(-),Syn(+),P53灶(+),Ki67阳性细胞数8%。

　　病理诊断:胶质母细胞瘤,WHO Ⅳ级。

【讨论与分析】

　　胶质母细胞瘤(glioblastoma),为中枢神经系统恶性程度最高的一种星形细胞瘤,约占50%,WHO Ⅳ级。多发生于50岁以后,常发生于深部脑白质,额叶最常见,其次为颞叶,肿瘤常较大,95%的中心出现坏死,周围为不规则较厚的肿瘤壁;典型的胶质母细胞瘤在MRI上表现为实体部分T1WI呈等或低等混杂信号,T2WI呈混杂高信号,增强后明显的花环状强化。常沿白质束扩展,通过胼胝体扩展到对侧大脑半球,呈蝴蝶状形状为其典型表现。

病理特征如下：镜下具有瘤组织弥漫分布，与周围组织界限不清，瘤细胞大小不一，形态多样，异型性明显，呈漩涡状、菊形团样或围绕血管排列，核多形性并伴有大量多核瘤巨细胞，核分裂像易见，伴有大片的坏死，坏死灶周围瘤细胞排列成栅栏状，肿瘤间质内小血管、血管内皮细胞和血管平滑肌细胞明显增生。免疫组化染色：GFAP和vimentin阳性率达100%，p53阳性率86.1%，S-100阳性率67.6%，Ki-67阳性细胞数平均约28.94%。

本例为额叶深部白质区病变，符合星形细胞肿瘤，尽管年龄偏小（35岁的男性青壮年），病程较短，但病变巨大，明显囊变及出血，占位效应明显，水肿较明显，增强程度显著，壁不均匀厚度环形强化，尤其大病灶外周可见小子灶直接外延慢表性的生长，以及邻近白质内直接扩散灶等都具备恶性度高的特征，因此可以考虑WHO Ⅳ级的胶质母细胞瘤。

【鉴别诊断】

1. 间变型星形细胞瘤：WHO Ⅲ级肿瘤，多见于大脑半球，以额叶和颞叶多见，小脑少见。多见于成年人，40~50岁。临床症状以癫痫多见。弥漫浸润性生长，边界欠清晰，内密度或信号不均匀，小囊变多见，偶见钙化和出血，病变占位效应明显，周围可见血管源性水肿。可见不规则斑片强化。常通过细胞外间隙和沿白质束扩散，也可通过室管膜和脑脊液转移。

2. 间变型少突胶质细胞瘤：WHO Ⅲ级肿瘤；好发于成年人，高峰年龄50~60岁，男性稍多于女性。好发于额叶，其次为颞叶；原发性肿瘤患者术前病史很短，最常见症状为癫痫发作。肿瘤边界较清楚，瘤周水肿明显，坏死、出血囊变更常见，钙化少见。增强后明显不均匀强化；环状强化少见。

【参考文献】

[1] 季学满,卢光明,张宗军等.原发性脑淋巴瘤与高级别脑胶质瘤的MR灌注成像对照研究[J].临床放射学杂志,2008,27(9):1155-1158.

[2] 孙志强,陈信坚,金德勤,等.多形性胶质母细胞瘤的影像与病理分析[J].放射学实践,2006,21(7):653-656.

[3] Liao W,Liu Y,wangX,et al.Differentiation of primary central nervous system lymphoma andhigh-grade glioma with dynamic susceptibility contrast-enhancedperfusion magnetic resonance imaging.Acta Radiol,2009,50(2):217-225.

[4] The 2007 WHO Classification of Tumours of the Central Nervous System Acta Neuropathol (2007) 114:97-109.

[5] 孙梦恬,程敬亮,张勇等.动态增强MRI在胶质母细胞瘤与脑淋巴瘤鉴别诊断中的应用[J].实用放射学杂志,2013,29(3).

（赵　君　周俊林）

病例013~014　中枢神经系统原始神经外胚层肿瘤

中枢神经系统原始神经外胚层肿瘤（central nervous system primitive neuroectodermal tumour，cPNET）是起源于神经外胚层未分化的上皮细胞，具有多向分化潜能的恶性小圆细胞肿瘤。组织学上类似于小脑髓母细胞瘤，但髓母细胞瘤局限于小脑，cPNET为幕上、脑干、脊髓肿瘤。该肿瘤呈侵袭性生长，恶性度高，易复发，易沿蛛网膜下隙广泛播散，预后极差。cPNET仅占整个脑肿瘤的0.1%左右，且多见于儿童，成人非常罕见，限于不同报道的样本量，性别差异比不一。

cPNET的影像学一般特征主要包括：肿瘤多位于幕上，以侧脑室旁及中线附近多见；发现时肿瘤体积一般较大，多呈类圆形，少数呈不规则形，有一定占位效应。病变呈实性或偏实性，囊变区少，呈灶状位于肿瘤周边。该肿瘤在脑内发生的位置不同，影像表现变化丰富，位置深在者多为实性；近皮质、脑表者可发生明显囊变。另外钙化也为肿瘤的一个特征，50%~70%的患者有钙化，而有研究认为钙化的出现可能与胚胎源性肿瘤的生长时限有关。另外该肿瘤无瘤周水肿，与周围脑组织分界较清楚，这主要与肿瘤的瘤细胞以分裂、增殖的生长方式有关，而非浸润性生长。肿瘤实性成分在T1WI呈等或稍低信号，T2WI呈等或稍高信号，提示瘤细胞核大、胞质稀少、细胞内水分少。肿瘤强化程度、范围与囊变坏死区相关。

病例013　桥小脑角区原始神经外胚层肿瘤
(*Primitive Neuroectodermal Tumour of the Cerebellopontine Angle Area*)

【临床资料】

患者,男,38岁。自述2年前无明显诱因出现声音嘶哑。1年前右耳听力下降伴间断耳鸣,近2月上述症状加重,同时右侧颜面部麻木。2周前因头晕走路不稳摔倒,当地医院行CT示:右侧桥小脑角占位,患者为求进一步诊治遂来我院。

专科检查:自动体位,言语清楚,右眼闭合不全,右侧角膜反射减弱,右侧面部浅感觉减退,右侧咀嚼力量可,右侧鼻唇沟变浅,伸舌右偏。

【影像学检查】

CT检查:右侧颈静脉孔区不规则占位,大小约3.5cm×4.0cm×4.3cm,CT值约65HU,边界模糊,呈稍高均匀密度,颞骨岩部及枕骨骨质不规则破坏,病灶向上突入颅腔,增强扫描明显强化,CT值约99HU。

CT诊断:颈动脉体瘤。

MRI检查:右侧颈静脉孔区见不规则占位性病变,大小约3.5cm×4.2cm×4.3cm,边界尚清,T1呈混杂信号,T2呈较高信号,DWI呈稍低信号,可见血管流空信号,周围组织受压,瘤周无水肿;增强后病灶实质明显强化,周围脑沟内可见多发结节样明显强化的播散子灶,病灶内及周围可见迂曲血管影。

MRI诊断:血管母细胞瘤。

【图片】

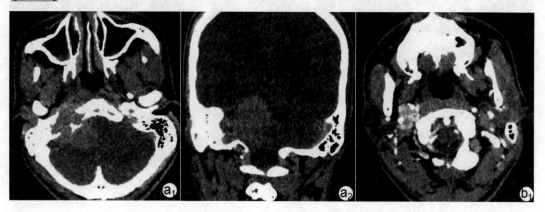

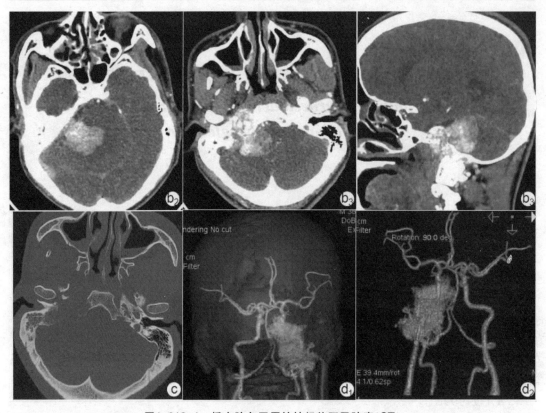

图1-013-1　桥小脑角区原始神经外胚层肿瘤(CT)

　　男,38岁。右侧桥小脑角区不规则占位,边界模糊,邻近骨质破坏明显,CT值约65HU(a_{1-2}),病灶向上突入颅腔,增强扫描明显强化(b_{1-3})。颞骨CT平扫(c)见颞骨岩部及枕骨不规则骨质破坏。头颅CTA示右侧颈内动脉与病灶关系密切,部分血管被病灶包绕,管腔轻度狭窄。

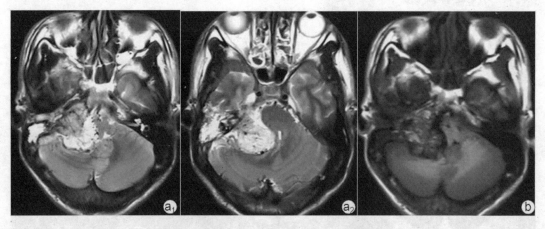

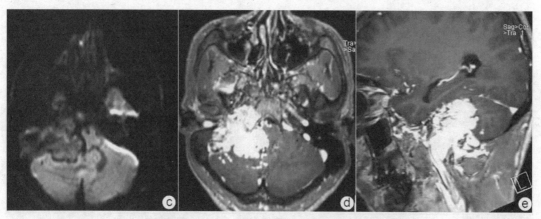

图1-013-2　桥小脑角原始神经外胚层肿瘤(MRI)

MRI示右侧颈静脉孔区见不规则占位性病变,边界尚清,大小约3.5cm×4.0cm×4.3cm,T1呈混杂信号(b),T2呈较高信号(a₁₋₂),可见流空血管影,DWI呈稍低信号(c),增强后病灶实质明显强化(d-e),周围脑沟内可见多发结节样明显强化的播散子灶,小脑及脑干受压。

【手术与病理】

手术记录:右耳后"7"形切口切开头皮,翻开肌皮瓣,颅骨钻孔后线锯骨瓣去除,显微镜下C形剪开硬脑膜翻向乙状窦侧,释放脑脊液,牵开小脑半球,见肿瘤灰白色,约3cm大小,电灼肿瘤包膜后行切口内瘤组织切除。

镜下表现:瘤细胞呈流线型、滤泡样结构排列,细胞以小细胞为主,胞浆红染或透亮,散在核较大瘤细胞,核分裂像不易见,瘤组织内伴纤维组织、小血管增生。

免疫组化染色:瘤细胞示:Vimentin(+),NSE(+),Syn(+),GFAP(-),EMA(-),CD34(+),Ki67阳性细胞数10%。

病理诊断:原始神经外胚层肿瘤(PNET),WHOⅣ级。

【讨论与分析】

原始神经外胚层肿瘤(primitive neuroectodermal tumour,PNET)由Hart等于1973年首次报道,它是一种较为罕见的高度恶性的神经系统肿瘤,为神经嵴衍生的较原始的肿瘤,主要由原始神经上皮产生,具有多向分化的潜能,侵袭性生长,广泛脑脊液播散,预后极差,大部分仍需通过病理诊断才能最终确诊。组织形态学属于恶性小圆细胞肿瘤,分为中枢性和周性,外周性较常见,文章报道较多,中枢性原始神经外胚层肿瘤相对较少见,PNET多发于幕下,幕上发生者较少。而幕上原始神经外胚层肿瘤更为罕见,仅占整个脑肿瘤的0.1%左右,且多见于儿童,成人非常罕见。

本例为桥小脑角区病变,边界虽然较清楚,邻近组织无水肿,但颅底骨质破坏,属于跨颅内外侵袭性生长的恶性肿瘤;增强肿瘤实质明显强化,周围脑沟内可见多发结节样明显强化的播散子灶,由此进一步说明该肿瘤为恶性度极高且可延脑脊液播散;尽管该患者年龄偏大(38岁的男性青壮年),病程较长(2年多),依然可以根据发病位置等考虑颅内脑外的恶性肿瘤(具备脑脊液播散),考虑脑膜起源的原始神经外胚层肿瘤。

【鉴别诊断】

1. 血管外皮细胞瘤,Ⅱ级:颅内血管外皮细胞瘤是一种少见的起源于脑膜间质毛细血管 Zimmerman 细胞的恶性肿瘤,中年多见,平均45岁,男性稍多于女性;肿瘤呈多分叶状,与硬膜多以窄基底相连,邻近颅骨常见骨质破坏。该肿瘤血供丰富,生长迅速,瘤内坏死囊变常见,故MRI上多呈等长T1、等长T2混杂信号,瘤内常见血管流空征象,在DWI上多为等低混杂信号,瘤周水肿无或轻微,增强后明显不均匀强化,"硬膜尾征"少见。

2. 血管母细胞瘤:多见于30~40岁的成年人,好发于中线小脑半球,少数也可靠近桥小脑角。典型者肿瘤以大囊小结节为特征,增强示壁结节明显强化而囊壁无明显强化,形成所谓"壁灯征";且血管母细胞瘤的壁结节大多较小。少见的实质肿块型血管母细胞瘤形态不规则,显著不均匀强化,周围水肿明显,此时较难鉴别。

3. 颈静脉球瘤:属非嗜铬副神经节瘤,原发于颈静脉球外膜分布的副交感神经节。中年妇女多见,女性是男性的6倍,临床常有波动性耳鸣和听力障碍。CT表现为颈静脉孔区不规则软组织肿块影,边界清楚,呈等或稍高密度,生长较大时常推压周围软组织并破坏周围骨质。MRI表现颈静脉孔区的软组织肿块,边界清楚,T1WI为低或等信号,T2WI为高信号,由于血供丰富,肿瘤内存在较多迂曲的血管。T2WI可显示"盐和胡椒"特征性影像表现(盐代表慢血流和肿瘤细胞,胡椒代表快速血流造成的血管流空影)。增强描肿瘤呈早期明显强化,随着时间延长,肿块强化缓慢消褪。肿瘤内部多发、迂曲扩张的小血管与颈内动脉或颈外动脉相连。

[参考文献]

[1] 黄海歆,张勇,崔恒. 颅内原始神经外胚层肿瘤的MRI表现和病理分析[J]. 中国CT和MRI杂志,2013,11(1):17-18.

[2] 刘香,张嘉君,赵茜茜等. 颅内原始神经外胚层肿瘤的MRI表现及病理分析[J]. 临床放射学杂志,2014, 33(6).

[3] 张婧,周俊林,刘建莉等. 颅内间变型血管外皮细胞瘤与间变型脑膜瘤的影像与病理对照[J]. 中国临床医学影像杂志, 2014, 25(6):381-384.

[4] 黄兴涛,柳彬,刘传等. DWI及ADC值鉴别后颅窝实质型血管母细胞瘤与其它富血供肿瘤的价值[J]. 放射学实践,2015(4):319-322.

[5] 李迎春, 陈加源, 吴筱芸等. 颈静脉孔区原发肿瘤CT和MRI诊断对比分析 [J]. 中国CT和MRI杂志, 2014(4):50-53.

（马来阳　周俊林）

病例014 右额叶原始神经外胚层肿瘤
(*The Right Frontal Lobe Primitive Neuroectodermal Tumour*)

【临床资料】

　　患者,男,8岁。因间断性头痛伴呕吐2月,左下肢行走无力、跛行1月入院。

　　既往史:一年前患儿外伤,行头颅CT检查未见明确异常。

　　专科检查:入院查体及实验室检查无特殊。当地医院头颅CT检查示右额叶及基底节区占位。

【影像学检查】

　　外院CT检查:右额叶、基底节区较大的椭球形低密度影,近前纵裂见不规则条片状等稍高密度影,近颅顶层面见小灶状致密影;病变边界较清,占位效应显著但周缘无明显低密度水肿。

　　CT诊断:右侧额叶—基底节区囊实性占位。

　　MRI检查:示右额叶、基底节区椭球形长T1、长T2信号影,T2WI-FLAIR为高信号,DWI呈较低信号但高于脑脊液信号;近前纵裂见不规则条片状稍长T1稍长T2近灰质信号,突向腔内外生长;病变占位效应明显,边界清晰,周缘无水肿效应。增强后囊性区域未见强化,囊壁呈不连续的轻度弧样强化,前纵裂旁实性部分显著强化。MRS示Cho峰升高,NAA峰降低;DTI彩色FA图示病变区白质纤维束明显受压、推移。

　　MRI诊断:右侧额叶-基底节区囊实性占位,低级别星形细胞瘤多考虑。

【图片】

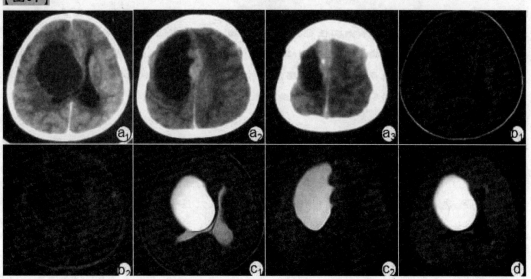

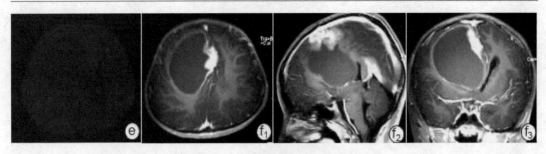

图1-014　右额叶原始神经外胚层肿瘤

男性,8岁。CT示右额叶、基底节区椭圆形囊实性占位,近颅顶层面见小灶状钙化;病变边界较清,占位效应显著但周缘无明显水肿(a₁₋₃);MRI示病变为长T1、长T2信号(b~c),T2WI-FLAIR为高信号(d),DWI呈较低信号(e),增强后病变呈不规则环形强化,以前纵裂旁实性部分强化为著(f₁₋₃)。

【手术与病理】

手术记录:经额脑病损切除术。常规分层开颅,游离骨瓣,见其下硬脑膜张力高;穿刺右额皮质下1cm,见黄褐色清亮囊液溢出,脑组织张力明显下降。于额叶大脑镰旁皮质造瘘向下探查约0.5cm见肿瘤组织,灰红色、质地软、形态不规则,血供丰富,与周围正常脑组织无明显界限。分块切除肿瘤组织,达镜下全切除。

镜下表现:瘤细胞体积小,核深染,卵圆形或略不规则,胞浆不易见到,核分裂像易见,纤维型菊形团形成。

免疫组化染色:Syn(+),CD56(+),Vinentin(+),Ki-67%阳性细胞数40%。

病理诊断:(右额叶)中枢神经系统(CNS)/幕上原始神经外胚层肿瘤(PNET),WHO IV级。

【讨论与分析】

本例患者为8岁儿童,其影像表现为较大囊实性病变伴有细小钙化,实性区域明显强化,可排除典型星形细胞肿瘤;少突胶质细胞瘤可有明显囊变,且位于皮质及皮质下白质区域,一般轻度强化,可相鉴别;间变型少突胶质细胞瘤可出现环形、明显强化,影像与本例较难鉴别,但儿童少见。结合本例实性部分形态、无血管流空等征象可排除幕上血管母细胞瘤。然而本例年龄(8岁儿童)、生长部位(近中线)、钙化、脑表囊实性、强化明显以及无水肿等特点符合中枢神经系统原始神经外胚层肿瘤,总体影像也符合中枢神经系统原始神经外胚层肿瘤脑深部病灶多为实性,浅部病灶多为囊性的特点。

【鉴别诊断】

1. 多形性黄色星形细胞瘤(PXA):多见于年轻人,通常发生于大脑半球的表面,易累及皮质和脑膜,邻近的脑膜异常强化占70%,颞叶最常见,钙化少见。

2. 间变型少突胶质细胞瘤:好发于中年人,额叶常见,肿瘤位于大脑半球皮质浅层,可累及软脑膜、硬脑膜。瘤周水肿明显;增强后有明显强化效应,多为肿瘤外周强化明显;提示瘤细胞分化不良,恶性程度较高。

3. 毛细胞型星形细胞瘤:好发于5~15岁的儿童,起源于小脑蚓部,也可发生于脑干和视觉通路。瘤内有黏液变性形成的大囊腔,囊腔内见明显强化壁结节,肿瘤钙化非常少见。

4.节细胞胶质瘤：主要见于儿童和青少年,绝大多数发生于30岁以前。常见于颞叶、脑表,边界较清,囊实性多见,附壁结节常形态规则,强化程度随肿瘤的病理分级而增高。钙化通常表现为结节状,环状,线状。

【参考文献】

[1] 常晓腾,陈自谦,张俊祥等.中枢神经系统原始神经外胚层肿瘤的MRI表现及病理对照[J].中国CT和MRI杂志,2015,(10):4-6.

[2] 郑春红,吴道清,李华灿等.颅内原始神经外胚层肿瘤的MRI特征[J].功能与分子医学影像学杂志(电子版),2014,3(3):41-44.

[3] 李文一,周俊林(审校).原始神经外胚层肿瘤的研究进展[J].国际医学放射学杂志,2014,(3):221-224.

（蒋 健 赵建洪 周俊林）

病例015　　小脑血管母细胞瘤
(*Hemangioblastoma of Cerebellar*)

【临床资料】

　　患者,女,58岁。患者于五月前无明显诱因出现头昏,无头痛、晕厥,伴恶心、呕吐,呈非喷射性,呕吐物为胃内未消化的食物残渣,家属送患者去当地医院就诊,考虑胃炎,给予对症治疗,患者自述未见明显好转,病程中患者精神、饮食、睡眠一般,大小便正常。体重较前无明显减轻。

　　专科查体:颈软,无抵抗。四肢肌力正常,各生理反射存在,双侧下肢巴宾斯基征未引出。

【影像学检查】

　　MRI检查:平扫右侧小脑半球见类圆形结节影,大小约2.3cm×2.6cm×2.7cm,边界模糊,病灶呈等长T1、稍长T2信号,周围可见明显水肿带,占位效应显著,第四脑室及小脑蚓部受压。增强扫描示:病灶呈显著均匀强化,内可见多个流空血管影。

　　MRI诊断:动静脉畸形并血管瘤形成。

【图片】

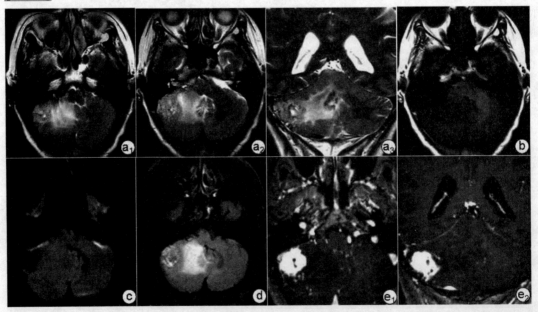

图1-015　小脑血管母细胞瘤

女性,58岁。右侧小脑半球占位。MRI平扫(a₁₋₃,b)病灶呈等长T1、稍长T2信号,DWI序列

(c)呈等低信号,FLAIR序列(d)呈高信号,病灶边界模糊,周围见水肿信号,占位效应明显,第四脑室及小脑蚓部受压。增强扫描(e$_{1-2}$)病灶呈显著均匀强化,内可见多个流空血管影。

【手术与病理】

手术记录:取右枕切开,小脑半球外侧皮质下椭圆形占位,大小约3.0cm×2.0cm×2.0cm,质地韧,色灰红,血供较丰富,周围可见胶质增生及水肿带,切除病变,取组织送病检。

镜下表现:瘤组织由增生的小血管及富于脂质的间质细胞构成。

免疫组化染色:瘤细胞示:Vimentin(+),NSE(+),Syn(+),GFAP(-),EMA(-),CD31(+),inhibin(+/-),S-100(+/-),Olig-2(-),Ki67阳性细胞数+2%。

病理诊断:血管母细胞瘤,WHO Ⅰ级。

【讨论与分析】

血管母细胞瘤(hemangioblastoma)又称血管网织细胞瘤,是一种血管源性肿瘤,起源于中胚叶细胞的胚胎残余组织,为颅内真性血管性的肿瘤,分为囊性、实性两种类型,多发生在小脑。小脑血管母细胞瘤是一种少见的颅内肿瘤,组织学上为良性,约占颅内原发肿瘤的1%~2.5%,是后颅窝较常见的肿瘤。常发生于小脑中线旁小脑半球,见于成年人,30~40岁;儿童罕见。出现症状有头晕、头痛、共济失调,如果病灶靠近内听道会出现相应的听神经症状。

病理特征如下:镜下间质细胞大而呈空泡状,可呈现高度细胞异型性,以及丰富的血管细胞。由于其富于血管,可发生瘤内出血。免疫组化染色:间质细胞表达神经元特异性烯醇化酶、神经细胞粘附分子、S-100蛋白、CD56及波形蛋白。VEGF在肿瘤间质细胞中高表达。间质细胞最具特征性超微结构表现为丰富的电子-透明胞浆内包含脂滴。MIB-1标记指数通常为0%~2%。

根据其影像学表现,可将其分为3种类型:大囊小结节型、单纯囊型和实质肿块型。CT平扫略高于脑脊液的囊性低密度,附壁结节等或略高密度并位于病灶的边缘,结节一般小于2cm;MRI平扫囊性部分T1WI呈略高于脑脊液低信号,T2WI高信号,壁结节呈明显强化,肿瘤周围水肿轻;单纯囊型少见,可能壁结节非常小而不能显示,整个瘤体呈现囊性占位;实质肿块型也少见,形态不规则,CT平扫呈等密度,增强明显强化;在MRI上,瘤内及瘤周可见多个流空血管,瘤周水肿明显。

本例为58岁的女性中年患者,小脑半球实性病变,内见流空血管影,肿瘤显著强化,较具血管瘤类病变的特征性。而瘤周水肿明显符合少见的实质肿块型的血管母细胞瘤特点,综合以上可以考虑血管母细胞瘤。

【鉴别诊断】

1. 血管外皮细胞瘤,为WHO Ⅱ级:颅内血管外皮细胞瘤是一种少见的起源于脑膜间质毛细血管Zimmerman细胞的恶性肿瘤,中年多见,平均45岁,男性稍多于女性;肿瘤呈多分叶状,与硬膜多以窄基底相连,邻近颅骨常见骨质破坏。该肿瘤血供丰富,生长迅速,瘤内坏死囊变常见,故MRI上多呈等长T1、等长 T2混杂信号,瘤内常见血管流空征象,在DWI上多为等低混杂信号,占位效应明显,瘤周水肿显著,增强后明显不均匀强化,"硬膜尾征"少见。

2. 室管膜瘤:为WHO Ⅱ级,主要发生于脑室内,也可发生在幕上和小脑实质内,小脑实质内的室管膜瘤可以位于桥小脑角区。多见于青少年,少数也可见于50岁左右的中老年人。

部分囊性型主要发生于青少年，实质部分钙化常见。增强扫描肿瘤实质和囊壁显著强化。

【参考文献】

[1] Central Brain Tumor Registry of the UnitedStates, 2006.

[2] Ohgaki H, KleiHUes P. Population-basedstudies on incidence, survival rates,andgenetic alterations in astrocytic andoligodendroglial gliomas.J Neuropathol Exp Neurol,2005,64: 479-489.

[3] Lebrun C,Fontaine D,Ramaioli A,et al.Long-term outcome of oligedendregliomas. Neurology, 2004, 62:1783-1787.

[4] Cairncro JG, Ueki K, Zlatescu MC, et al. Specific genetic predictors of chemotherapeutic response andsurvival in patients with anaplastic oligedendregliomas. J Natl Cancer Inst, 1998,90: 1473- 1479.

[5] Kros JM, Van Eden CG, Stefanko SZ, et al.Prognostic implications of glial fibrillary acidic protein containing cell types in Oligedendregliomas. Cancer,1990,66:1204-1212.

（赵　君　周俊林）

病例016 脑淋巴瘤
(Cerebral Lymphoma)

【临床资料】

患者,男,27岁。入院10天前无明显诱因出现头痛、头晕,无恶心、呕吐,无视物模糊、肢体麻木等不适。

专科检查:患者神志清楚,查体配合,瞳孔等大,病理反射未引出。

【影像学检查】

MRI检查:平扫示胼胝体部偏左侧一不规则肿块,大小约2.5cm×2.7cm×3.3cm,边界模糊不清,以长T1、等T2信号为主,其内可见多发斑点状长T1、长T2信号,DWI呈轻度弥散受限,病灶占位效应明显,左侧侧脑室前角受压狭窄,周围见大片不规则水肿带,另于左侧侧脑室三角区室管膜下两个长T2结节影;增强扫描病灶明显均匀强化,边缘明显分叶。

MRI诊断:①多发淋巴瘤;②生殖细胞瘤沿脑室播散转移。

【图片】

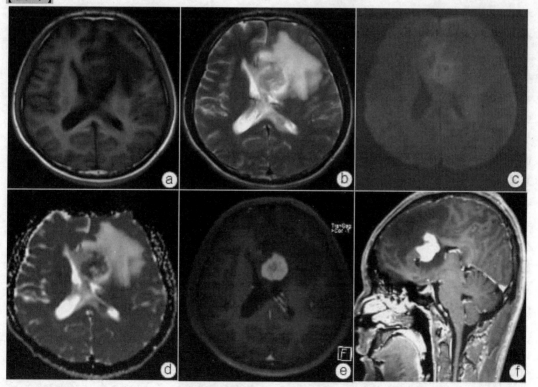

图1-016 脑淋巴瘤

男性,27岁。MRI平扫T1WI(a)示胼胝体部偏左侧不规则肿块,呈长T1信号,病灶边界不清,边缘模糊,左侧侧脑室前角受压变窄;T2WI示(b)示另于左侧侧脑室三角区室管膜下长T2信号结节,大病灶呈等T2信号,其内信号不均,见多发斑点状长T1、长T2信号,周缘大片水肿带;DWI(c)弥散轻度受限呈高信号,ADC(d)呈混杂等高信号;增强(e-f)病灶明显均匀强化,周围水肿无强化。

【手术与病理】

手术记录:于左侧扣带回处见肿瘤组织,大小约4.0cm×5.0cm×4.0cm,灰褐色,质地韧,形态不规则,血供丰富,与周围脑组织无明显界限,与左侧侧脑室相通。

镜下表现:非霍奇金,弥漫大B细胞淋巴瘤

免疫组化染色:CD20(+),CD79a(+),CD138(−),CD3、CD43反应性T细胞(+),CD10(+),Bcl-6(+),MUM-1(−),GFAP(−),S-100(−),Vimentin(−),EMA(−),Syn(−),Ki67阳性细胞数70%。

病理诊断:(左侧侧脑室)非霍奇金,弥漫大B细胞淋巴瘤,生发中心内来源。

【讨论与分析】

淋巴瘤(lymphoma)是一种相对较为少见的颅内肿瘤,约占原发性脑肿瘤的1%~3%,分原发和继发性两种,约95%为弥漫大B细胞型,极少数为T细胞型淋巴瘤。50岁以下青壮年及儿童多见。肿瘤以幕上分布为主,好发于额叶、颞叶、基底节、胼胝体及脑室周围白质,常发生在近中线深部脑组织,其一侧常与脑室室管膜相连,或肿瘤靠近脑表面,呈弥漫浸润性生长时可累及胼胝体侵犯对侧半球,瘤内一般无钙化,出血罕见。肿瘤边缘常欠清楚,形态不规则,周围水肿及占位效应较轻,与肿瘤大小不成比例,肿瘤细胞排列紧密,细胞间隙水分少,核浆比例高,故MRT1加权呈等或稍低信号,T2加权常为与灰质相似之等信号或明显低于周围水肿之稍高信号。肿瘤水分子弥散受限,DWI多呈稍高或高信号。肿瘤破坏血脑屏障,大部分淋巴瘤增强后呈均质显著强化,少部分弥漫浸润性淋巴瘤可呈不均质强化或部分强化。典型CT表现为深部脑白质的等或稍高密度的结节和肿块,边界清楚,周围水肿明显。

本例为27岁的青年男性患者,胼胝体左侧、左侧侧脑室前角的分叶状实性病灶及左侧侧脑室三角区室管膜下多发的病灶,结合年龄和临床病史首先排除转移瘤,病灶靠近中线且多发,水肿明显,要考虑多发淋巴瘤和恶性生殖细胞类肿瘤沿脑室脑脊液播散转移,这二者都可以表现为明亮强化,但恶性生殖细胞类肿瘤多发生于脑实质外的中线结构区域,为浅分叶征象,而淋巴瘤多发于近中线的脑实质内,且为深分叶征象。因此本例符合淋巴瘤的表现。

【鉴别诊断】

1. 转移瘤:一般有原发恶性肿瘤史,可单发或多发,肿瘤好发于大脑中动脉供血的皮髓质交界区,肿瘤坏死、囊变多见,瘤体密度不均,瘤周水肿及占位效应显著,增强肿瘤多呈环形强化。

2. 肉芽肿:颅内肉芽肿是一组病变,多数是由于慢性炎症或各类感染的结果,包括真菌性感染、脑结核球、脑梅毒瘤,各种寄生虫性肉芽肿等以及结节病、黄色瘤病、嗜酸性肉芽肿等。脑实质内的肉芽肿增强后显示大小不一,多发的、边界锐利、明显强化的结节,或呈不均匀强化、环形强化,周围伴有或不伴有水肿。且临床血生化和脑脊液的实验室检查常有阳性指标。

【参考文献】

[1] 鱼博浪主编.中枢神经系统CT和MR鉴别诊断[M].陕西科学技术出版社,2005,142–143.

[2] 许晓琴, 周林江, 姚振威, 林含舜. 原发性脑内淋巴瘤的影像学表现. 医学影像学杂志. 2010. (04): 580–582.

[3] 金晶, 周义成. 脑多发胶质瘤影像与病理对照研究[J]. 中国医学影像学杂志, 2012, (02): 84–87.

[4] 李新华. 原发性脑内淋巴瘤的MRI表现及相关病理特征分析. 中国CT和MRI杂志, 2009. (03): 10–11+14.

(张玲艳　赵建洪)

病例017 侵袭性垂体腺瘤
(*Invasive Pituitary Adenoma*)

【临床资料】

患者,女,41岁。于一年前无明显诱因出现头痛,为间歇性胀痛,尤以双颞部为甚,无恶心呕吐。半年前自感双眼视物模糊,眼前似有飞蚊,眼球无疼痛,结膜无充血水肿。患者一般情况尚可,神志尚清,无肢体抽搐,无寒战高热,无心悸胸痛,体重无明显增减。

专科检查:无特殊异常改变。

【影像学检查】

CT检查:平扫鞍区见一较大形状不规则囊实性占位性病变,大小约5.3cm×5.1cm×5.1cm,实性成分CT值约42HU,边界不清,以蝶鞍为中心向四周浸润生长,蝶窦结构消失,右颞叶、脑干等周围结构受压推移。骨窗见鞍底骨质受压变薄,颅底骨质吸收、破坏,斜坡结构消失。

CT诊断:鞍区囊实性占位。

MRI检查:平扫病灶信号混杂,大小约5.3cm×5.1cm×5.1cm,可见囊实性成分,边界欠清晰,向右侧侵犯鞍旁海绵窦且包绕右侧颈内动脉海绵窦段。实性成分在T1WI呈不均匀稍低信号,T2WI呈不均匀稍高信号,且在高信号的背景上弥漫小囊泡状更高信号影,囊性成分呈长T2、长T1信号;垂体结构未确见。增强扫描肿块实性成分明显强化,海绵窦包绕其中。

MRI诊断:脊索瘤。

【图片】

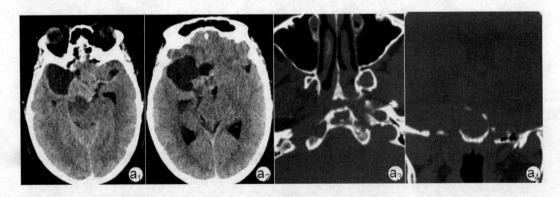

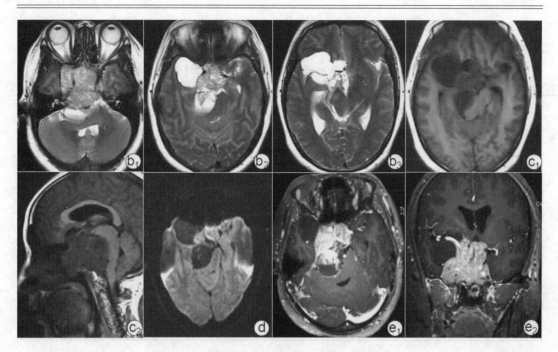

图1-017　侵袭性垂体腺瘤

女性,41岁。CT平扫(a_{1-2})鞍区见一较大形状不规则囊实性占位性病变,边界不清,且向颅底及鞍上生长,右颞叶受压,蝶窦受侵犯,脑干受压。骨窗(a_{3-4})见鞍底骨质受压变薄,颅底骨质吸收、破坏,斜坡结构消失。MRI平扫病灶信号混杂,可见囊实性成分,边界欠清晰,向右侧侵犯鞍旁海绵窦且包绕右侧颈内动脉海绵窦段。在T1WI(c_{1-2})上呈不均匀低信号,T2WI(b_{1-3})呈不均匀高信号,且在高信号的背景上弥漫小囊泡状更高信号影,垂体结构未确见。增强扫描(e_{1-2})肿块实性成分明显强化。

【手术与病理】

手术记录:患者全麻后行"经蝶入路内窥镜下垂体部分切除术"手术。

镜下表现:瘤组织之瘤细胞弥漫分布,细胞小,多形态,间质血管丰富。

免疫组化染色:瘤细胞示GH(-),PRL(-),ATCH(-),FSH(-),TSH(-),Syn(+),CK广(+),Ki67阳性细胞数<1%。

病理诊断:侵袭性垂体腺瘤。

【讨论与分析】

垂体腺瘤(pituitary adenoma)起源于垂体前叶,是最常见的垂体肿瘤,约占所有颅内肿瘤的15%。根据肿瘤的生物学行为分为膨胀性、侵袭性和癌,膨胀性占2/3,侵袭性占1/3,癌非常少见。根据有无内分泌异常分为功能性腺瘤和非功能性腺瘤,70%的肿瘤有分泌功能。根据肿瘤大小分为微腺瘤(<1cm),垂体大腺瘤(>1cm)。

侵袭性垂体腺瘤可见侵犯鞍区周围结构,经典征象为包绕海绵窦段颈内动脉。垂体腺瘤向下发展为主,破坏颅底骨质的垂体腺瘤(颅底型垂体瘤)生物学行为表现特殊,肿瘤发生于鞍内而向颅底侵犯,此型肿瘤的几何中心在蝶骨体。颅底的溶骨性、浸润性破坏及垂体窝轮廓保存、垂体正常存在等征象均提示为骨源性肿瘤,容易与斜坡来源的脊索瘤相混淆。

当病变破坏范围广泛时，两者鉴别诊断困难。在MRI T2WI上垂体瘤表现为在高信号的背景上多发小囊泡样更高信号，此点具有特征性。有学者研究认为，垂体瘤瘤体内散在的腺泡为小囊泡的结构基础，腺泡内富含有多肽类物质的黏液，在MRI上表现为T1WI等、低信号及T2WI显著高信号的特点。

　　本例鞍区占位性病变，形状不规则，密度及信号不均匀，正常垂体结构消失，肿瘤向四周侵犯，侵犯海绵窦，包绕颈内动脉，向下发展并破坏颅底骨质结构，病变较大，而颅底骨质破坏范围相对较小，在T2WI上肿瘤表现为在高信号的背景上多发小囊泡样更高信号的特征性，增强后明显强化，以上特点均符合侵袭性垂体腺瘤的表现。

【鉴别诊断】

　　1. 脊索瘤(chordoma)：起源于胚胎残存脊索组织，可以发生于斜坡和鞍区，平均年龄约38岁，男性略多于女性。病灶的中心位于鞍区或斜坡，可见到受压迫和推移的正常垂体，可向上侵犯脑实质，广泛破坏颅底结构，向下侵犯鼻咽，常见钙化，增强后逐渐缓慢强化。

　　2. 脑膜瘤：鞍区脑膜瘤多见于中年女性，多位于鞍上或鞍旁。肿瘤信号与脑灰质相似，增强扫描明显均匀强化，并可见到脑膜尾征。肿瘤内有钙化或邻近骨质硬化时，有助于脑膜瘤诊断。

【参考文献】

[1] 江波,孟悛非等.颅底型垂体瘤CT、MRI影像分析[J].中华放射学杂志,2004,38(6):565-569.

[2] 黄丙仓,黄谋清,耿道颖.鞍区病变MRI诊断[J].中国医学计算机成像杂,2009,15(3):209-214.

[3] 鱼博浪.中枢神经系统CT和MRI鉴别诊断.西安:陕西科学技术出版社,2005:219-226.

（谢一婧　周俊林）

病例018 垂体腺瘤卒中
(Pituitary Adenoma Apoplexy)

【临床资料】

患者,女,57岁。3年前无明显诱因出现头晕、头疼伴恶心,近7天加重入院。

专科检查:头晕、头疼伴恶心。

实验室检查:生长激素及胰岛素样生长因子-1明显升高,促黄体生成素明显降低。

【影像学检查】

CT检查:鞍内及鞍上软组织密度影,内无钙化,蝶鞍扩大,骨质吸收。

CT诊断:鞍区占位。

MRI检查:平扫示鞍上结节状混杂信号影,大小约2.1cm×2.5cm×2.7cm,病变内部呈稍长T1、长T2信号,外周为更长T1、稍短T2信号;增强扫描病变环形强化,垂体柄受压右移显示不清,视交叉受压上移,蝶窦粘膜环形增厚。

MRI诊断:多考虑颅咽管瘤。

【图片】

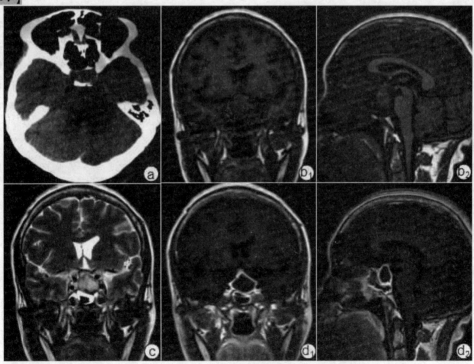

图1-018 垂体腺瘤卒中

女性,57岁。CT平扫(a)示鞍区软组织密度影,内无钙化,蝶鞍扩大,骨质吸收。MRI平扫(b-c)示鞍上结节状混杂信号影,内部呈稍长T1、长T2信号,外周为更长T1、稍短T2信号。增强后(d)呈明显环形强化,病变内部无强化。

【手术与病理】

手术记录:术中见肿瘤色灰白,质地软,血供丰富,夹去部分送检,吸引刮搔清除肿瘤组织约2.0cm×1.5cm×1.5cm大小。

镜下表现:瘤组织之瘤细胞弥漫分布,细胞小,多形态,间质血管丰富。

免疫组化染色:瘤细胞示Syn(+),CK广(+),GH(-),PRL(-),ACTH(-),FSH(-),LH(-),TSH(-),Ki-67阳性细胞数1%。

病理诊断:(垂体)送检物见少量腺垂体,伴有大量出血、坏死,考虑垂体腺瘤卒中。

【讨论与分析】

垂体腺瘤卒中又称垂体卒中(pituitary apoplexy)是由垂体腺瘤突然出血或梗死所引起的,以突发头痛、视觉障碍、眼外肌麻痹和意识障碍为特征的一组临床综合征,是由于肿瘤的扩展造成对周围结构的压迫所致。

临床表现可为急性神经功能障碍、昏迷、甚至死亡。垂体腺瘤卒中的性别、年龄分布无差异。垂体腺瘤卒中的急性期在CT上表现为清晰的高密度灶,数天后病灶的密度逐渐降低,但CT对于微腺瘤或亚急性期垂体腺瘤卒中不敏感。MRI显示垂体瘤内的亚急性出血较CT敏感,也易发现微腺瘤,在垂体腺瘤卒中7~14天时血肿边缘T1W、T2W信号增高,血肿中心仍为低信号,14天后整个瘤体均为高信号;急性期(7天内)首选头颅CT检查,亚急性期(7天后)首选MRI检查,对CT检查无阳性发现的病例应进一步做MRI检查,有助于做出垂体腺瘤卒中的诊断。

本例患者头痛在短期内加重,符合垂体腺瘤卒中后的急性期表现。对于鞍区病变定位的同时,找到正常垂体、垂体柄及视交叉等结构,对于判断病变起源有重要意义。表现为鞍内及鞍上的囊性病变,MRI增强扫描呈“梨形”的环形强化,正常垂体结构显示不清,应怀疑垂体来源病变。结合病史及强化表现,应在垂体腺瘤卒中及垂体脓肿等病变中做鉴别。由于增强后显示病灶内壁有结节,生长激素及胰岛素样生长因子-1明显升高,所以做出垂体腺瘤卒中的诊断应该不难。

【鉴别诊断】

1. 颅咽管瘤:是儿童最常见的非胶质肿瘤,居鞍区肿瘤的第二位。多呈囊性,囊壁厚且强化不均匀,钙化多见。

2. Rathke囊肿:主要表现为鞍区的囊肿,病灶较大的囊肿易向鞍上延伸,因受鞍隔束缚,形成葫芦样改变,但囊壁极少发生钙化,增强后一般不强化。

【参考文献】

[1] 李家亮,于春江.垂体卒中.中华神经外科疾病研究杂志.2004.3(6):570-571.

[2] 张凤林,应奇,高苏慧.亚临床型垂体腺瘤卒中的诊治.临床神经外科杂志,2013.10(4):221-223.

[3] 韩华,杨晓军,杨京京.颅咽管37例CT和MRI诊断分析.中国误诊学杂志,2008.8(18):4482-4483.

(张培丽　蒋　健　周俊林)

病例019~026　脑膜瘤

脑膜瘤（meningioma）是由脑膜皮细胞即蛛网膜细胞构成的肿瘤或含向蛛网膜细胞分化细胞的肿瘤，发生于硬脑膜内表面。2007年WHO中枢神经系统肿瘤分类中将脑膜瘤分为三级15个亚型：①Ⅰ级：包括脑膜皮细胞型、纤维型、过渡型、砂粒体型、血管瘤型、微囊型、分泌型、富于淋巴浆细胞型及化生型脑膜瘤9种亚型，属良性，约占脑膜瘤的90%；②Ⅱ级：中间型，包括非典型性、脊索瘤型和透明细胞型，有复发倾向，约占脑膜瘤的4.7%~7.2%；③Ⅲ级：包括间变型、乳头型和横纹肌样型，属于高复发及高侵袭性生长的脑膜瘤，约占1%~3%。

脑膜瘤为颅内常见肿瘤，占颅内原发肿瘤的15%~20%。脑膜瘤多见于中年人，高峰期在51~60岁和61~70岁，儿童和老年人也可发病，如乳头状脑膜瘤儿童多见，且多具有侵袭性，有学者报道与遗传性肿瘤综合征相关的脑膜瘤好发于年轻人，男女发病率相当。中年病人中，女性发病率高于男性，女：男比例大约为1.7:1，在40~44岁，比例达3.5:1，推测其原因可能与激素类药物的使用有关，或提示性激素在脑膜瘤病因中可能有一定的作用，但无大量数据证实。部分亚型脑膜瘤男性发病率偏高，如非典型和间变型脑膜瘤，可能与其生长指数相关。脑膜瘤是具有细胞遗传学改变的肿瘤，最常见的是22号染色体的缺失，大约一半的脑膜瘤有22号染色体q12带的等位基因丢失。有研究表明NF2基因是22号染色体上主要的脑膜瘤抑癌基因，该基因的突变与染色体上等位基因的缺失密切相关。

脑膜瘤好发于脑表面有蛛网膜颗粒的部位，以大脑凸面和矢状窦旁处最多见，约占所有脑膜瘤的47%，其次为蝶骨嵴、颅前窝底等。脑膜瘤发生于脑外，具有颅内脑外病变的特征，有助于定位和定性诊断：肿瘤与脑组织之间有蛛网膜下腔及其所含血管相隔，形成脑脊液血管间隙；肿瘤压迫脑白质而形成白质塌陷征；脑膜瘤多广基底与硬脑膜相连；邻近骨质呈增生改变或受压变薄。

脑膜瘤的影像学近年来也研究很多，对不同分级及分型脑膜瘤的影像表现不断取得进展，可以说绝大多数脑膜瘤我们都可以做出正确的分级分型诊断，少数由于其影像表现相互交叉还是较为困难。但是随着医学科学的快速进步，越来越多的影像学新技术不断涌现并应用，比如颅脑灌注、MRS、DWI及DTI等，使得人们发现不同级别的脑膜瘤在影像学上存在不同，可以对WHOⅠ、Ⅱ级及WHOⅢ做出诊断和评估。WHOⅠ级脑膜瘤形态多为圆形或类圆形，少数呈梭形或不规则形，轮廓多较光滑，边界清楚，在CT平扫时呈均匀的略高密度或等密度影，等密度病灶在瘤周水肿的衬托下可显示，多见钙化，尤其是砂粒体型脑膜瘤，在MRI上与灰质相比T1WI多呈等信号或稍低信号，等信号大约占60%，T2WI多呈等信号或稍高信号，信号多较均匀，对弥漫性钙化者在CT上为高密度灶，在T1WI和T2WI上均为低信号。少数脑膜瘤的密度或信号不均匀，在CT上出现低密度影，对应MRI上T1WI出现低信号，T2WI出现高信号，往往为肿瘤的坏死或囊变所致。坏死的原因可能为肿瘤生长速度过快或体积过大，尽管血管丰富，但无法满足其生长需要，相对供血不足，也可能因出血所致。囊变可发生于肿瘤内或其边缘，囊变的原因较多，可能为以下这几种因素：陈旧的坏死灶转变为一囊腔；肿瘤变性，如黏液样变性，可见于微囊型脑膜瘤；肿瘤细胞可分泌粘液，如分泌型脑膜瘤；肿瘤周围的胶质细胞可主动产生液体；肿瘤周围水肿的脑组织或脱髓鞘变性的脑组织发生囊变；蛛网膜下腔夹在肿瘤和脑组织之间亦可形成囊腔。增强扫描后肿瘤实质往往呈明显的均匀强化，钙化较多的甚至整个肿瘤钙化的以及其内囊变坏死区可无明显强化或轻度强化，且肿瘤周围的硬脑膜、蛛网膜出现强化较多见，也就是脑膜尾征，文献中脑膜尾征诊断脑膜瘤的敏感性为35%~79%，特异性高达81%~100%。形成脑膜尾征的原因可能为脑膜瘤细胞的局部浸润，因为在手术后标本增强后的硬脑膜上发现有肿瘤细胞，因此手术时应将脑膜尾征一并切除。也有可能为反应性血管扩张、血管增生和疏松结缔组织增厚等，也有研究认为肿瘤细胞侵及肿瘤附着部位硬脑膜及血管，引起邻近硬脑膜充血所致。

　　WHO Ⅱ级和WHO Ⅲ级脑膜瘤均具有侵袭性，在影像学上有时其表现差距大，有时其表现又比较接近，但总体而言还是有不同。主要表现在以下几个方面：肿瘤在形态方面随着级别的增高，更容易出现结节状或形态不规则或分叶状，与肿瘤生长快，且向各个方向生长的速度不一致有关；有学者认为瘤脑界面消失与脑膜瘤WHO分级呈正相关关系，瘤脑界面被认为MRI显示的硬膜边缘、脑脊液腔隙及血管边缘共同构成，其消失通常由于肿瘤侵犯软脑膜造成，或者瘤脑界面边缘模糊、不规则、结节状提示肿瘤级别较高；坏死、囊变致密度或信号不均匀出现率亦随着肿瘤级别的不同而呈正相关关系，由于随着肿瘤组织恶性程度的增高，肿瘤细胞增殖加快，瘤细胞相对供血不足而出现液化坏死或出血的几率增高；肿瘤脑膜尾征的出现却随肿瘤级别的增高，出现率明显降低，出现率降低可能与随着肿瘤级别增高，肿瘤细胞生长繁殖加快，呈侵袭性生长方式，不易形成脑膜尾征有关，且硬膜尾征多为短粗不规则形，和Ⅰ级脑膜瘤的是有区别的，后者表现为光滑细长型；脑膜瘤随着级别增高颅骨骨质改变出现概率亦明显增高，WHO Ⅲ级脑膜瘤邻近颅骨可呈侵蚀性破坏，甚至长至颅外；另外随着脑膜瘤级别增高，其瘤周水肿程度亦增高。所以肿瘤瘤脑界面存在与否、瘤脑界面的边缘、坏死囊变、出血致密度或信号不均匀性、脑膜尾的形态、瘤周水肿等与脑膜瘤病理分级有关，可以作为脑膜瘤分级与分型诊断及评估的影像学依据。

病例019 左顶部血管瘤型脑膜瘤

(*The Left Parietal Hemangioma Type Meningioma*)

【临床资料】

患者,女,63岁。于10年前出现头痛,未予重视,服用去痛片可缓解,一周前无明显诱因出现头痛并呈进行性加重,并伴恶心、呕吐。昨日突发头痛加重,呕吐数次,并伴意识障碍。急诊来我院就诊,CT扫描示左顶叶占位性病变。

专科检查:神志嗜睡,呼之能醒,对答切题,颈部抵抗,复视,左侧上眼睑下垂,左眼球运动功能受限。双下肢肌力减弱,生理反射存在,病理放射未引出,两点辨别觉减退。

【影像学检查】

MRI检查:左侧额顶部可见一不规则囊实性肿块影,大小约3.4cm×3.8cm×4.2cm,边界清楚,实性部分T1WI呈等低信号,T2WI呈稍高信号,囊性部分呈长T1、长T2信号,病灶周围水肿较重,占位效应较明显,挤压侧脑室,中线结构局部向右移位,病灶以宽基底与硬脑膜相连,邻近骨质破坏,FLAIR示实性部分呈较高信号,DWI呈混杂稍高信号;增强后实性部分明显均匀强化。

MRI诊断:脑膜瘤或血管外皮细胞瘤。

【图片】

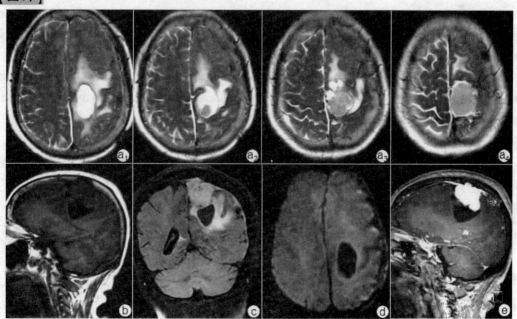

图1-019 左顶部血管瘤型脑膜瘤

女性,63岁。左侧顶部占位,信号混杂,呈团块状及囊状异常信号影,实质部分T1WI(b)呈较低信号,T2WI(a_{1-4})呈混杂较高信号,病灶囊性部分呈长T1、长T2信号,病灶周围水肿较重,占位效应较明显,以宽基底与硬脑膜相连,周围骨质破坏,FLAIR(c)示实性部分呈较高信号,DWI(d)呈混杂稍高信号。增强后(e),实性部分明显强化。

【手术与病理】

手术记录:以中线为蒂瓣形剪开硬膜,牵开,见瘤体起源于大脑镰,呈灰红色肿瘤组织,质地较软,血供丰富,与周围正常脑组织界限欠清。

镜下表现:瘤组织血管丰富,血管间可见小团或散在的脑膜皮细胞。

免疫组化染色:瘤细胞示EMA(−),Vimentin(+),GFAP(−),S−100(−),Ki67阳性细胞数<5%。

病理诊断:血管瘤型脑膜瘤,WHO I级。

【讨论与分析】

血管瘤型脑膜瘤 (anginomatous typs meningioma) 是脑膜瘤15种病理类型中的一种亚型,WHO I级,其定义为:血管成分比例占肿瘤区域面积50%以上。该类型脑膜瘤发病率较低,占所有脑膜瘤发病率的2.1%。

血管瘤型脑膜瘤血管成分较多,表现为管径不一的血管瘤结构或高度扩张的薄壁海绵状血管瘤结构,均为分化成熟的血管。可见吞噬脂质的泡沫状细胞;细胞核多形性、深染,不伴活跃的核分裂像、坏死及侵袭等。组织学上基于血管管径的差别,将血管瘤型脑膜瘤再分为2类:巨血管型及微血管型。前者是指50%以上的血管直径>30μm;后者是指50%以上的血管直径<30 μm。微血管型组织学特点是由纤细的毛细血管和小静脉组成致密的网状结构。而巨血管型组织学特点是血管粗大,管壁纤维变性明显,偶尔有管腔闭塞、血管聚集,类似于海绵状血管瘤。

血管瘤型脑膜瘤具有一般脑膜瘤的MR表现,其较特异的征象有:肿瘤内部可见点状或条形血管流空信号;瘤组织强化均匀明亮;部分旁边伴囊性改变;瘤周水肿发生率均高于其它WHO I级脑膜瘤。

本例为中老年女性患者,病程10余年,肿瘤位于中线大脑镰旁,基本信号特征符合脑膜瘤,且病灶具有较特异的强化明亮、伴瘤旁囊性改变及瘤周水肿征象,不同于其它类型的脑膜瘤,考虑血管瘤型脑膜瘤。

【鉴别诊断】

1. 血管周细胞瘤又称血管外皮细胞瘤(hemanyiopericytoma,HPC)是起源于脑膜间质的恶性肿瘤,较少见,仅占所有原发性中枢神经系统肿瘤的0.4%,多为单发,发病年龄较脑膜瘤轻,男性发病率略高于女性。好发于颅底、矢状窦或大脑镰旁、小脑幕等硬脑膜或静脉窦附近。HPC常呈分叶状改变,伴出血及囊变坏死,内可见多个流空血管影,水肿及占位效应明显,增强呈明显不均匀强化。

2. 微囊型脑膜瘤(microcystic meningioma),该肿瘤发病年龄与经典型脑膜瘤差别不大,17~74岁均可发生,好发于中老年人,男女比例相当。好发部位是大脑凸面,其次是大脑镰旁。MRI的主要表现为类圆形脑外占位性病变,边界多清楚;T1WI均匀低信号或不均匀低信号,T2WI均匀高信号,T2WI高信号伴有模糊的网状结构;肿瘤周围水肿发生率较高。增强扫描病灶多呈均匀或不均明显强化,其内可见小囊状结构。

3. 过渡细胞型脑膜瘤(Transitional cell type meningioma),由于组织成分多样易出现分层混合信号,增强后多呈不均匀强化,而血管瘤型脑膜瘤由于富含血管,增强后多呈均匀明亮显著强化,并可见血管流空现象。

【参考文献】

[1] 赵建洪,周俊林,董驰等.血管瘤型脑膜瘤的MRI表现与病理对照[J].兰州大学学报(医学版),2011,37(1):74-77.

[2] 周俊林,赵建洪,何宁等.颅内血管外皮细胞瘤与血管瘤型脑膜瘤的 MRI 与病理对照[J].中国临床医学影像杂志,2007, 17(12): 669-672.

[3] 张健,费昶,衡雪源等.脑膜瘤级别及其临床特点 [J].中华神经外科杂志,2012,27(12):1244-1246.

[4] 雍昉,张发林,潘爱珍等.常规 MRI 结合 DWI 在良恶性脑膜瘤鉴别诊断中的应用[J].放射学实践,2010,25(8): 851-854.

(岳松虹 张 婧 周俊林)

病例020　右额部血管瘤型脑膜瘤
(*The Right Frontal Hemangioma Type Meningioma*)

【临床资料】

　　患者,女,45岁。入院前6月无明显诱因出现间歇性右侧头痛,伴头晕,偶有恶心,无呕吐,1周前上述症状加重。

　　专科查体:颈软,无抵抗。四肢肌力正常,各生理反射存在,双侧巴宾斯基征未引出。

【影像学检查】

　　MRI检查:右额叶见一椭球形囊实性占位,大小约2.9cm×3.8cm×4.4cm,边界清楚,其囊性部分呈长T1、长T2信号;病变边缘欠规则,壁厚薄不均,DWI呈高信号;病变周围水肿明显,邻近脑组织肿胀,脑沟变浅,双侧侧脑室受压变形,中线结构左移。增强扫描肿瘤壁及分隔明显强化。

　　MRI诊断:Ⅱ~Ⅲ级少突胶质细胞瘤或星形细胞瘤。

【图片】

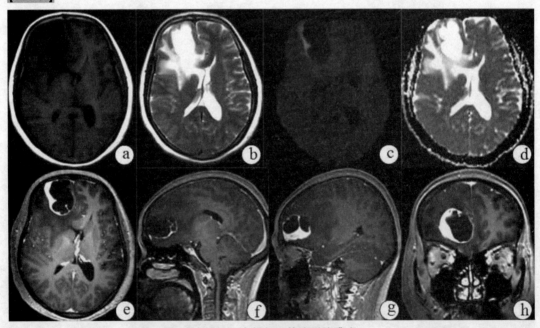

图1-020　右额部血管瘤型脑膜瘤

　　女性,45岁。MRI平扫(a-b)示病变呈长T1、长T2信号,与脑脊液信号相似,瘤周水肿明显,有占位效应;DWI(c-d)示病变主体为低信号,周边可见条带状稍高信号影,ADC与DWI

信号相反;增强后(e-h),病变呈厚薄不均环形强化,其内可见分隔强化。

【手术与病理】

手术记录:术中见肿瘤与额极硬脑膜粘连紧密,质地较软,色发红,圆形,中间可见巨大囊变,释放囊液减压后,探查可见肿瘤有边界,与周围正常脑组织存在瘤周蛛网膜间隙,局部粘连。

镜下表现:肿瘤组织由大量增生的中小血管及脑膜皮细胞构成,以小血管为主,血管壁玻璃变样明显,脑膜皮细胞大小较一致,胞质丰富、红染,胞核较小,呈圆形、卵圆形,深染,少数胞核轻度增大,可见核内假包涵体,核分裂像少见,瘤组织与脑组织分界清楚。

免疫组化染色:瘤细胞示Vimentin(+++),EMA(弱+),GFAP(−),S−100(−),Olig−2(−),血管CD34(+),CD31(+),Ki67阳性细胞数>20%。

病理诊断:(颅内)血管瘤型脑膜瘤,WHO Ⅰ级。

【讨论与分析】

本例病变难点在于肿瘤的准确定位,即通过观察细节如何将病变准确定位为颅内脑外的肿瘤。肿瘤为囊实性,壁厚薄不均,瘤周水肿明显,增强后肿瘤前缘与硬脑膜广基底紧贴,可考虑脑膜起源肿瘤;但肿瘤缺乏瘤内血管穿行等典型的血管瘤型脑膜瘤的影像特征,脑膜瘤呈大囊的少见,使得术前准确诊断为该型脑膜瘤存在一定困难,但实性部分的显著强化提示我们要想到血管瘤型脑膜瘤的可能。

【鉴别诊断】

1. 血管周细胞瘤(hemangiopericytoma, HPC):发病年龄轻,男性多见,好发于硬脑膜及静脉窦附近,有恶性倾向者为间变型,多形态不规则,分叶征明显,可跨叶生长,坏死囊变多见,瘤周水肿显著,相邻颅骨可呈溶骨性破坏。与邻近硬脑膜呈窄基底相连,内部及边缘可见特征性迂曲血管影,钙化少见。

2. 少突胶质细胞肿瘤(少突胶质细胞瘤和间变型少突胶质细胞瘤):多见于成人,额叶好发,生长缓慢,癫痫发生率及肿瘤钙化率高(间变型少突胶质细胞瘤钙化比例低),钙化可呈点片状、弯曲条带状、不规则团块状;肿瘤出血、坏死少见(间变型少突胶质细胞瘤可有)。

【参考文献】

[1] 周俊林,赵建洪,何宁等.颅内血管外皮细胞瘤与血管瘤型脑膜瘤的MRI与病理对照[J].中国临床医学影像杂志,2006,17(12):669−672,678.

[2] 赵建洪,周俊林,董驰等.血管瘤型脑膜瘤的MRI表现与病理对照[J].兰州大学学报(医学版),2011,37(1):74−77.

[3] 刘忆,漆松涛,张喜安等.脑膜瘤的病理类型、部位与瘤周水肿的关系[J].中国微侵袭神经外科杂志,2011,16(4):168−170.

[4] 蒲伟,余晖,刘丹等.少突胶质细胞瘤影像病理分析[J].影像技术,2015,27(1): 51−52.

[5] 崔静,韩立新,曹惠霞等.颅内血管外皮细胞瘤的MRI诊断[J].放射学实践,2015, (3):228−231.

[6] 巫恒平,仲建全.血管瘤型脑膜瘤诊断一例[J].放射学实践,2014,(6):725−725.

[7] 郑红伟,祁佩红,薛鹏等.毛细胞型星形细胞瘤的影像学表现及病理分析[J].实用放射学杂志,2014,(7):1088−1091.

(张学凌　周俊林)

病例021 右侧脑室过渡型脑膜瘤
(*The Right Lateral Ventricle Transitional Cell Type Meningioma*)

【临床资料】

患者,男,61岁。3天前挑水时突感头晕、头痛伴乏力,随后跌倒在地,当时患者意识清楚,不伴有恶心、呕吐、视物模糊和大小便失禁等症状,休息后自行步行回家。

专科查体:颈软,无抵抗。四肢肌力正常,各生理反射存在,双侧巴宾斯基征未引出。

【影像学检查】

MRI检查:平扫右侧侧脑室体部及三角区见不规则分叶状肿块影,大小约6.5cm×5.3cm×4.5cm,病灶呈等T1、等T2信号,占位效应明显,邻近结构受压推移,右侧脑室旁见轻微水肿,中线结构向左移位。增强扫描示:病灶呈明显分层次强化。MRS提示:侧脑室瘤体NAA峰显著降低,Cr亦减低,Cho峰明显升高。

MRI诊断:脑膜瘤。

【图片】

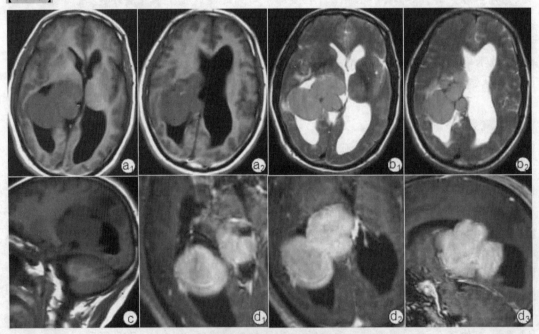

图1-021 右侧脑室过渡型脑膜瘤

男性,61岁。MRI平扫右侧侧脑室体部及三角区见分叶状肿块影,病灶呈等T1(a₁₋₂,c)、等T2(b₁₋₂)信号,增强扫描示(d₁₋₃):病灶呈明显分层次强化。右侧脑室旁见水肿信号。

【手术与病理】

手术记录：于右颞顶交界处切开皮层，向深部探查约1.5cm，见瘤体，电凝肿瘤包膜表面血管，切开包膜，肿瘤质地较软，血供丰富，分块包膜下切除肿瘤，切除过程见肿瘤呈分叶状，存在两个分叶样肿瘤，与肿瘤主体相连，肿瘤内侧质地较坚韧，肿瘤血供来源于脑室内脉络丛血管，与之关系密切，予以电凝离断。

镜下表现：肿瘤细胞形成漩涡状结构，周围细胞呈梭形，胞浆嗜酸，核呈圆形、卵圆形，核分裂像罕见，砂粒体可见。

免疫组化染色：瘤细胞示Vimentin(+++)，Bcl-2(-)，S-100(-)，PR>60%，GFAP(-)，EMA(-)，CD34(-)，Ki67阳性细胞数<5%(+)。

病理诊断：过渡细胞型脑膜瘤，WHO Ⅰ级。

【讨论与分析】

过渡细胞型脑膜瘤（transitional cell type meningioma），为WHO Ⅰ级，为常见的一个病理亚型，发病年龄跨度大，几乎各年龄阶段均有，中老年人较多见，高峰年龄为40~60岁，部分病例可发生于儿童。肿瘤大多位于大脑凸面或大脑镰旁，发生于儿童者多位于侧脑室，易误诊为室管膜瘤或脉络丛乳头状瘤，这可能和儿童脑膜瘤好发于脑室内脉络丛的残余蛛网膜细胞有关。

病理特征如下：肿瘤大体多呈类圆形或椭圆形，部分呈分叶状，肿瘤界限清楚，大多数可见明显的假包膜。镜下见肿瘤细胞较长呈纺锤体形，排列成分叶状和束状结构，围绕血管形成典型的同心圆旋涡状结构，细胞漩涡中心可见到典型的砂粒体，血管较多见，可见到典型的脑膜上皮细胞区域，少数可见到间质玻璃样变性，纤维细胞明显减少，胶原纤维增粗并融合成条片状半透明均质。免疫组化染色：波形蛋白染色（vimentin），瘤细胞表达阳性；上皮膜抗原（EMA）表达阳性；S-100阴性，胶质纤维酸性蛋白（GFAP）阴性。

侧脑室内脑膜瘤（intraventricular meningioma，IVM）占颅内脑膜瘤的0.5%~5%，好发于中年女性。多数学者认为IVM起源于脉络丛的间质或脉络膜组织，而侧脑室三角区是脉络丛集中的部位，其为好发部位。该肿瘤生长缓慢，无特异性临床表现，当肿瘤足够大时导致压迫或梗阻性脑积水而产生颅内高压，引起头痛、呕吐、视乳头水肿等最常见的临床症状，病程一般较长。MRI表现同常见部位的脑膜瘤相似，边界清楚，信号均匀，T1WI多为等、低信号；T2WI呈等、稍高或低信号，其内钙化、血管表现为低信号，增强扫描大多出现明显均匀强化，有时强化可出现"脉络膜尾征"，FLAIR水肿范围较广泛时，要考虑到恶变伴周围脑组织慢犯的可能。MRS提示Cho升高，Cr下降，NAA降低或消失，Cho、NAA一定程度反映脑膜瘤的良、恶性。

本例患者为老年男性，肿瘤位于侧脑室体部及三角区，瘤体呈等T1、等T2信号，MRS提示侧脑室瘤体NAA峰显著降低，Cr峰亦减低，Cho峰明显升高，符合脑膜瘤表现，因肿瘤表现为侧脑室分叶状肿块且有明显的分层次强化，符合过渡细胞型脑膜瘤。

【诊断及鉴别诊断】

1. 脑室内室管膜瘤：多位于四脑室，发生于侧脑室三角区的，与脑室壁相连，与脉络丛关系不密切，形态不规则，多为混杂信号，强化程度较脑室内脑膜瘤弱。

2. 脉络丛乳头状瘤：常见于儿童，分叶常见，边缘呈菜花状或颗粒状，由于肿瘤分泌功能,脑积水更明显,强化明亮。

　　3. 室管膜下巨细胞星形细胞瘤:发病年龄较小,生长缓慢,多位于侧脑室盂氏孔附近,形态不规则,平扫T1WI呈等或稍低信号,T2WI为等或稍高信号,CT平扫肿瘤呈不均匀密度肿块,侧脑室边可见高密度钙化结节。

【参考文献】

[1] 吕永革,罗帝林,侯瑜等.脑室内脑膜瘤的MRI诊断[J].中国医学影像学杂志,2009,17(3):190-192.

[2] 李登维,韩副刚,欧光乾等.脑室内脑膜瘤的MRI诊断与鉴别诊断 [J].实用放射学杂志,2012,27(12):1798-1800.

[3] 崔光彬,王玮,宋立军等.脑室内脑膜瘤的影像学表现及其病理基础[J].实用放射学杂志,2007,23(06).

[4] Louis DN, Ohgaki H, Wiestler O D, et al. The 2007 WHO classification of tumours of the central nervous system.[J]. Acta Neuropathologica, 2007, 114(2):97-109.

[5] 刘建莉,周俊林,董驰.过渡(混合)型脑膜瘤的MRI表现与病理对照[J].实用放射学杂志,2010, 26(8):1084-1087.

(赵　君　周俊林)

病例022 左额部微囊型脑膜瘤
(*The Left Frontal Microcystic Meningioma*)

【临床资料】

患者,男,47岁。于入院前一月无明显诱因出现言语不清,无头痛、头昏、恶心及呕吐症状,症状一直无明显改善,遂来我院就诊。患者一般情况可。

专科检查:未见明显阳性体征。

【影像学检查】

MRI检查:左侧额部可见一椭球形囊实性占位,大小约5.9cm×4.0cm×4.6cm,病变囊性区域呈长T1、长T2信号,FLAIR为等信号;病变外缘见扁平状实性部分,与颅骨内板呈广基底相贴,呈稍长T1、稍长T2信号,FLAIR为较高信号,其内可见小囊状较长T1信号;肿瘤瘤周水肿轻微;增强扫描示囊及囊壁不强化,实性部分明显强化。

MRI诊断:低级别星形细胞瘤。

【图片】

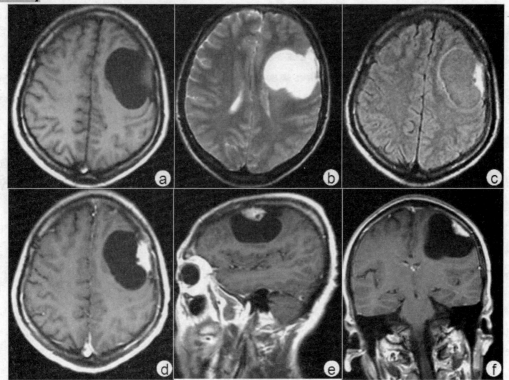

图1-022 左额部微囊型脑膜瘤

男性,47岁。左侧额部囊实性占位病变,以囊性为主;平扫囊性部分呈长T1、长T2信号(a,b),病变外缘实性部分与颅骨内板紧贴,呈稍长T1、稍长T2信号;肿瘤瘤周水肿轻微;FLAIR序列(c)囊性部分呈等信号,边缘实性部分呈较高信号,其内可见小囊状长T1信号;增强扫描(d-f)囊及囊壁不强化,实性部分明显强化。

【手术与病理】

手术记录:于左侧额顶交界处切开皮层,掀开硬脑膜,见瘤体,触之张力较高,穿刺吸出清亮液体,切开包膜,肿瘤质地较软,血供丰富,完整切除肿瘤。

镜下表现:瘤细胞胞界不清,胞浆嗜酸,核多形,砂粒体偶见,多个区域背景疏松,呈黏液状,瘤细胞胞突细长。

病理诊断:微囊型脑膜瘤,WHO I 级。

【讨论与分析】

微囊型脑膜瘤(microcystic meningioma,MCM)是脑膜瘤中一种少见的亚型,起源于脑膜帽状细胞,于1983年由Michaud和Gagne首次提出。该肿瘤发病年龄与经典型脑膜瘤差别不大,17~74岁均可发生,好发于中老年人,男女比例相当。病理上,其缺乏经典型脑膜瘤结构,好发的部位是大脑凸面,其次是大脑镰旁。2007年WHO将其归类为一级脑膜瘤,在颅内脑膜瘤中所占的比例约为1.6%。

微囊型脑膜瘤MRI的主要表现是:类圆形脑外占位性病变,边界多清楚,T1WI均匀低信号,T2WI明显均匀高信号,或T2WI明显高信号伴有模糊的网状结构;增强扫描病灶多呈不均明显强化,有时可见网状强化。病理上细胞间含有大量的微血管网与肿瘤明显强化有关。肿瘤周围水肿发生率较高,有学者认为在软脑膜供血存在的情况下瘤周水肿的发生与血管内皮细胞生长因子(VEGF)的表达水平相关。微囊型脑膜瘤仍具备经典脑膜瘤的一般特点,如邻近硬脑膜的宽基底改变,"脑膜尾征"等。

本例患者为中年男性,左额部脑外囊实性占位,实性成分紧贴脑膜并呈宽基底改变,符合脑膜瘤的一般特征,但肿瘤实性成分呈长T1、明显长T2信号,不符合大部分的脑膜瘤信号;加之实性成分内小囊影,可以考虑到微囊型脑膜瘤合并大囊的可能。

【鉴别诊断】

1. 多形性黄色星形细胞瘤:主要发生于30岁以前,常见于儿童,多见于颞叶表浅部位,易侵犯脑膜,多呈囊实性改变,边界清楚,钙化少见;壁结节多位于囊壁的脑膜面,呈T1WI稍低信号,T2WI稍高信号,增强时囊壁可强化或不强化,肿瘤边缘可出现"脑膜尾征"。

2. 节细胞瘤或节细胞胶质瘤:主要发生于30岁以前,常见于儿童及青年,多见于颞叶,生长缓慢,病史较长;肿瘤常有囊变(约占50%),完全囊变时仅有单个囊或多个囊组成;约35%有钙化,且常显著;实性者多呈稍长T1、长T2信号,FLAIR呈高信号,内可见片状不规则坏死区,肿瘤周围水肿通常较轻或无水肿;囊性表现者,瘤内见实性壁结节,结节为稍长T1、稍长T2均匀信号,增强扫描呈均匀明显强化,部分可强化不明显。

3. 血管瘤型脑膜瘤:本例微囊型脑膜瘤需与有囊性变的血管瘤型脑膜瘤相鉴别,二者都具有一般脑膜瘤的MR表现,血管瘤型脑膜瘤较特异的征象有:肿瘤内部可见点状或条形血管流空信号;肿瘤实性成分强化均匀明亮,瘤周水肿发生率较高;据此有助于鉴别。

【参考文献】

[1] 赵建洪,周俊林,董驰等.血管瘤型脑膜瘤的MRI表现与病理对照[J].兰州大学学报(医学版),2011,37(1):74-77.

[2] Kuchna I, Matyja E, Wierzba-Bobrowicz T, et al. Microcystic meningioma——ararely occurring morphological variant of meningioma [J].Folianeuropathologica/Association of Polish Neuropathologists andMedical Research Centre, Polish Academy of Sciences, 1993, 32(4): 259-263.

[3] 陈利军,陈士新,李维华等. 微囊型脑膜瘤的 MRI 表现及病理对照[J]. 实用放射学杂志, 2011,27(1): 26-29.

[4] Paek S H, Kim S H, Chang K H, et al. Microcystic meningiomas: radiological characteristics of 16 cases[J]. Acta neurochirurgica, 2005, 147(9):965-972.

(翟永川 张 婧 周俊林)

病例023 　左侧脑室纤维型脑膜瘤
(*The Left Lateral Ventricle Fibrous Meningioma*)

【临床资料】

患者,男,53岁。无明显诱突发头痛三月余,午间发作,发热时前额疼痛加剧,持续时间约2小时,口服止痛片可缓解;无明显恶心、呕吐、肢体麻木等。

外院CT检查:左侧侧脑室占位性病变。

专科检查:颈软,无抵抗,言语清楚,双眼活动正常,伸舌居中,四肢肌力正常,病理放射未引出。

【影像学检查】

MRI检查:左侧侧脑室后角见不规则囊实性占位,大小约4.7cm×3.9cm×4.0cm,实性部分呈等T1、稍长T2,其内可见多发斑点状双低信号,DWI呈不均匀稍高信号,瘤周水肿明显;增强后实性部分呈明显不均匀强化。

MRI诊断:室管膜瘤。

【图片】

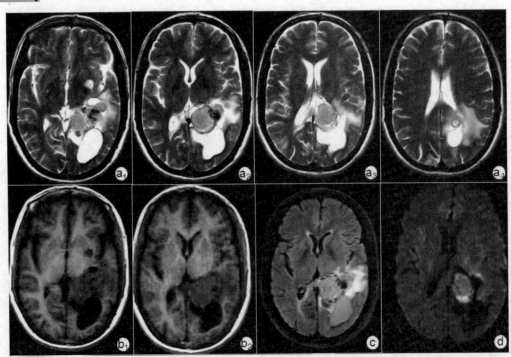

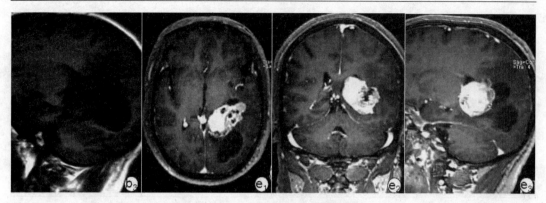

图1-023 左侧脑室纤维型脑膜瘤

男性,53岁。MR平扫(a_{1-4},b_{1-3})左侧侧脑室后角见不规则囊实性占位,实性部分呈等T1、稍长T2,其内可见多发斑片状双低信号,FLAIR序列(c)呈等稍高信号,DWI序列(d)呈不均匀稍高信号;瘤周水肿明显。增强后(e_{1-3})实性部分呈明显不均匀强化,囊性部分无强化效应。

【手术与病理】

手术记录:于左顶叶皮质造瘘,向下探查进入左侧侧脑室,侧脑室后角见一囊腔,囊内清亮囊液,继续向内探查,见肿瘤组织,大小约3cm×4cm×4cm,灰白色,形态不规则,血供极其丰富,肿瘤包膜完整,与周围正常脑组织界限尚清,但粘连紧密,肿瘤质地不均,内有多处坚硬钙化成分。

镜下表现:瘤细胞由梭形纤维细胞及少量脑膜皮细胞构成,束状、漩涡状排列,胞核圆形、卵圆形、长杆状,无明显异型性,核分裂像少见。

免疫组化染色:瘤细胞示EMA(+),Vimentin(+),GFAP(-),S-100(-),Ki67阳性细胞数1%。

病理诊断:纤维细胞型脑膜瘤,WHO I 级。

【讨论与分析】

纤维型脑膜瘤(fibrous meningioma)的肿瘤细胞呈梭形,似纤维母细胞而得名,梭形细胞平行、席纹状或束状交叉排列在富于胶原纤维的基质内,该肿瘤旋涡状结构或砂粒体结构不常见,属于较少机会复发和侵袭的脑膜瘤,WHO分级 I 级。纤维型脑膜瘤较常见。与其他普通亚型脑膜瘤相似,女性好发,年龄多在70岁以上,肿瘤多发生于大脑凸面或镰旁。

病理特点:肿瘤大体呈类圆形或椭圆形,边界清晰,可见包膜,镜下肿瘤细胞呈梭形,似纤维母细胞,梭形细胞平行或束状交叉排列在富于胶原和网状纤维的基质中,肿瘤细胞核具有内皮细胞型脑膜瘤细胞的特点。免疫组化染色:波形蛋白染色(vimentin),瘤细胞表达阳性;上皮膜抗原(EMA)表达阳性;S-100阴性,胶质纤维酸性蛋白(GFAP)阴性。

影像学表现:肿瘤大多呈类圆形或椭圆形,少数呈分叶状,以宽基底与硬脑膜相连。在CT上主要呈高密度影,边界清晰,部分瘤内可见钙化,瘤周可见轻度水肿,增强后多呈中度强化。MR上T1WI多呈等信号,少数呈略低信号;T2WI上多呈低信号或等信号,少数呈混杂信号,纤维型脑膜瘤因瘤体内胶原纤维玻璃样变及钙化的出现使其自由水含量减少,间质成分增多,因此造成其T2WI信号较低,可作为纤维型脑膜瘤的特征性表现,DWI图上表现多种多样，可表现为等、高或低信号，但以等或稍高信号为主，ADC值略高于正常脑白质，可能为纤维型脑膜瘤间质胶原纤维成分比较多，常伴有玻璃样变性，并且该肿瘤生长速度较慢，对引流静脉的压迫比较轻微，使血管内的水分子较少进入脑组织，从而使脑组织细胞间隙增加不显著，使细胞外水分子弥散自由度轻微增加。增强扫描后肿瘤多呈均匀中等度强化，部分强化显著，"脑膜尾征"多见。

本例中年男性患者，侧脑室三角区占位性病变，其T1、T2基本信号以及双低信号的钙化，符合基本的脑膜瘤特征，而T2呈明显的低信号，考虑较多纤维成分所致，应该考虑到纤维性脑膜瘤的可能。

【鉴别诊断】

1. 侧脑室室管膜瘤：发病年龄小，儿童和少年，一般起源于脑室系统的室管膜表面，最常见发病部位是第四脑室或与脑室出口关系密切；侧脑室底也是好发部位；肿瘤CT密度不均匀，钙化常见且明显；MR上T1WI等或低信号；T2WI不均匀高信号。肿瘤部分呈囊性，增强扫描不均质强化。

2. 脉络膜乳头状瘤：多位于侧脑室三角区，发病年龄小，儿童和少年多见，肿瘤表面不规则，呈颗粒状、不均匀结节状，肿瘤分泌脑脊液过多或频繁出血，引起阻塞性蛛网膜炎和脑室内室管膜炎，致脑室普遍扩大，广泛脑积水，是提示诊断的重要征象；增强后强化明亮。

3. 室管膜下巨细胞星形细胞瘤：发病年龄较小，生长缓慢，多位于侧脑室孟氏孔附近，形态不规则，平扫T1WI呈等或稍低信号，T2WI为等或稍高信号，CT平扫肿瘤呈不均匀密度肿块，侧脑室边可见高密度钙化结节。

【参考文献】

[1] 胡鹏,陈东,丁浩源. 脑室内脑膜瘤的 MRI 诊断[J]. 中国医学影像学杂志,2013,21(10): 741-744.

[2] 杨斌,曾现伟,潘顺等. 室管膜下巨细胞型星形细胞瘤的临床分析[J]. 中国微侵袭神经外科杂志,2013,18(007): 292-294.

[3] 梁宗辉,朱珍,冯晓源等. 脑室脑膜瘤的影像诊断[J]. 实用放射学杂志,2005, 21(3): 235-238.

[4] 李青,徐庆中主译.神经系统肿瘤病理学和遗传学[M].北京:人民出版社,2006:206.

（马来阳　周俊林）

病例024 左侧脑室脑膜皮细胞型脑膜瘤
(*The Left Lateral Ventricle Meningothelial Meningioma*)

【临床资料】

患者,女,28岁。患者自诉于入院一周前间歇性头痛、头昏,同时伴恶心、呕吐,患者自发病以来饮食、大小便正常,体重无明显增减。当地医院做头颅MRI示:侧脑室占位性病变;遂来我院进一步治疗。

专科检查:自动体位,言语清楚,双眼活动正常,伸舌居中,上下肢肌张力正常,病理反射未引出。

【影像学检查】

MRI检查:左侧脑室体部见类圆形占位,大小约2.3cm×2.1cm×2.0cm,呈不均匀等低T1、等稍高T2信号,FLAIR上呈等高信号,DWI呈等低信号,推挤邻近组织,界限较清,增强后病灶呈明显不均匀强化,其内见斑点状无或轻度强化区。

MRI诊断:左侧侧脑室室间孔区占位,多考虑中枢神经细胞瘤。

【图片】

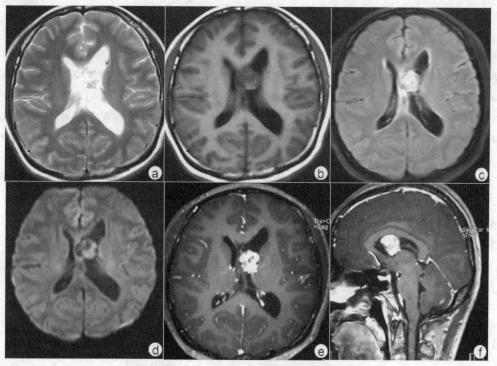

图1-024 左侧脑室脑膜皮细胞型脑膜瘤

女性,28岁。左侧脑室体部见类圆形异常信号影,等稍高T2(a)信号,呈不均匀等低T1(b)信号,FLAIR上呈等高信号(c),DWI呈等低信号,推挤邻近组织(d),界限较清,增强后(e,f)病灶呈明显不均匀强化,其内见点状无或轻度强化区。

【手术与病理】

手术记录:于左侧额上回避开血管,纵形切开大脑皮质,直达侧脑室额角,剖开额角向内探查,孟式孔区见一灰白色、鱼肉状肿物,形态不规则,血供一般,与周围正常侧脑室壁界限清楚,完整切除肿瘤组织。

镜下表现:瘤细胞分叶状排列,间隔少许胶原纤维,瘤细胞大小一致,细胞边界不清,胞浆嗜酸,核卵圆,核仁可见,核分裂像罕见,部分区域见砂粒体。

免疫组化染色:瘤细胞示EMA(+),NSE(+),Vimentin(+++),S-100(-),GFAP(-),Syn(-),CKpan(-),CD68(-),CD34(-),P5310%(+),Ki67阳性细胞数<5%。

病理诊断:(侧脑室)脑膜皮细胞型脑膜瘤,WHO Ⅰ级。

【讨论与分析】

脑膜皮细胞型脑膜瘤(meningiothelial meningioma)是一种无明显脑膜瘤结构,很像蛛网膜增生的肿瘤。WHO分级为Ⅰ级肿瘤,是最常见的经典类型,好发年龄和脑膜瘤一样,多见于中年人,女性发病率略高于男性。

肿瘤大体呈类圆形或椭圆形,边界清晰,可有包膜。镜下肿瘤细胞像正常蛛网膜帽细胞一样,瘤细胞大小一致,核卵圆形,染色质稀薄,有的核透明,有时形成核内包涵体。瘤细胞呈分叶状排列,间隔少许胶原纤维。砂粒体和漩涡状少见。免疫组化染色:波形蛋白染色(vimentin),瘤细胞表达阳性;上皮膜抗原(EMA)表达阳性;S-100阴性,胶质纤维酸性蛋白(GFAP)阴性。

肿瘤大多呈类圆形或椭圆形,形态规则,位于脑室的病灶可见小分叶,以宽基底与硬脑膜相连。在CT上主要呈高密度影,少数呈等或低密度影,密度较均匀,边界清晰,部分瘤内可见钙化,除肿瘤位于静脉窦旁外均无明显瘤周水肿,位于静脉窦旁的肿瘤因压迫静脉窦而使静脉回流受阻出现瘤周水肿,增强后多呈均匀明显强化。MR上T1WI多呈等信号或略低信号;T2WI上多呈高信号或等信号,信号均匀,少数位于脑室内的可因出现小囊变而呈混杂信号,边界清晰。增强扫描后肿瘤多呈均匀明显强化,"脑膜尾征"多见,邻近颅骨多呈增生改变。

本例青年女性患者,侧脑室占位性病变,呈不均匀等低T1、等稍高T2信号,增强后明显不均匀强化,伴血管流空信号,符合脑膜瘤特征,而少数位于脑室内的皮细胞型脑膜瘤可出现小囊变而呈混杂信号,此点符合皮细胞型脑膜瘤。

【鉴别诊断】

1. 中枢神经细胞瘤:良性肿瘤,临床少见,属于神经元和混合神经元神经胶质肿瘤,占原发中枢神经系统肿瘤的0.25%~0.5%。好发于青壮年;多发生于透明隔孟氏孔附近,向双侧侧脑室内突出或以一侧侧脑室为主,常附着于透明隔,以宽基底与其相连。肿瘤内部钙化与囊变常见,CT平扫多呈等或稍高密度,边界清楚,不规则分叶状,囊变区呈低密度;MRI上典型者呈皂泡状改变,增强后呈不均匀轻到中度强化。

2. 室管膜下巨细胞星形细胞瘤:发病年龄较小,生长缓慢,多位于侧脑室孟氏孔附近,形态不规则,平扫T1WI呈等或稍低信号,T2WI为等或稍高信号,CT平扫肿瘤呈不均匀密度肿块,侧脑室边可见高密度钙化结节。

3. 侧脑室室管膜瘤:发病年龄小,儿童和少年,一般起源于脑室系统的室管膜表面,最常见发病部位是第四脑室或与脑室出口关系密切;侧脑室底也是好发部位;肿瘤CT密度不均匀,钙化常见且明显;MRI检查T1WI等或低信号;T2WI不均匀高信号。肿瘤部分呈囊性,增强扫描不均质强化。

【参考文献】

[1] 殷洁, 张晓亚, 王昆鹏. 中枢神经细胞瘤的MRI诊断[J]. 医学影像学杂志, 2013, 23(1): 9-11.

[2] 刘涛, 向子云, 武胜等. MRI对侧脑室内中枢神经细胞瘤的诊断价值. 中国CT和MRI杂志, 2013, 11(6): 17-19.

[3] 刘斯平, 张宗军, 卢光明等. 中枢神经细胞瘤的影像学分析. 中国临床医学影像杂志, 2010, 21(5): 343-345.

[4] Nakamura M, Roser F, BundscHUh O, et al. Intraventricular meningiomas: areview of 16 cases with reference to the literature. Surg Neurol, 2003, 59(6): 491-503.

[5] 王文娜, 周倩静, 曾利泉等. 脑室脑膜膜瘤的MRI诊断. 医学影像学杂志, 2012, 22(3): 345-347.

(姜艳丽 周俊林)

病例025　颅骨非典型脑膜瘤
(Atypical Skull Meningioma)

【临床资料】

患者,男,63岁。一年前发现头顶部肿物,质硬,生长缓慢,未引起重视。一月前肿物明显增大。

专科检查:神志清楚,头顶部可触及大小约3.0cm×2.0cm的肿物,质硬,与头皮无粘连,边界清楚,无活动及触痛,头皮无红肿,未扪及颅骨凹陷性骨折。

【影像学检查】

CT检查:顶骨偏左侧见溶骨性骨质破坏区,贯通整个颅板,周缘无硬化边,破坏区内见软组织密度影,大小约2.2cm×1.8cm×1.4cm,CT值约42HU,边界清。

CT诊断:颅骨嗜酸性肉芽肿。

MRI检查:左顶骨见一占位性病灶,大小约2.3cm×2.0cm×1.4cm,呈等T1、等T2信号,伴T2斑点状高信号,DWI呈不规则等信号,FLAIR呈等信号,病灶边界清晰,瘤周无水肿,邻近硬脑膜增厚,脑组织轻度受压;增强后呈环形明显强化。

MRI诊断:颅骨嗜酸性肉芽肿,颅骨转移瘤待排。

【图片】

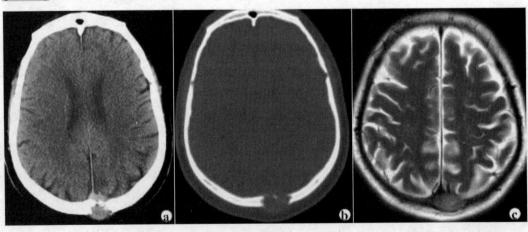

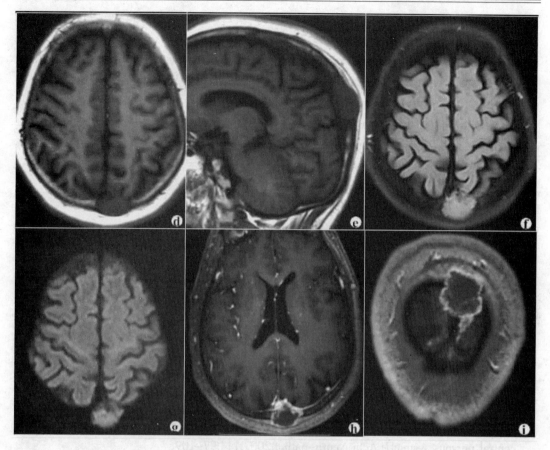

图1-025 颅骨非典型脑膜瘤

男性,63岁。CT平扫(a,b)示顶骨偏左侧见溶骨性骨质破坏区,贯通整个颅板,破坏区可见软组织密度影,边界较清晰,骨质无明显硬化边。MRI示左顶骨见一等T1、等T2信号,伴T2斑点状高信号(c-e),FLAIR呈等信号(f),DWI上呈不规则等信号(g),病灶边界清晰。增强后(h,i)呈环形明显强化,邻近硬脑膜增厚,脑组织轻度受压。

【手术与病理】

手术记录:术中见肿瘤隆起于颅骨表面,侵蚀破坏颅骨与皮下组织,与硬膜粘连紧密;肿瘤无包膜,红褐色,中心部分柔韧,周围部分柔软,血供一般。完整切除肿瘤。

镜下表现:瘤细胞生长较密集,片状分布,见漩涡状结构,间隔胶原纤维,瘤细胞大小较一致,细胞边界不清,胞浆嗜酸性,核圆形、卵圆形,核浆比增大,核仁可见,伴坏死,肿瘤破坏颅骨全层。

免疫组化染色:EMA(+),CKpan(+),GFAP(-),PR(-),CD34(-),Ki67增生活跃区>25%。

病理诊断:(颅骨)非典型脑膜瘤,WHOII级,伴坏死,肿瘤破坏颅骨全层。

【讨论与分析】

非典型脑膜瘤(atypical meningioma)是介于良性脑膜瘤和恶性脑膜瘤之间的中间型肿瘤,WHO中枢神经系统肿瘤分级为Ⅱ级,属于低度恶性肿瘤。

在高级别脑膜瘤中非典型脑膜瘤相对较多见,所占比例最高,约为4.7%~7.2%。与良性脑膜瘤不同,该肿瘤多发生于男性,其发病年龄与良性脑膜瘤相仿。影像学表现多样,侵袭性强,临床误诊率高且预后不良,术后易复发。非典型脑膜瘤表现为侵犯颅骨以骨质吸收破坏为主的颅骨非典型脑膜瘤少见,肿瘤既可位于板障骨,也可发生在颅骨内外板或整个颅骨,溶骨性破坏可穿破外板突入头皮软组织形成肿块。

本例为老年男性患者,肿瘤破坏颅骨全层并形成软组织结节,符合偏恶性的肿瘤特征;增强后邻近脑膜及肿瘤组织呈明显环形强化,符合脑膜瘤的少见征象。因此,尽管颅骨非典型脑膜瘤少见,其影像表现缺乏特异性,但是基于颅骨内板下软组织肿块,增强后明显强化且与脑膜关系密切,要考虑到本病的可能。

【鉴别诊断】

1. 颅骨转移瘤:好发于老年人,一般有原发病灶,常多发,呈溶骨性骨质破坏,边界模糊不清,无硬化边,可侵犯脑实质,水肿较明显。

2. 颅骨嗜酸性肉芽肿:5~10岁是发病的高峰年龄,颅骨破坏,骨质破坏区病变内存在残留骨质,典型为边缘清晰的"纽扣"样死骨,破坏周边可见不同程度骨质硬化;增强后瘤体均匀明显强化。

3. 孤立性浆细胞瘤:多发于40~60岁男性,骨质破坏范围通常较大,常突破骨皮质形成软组织肿块,病灶内可有骨小梁残留,表现为粗糙或细小骨性间隔,呈蜂窝状或脑回样。

【参考文献】

[1] Louis DN,Ohgaki H,Wiestler OD,et a1.The 2007 WHO classification of tumours of the central nervous system[J].Acta Neuro-pathol,2007,114:97-109.

[2] 朱庆强,王中秋,朱文荣,童明敏.非典型脑膜瘤的MRI诊断[J].放射学实践,2011,26:151-154.

[3] 郭慧,张云亭,张敏,李威.非典型脑膜瘤MRI表现[J].中国临床医学影像杂志,2009,20:1-4.

[4] 叶红,黄朝南,朱辉严,许平.CT及MRI对非典型脑膜瘤的诊断价值[J].中国CT和MRI杂志,2012,10:24,25,45.

[5] 傅筱敏,韩本谊.颅骨嗜酸性肉芽肿的CT和MRI诊断 [J].临床放射学杂志,2007,26:248-250.

[6] 陈韵,周永红,林琼燕.骨孤立性浆细胞瘤影像学表现及相关病理改变[J].实用放射学杂志,2012,28:1095-1098.

(魏晋艳　周俊林)

病例026 右额部横纹肌样型脑膜瘤
(*The Right Frontal Rhabdoid Meningioma*)

【临床资料】

　　患者,男,64岁。主因"间歇性头痛1年余,加重伴头晕、恶心三月余,左下肢无力1月加重10余天"入院。患者1年前无明显诱因出现头痛,间歇性发作,无明显头晕、恶心等。1月前出现左下肢行走无力,十余天前症状加重。

　　专科检查:自动体位,言语清楚,双眼活动正常,伸舌居中,上肢肌张力正常,左下肢肌张力增高,病理反射未引出。

【影像学检查】

　　MRI检查:右侧额叶可见一形态不规则囊实性占位,大小约4.8cm×4.0cm×3.7cm,实性成分呈稍长T1、稍长T2信号为主,DWI上呈等信号,瘤脑界面模糊,邻近脑组织受压推挤改变;周围脑组织水肿明显;增强后病灶实性部分呈中度强化,囊性部分无强化,邻近硬脑膜轻度增厚并强化。MRS示NAA峰消失,Cho峰明显升高,Cr峰明显升高。

　　MRI诊断:右额叶占位性病变,多考虑为胶质母细胞瘤。

【图片】

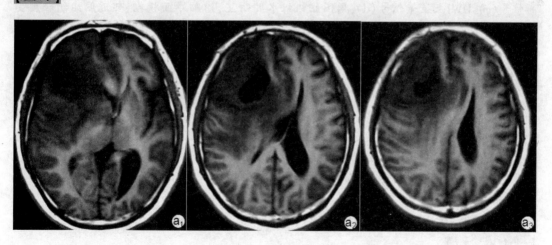

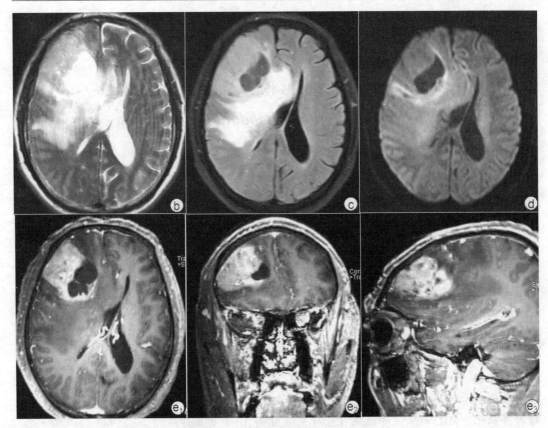

图1-026 右额部横纹肌样型脑膜瘤

男性,64岁。右侧额部囊实性占位,以稍长T1(a_{1-3})、稍长T2(b)信号为主,FLAIR上呈稍高信号(c),DWI上呈等信号(d),周围脑组织水肿明显,瘤脑界面模糊,邻近脑组织轻度受压推挤改变。增强后(e_{1-3})病灶实性部分呈中度强化,囊性部分无强化,邻近硬脑膜轻度增厚并强化。

【手术与病理】

手术记录:以中线为蒂瓣形剪开硬膜,牵开,见灰红色肿瘤组织,血供丰富,与周围正常脑组织无明显界限,肿瘤深部有一囊腔,内含黄色浑浊囊液,周围脑组织水肿明显。

镜下表现:瘤组织呈弥漫状浸润性生长,瘤细胞呈横纹肌样,细胞圆形,核偏位,核仁明显,有核内及胞浆内包涵体,核有异型性。

免疫组化染色:瘤细胞示CK广(+/-),S100(-),EMA(+/-),Vimentin(+),GFAP(+/-),Ki-67阳性细胞数5%。

病理诊断:横纹肌样型脑膜瘤,WHO Ⅲ级。

【讨论与分析】

横纹肌样型脑膜瘤(rhabdoidmeningiom,RM)是脑膜瘤的其中一种亚型,WHOⅢ级。主要由片状横纹肌样细胞构成,是脑膜瘤的一个特殊亚型。女性发病略多于男性,患者年龄较小。横纹肌样型脑膜瘤侵袭性生长,预后较差,术后放疗有利于生存率的提高。

横纹肌样型脑膜瘤的常见部位与普通脑膜瘤相似,多位于大脑凸面或大脑镰旁。病灶囊实性多见，且多见瘤旁囊变，形成机制是局部瘤体动力学改变导致脑脊液再分布。MRI上病灶实性部分呈等T1、稍长T2信号，瘤周水肿多见，增强后实性部分中度强化，囊性部分及瘤周水肿不强化。邻近脑表面的病变可引起骨质增生或破坏。

本例老年男性患者，病程1年，右额部占位性病变，瘤体实性成分与硬脑膜紧贴、基地较宽，邻近硬脑膜轻度增厚并强化，肿瘤与硬膜间找不到正常脑组织，符合脑外肿瘤特征，考虑脑膜瘤；肿瘤呈囊实性，体积大，增强后实性成分中度强化，符合高级别脑膜瘤的强化相对较弱的特点，瘤脑界面不清，瘤周水肿明显，亦符合恶性肿瘤特征；因此，综合以上可以考虑WHOⅢ级脑膜瘤，横纹肌样型脑膜瘤是其中之一。

【鉴别诊断】

1. 胶质母细胞瘤：起源于神经上皮组织，是成人最常见的颅内原发性恶性肿瘤，约占星形细胞瘤的50%，WHOⅣ级。多发生于50岁以上人群，肿瘤进展快，预后较差。病灶常位于深部脑白质，额叶最为常见，CT上病灶内常见混杂密度影，钙化罕见，增强后呈显著不规则花环状强化；MRI上肿瘤呈混杂信号，中心坏死囊变区呈长T1、长T2信号，有出血时T1WI上出现高信号，肿瘤实质部分呈稍长T1、长T2信号，瘤周水肿较明显；增强后亦呈显著不均匀环形强化。

2. 间变型少突胶质细胞瘤：WHOⅢ级肿瘤；好发于成年人，高峰年龄50~60岁，男性稍多于女性。好发于额叶，其次为颞叶，贴近脑表；原发性肿瘤患者术前病史很短，最常见症状为癫痫发作。肿瘤边界较清楚，瘤周水肿明显，坏死、出血囊变更常见，钙化少见。增强后明显不均匀强化；花环状强化少见。

【参考文献】

[1] 耿道颖，沈天星，陈星荣等. 星形细胞肿瘤的影像学诊断[J]. 中国医学计算机成像杂志，2000,6(4): 237-246.

[2] 吴裕强，林祺，兰玉华等. 胶质母细胞瘤多模式MRI表现及其病理组织学基础[J]. 磁共振成像杂志，2013,4(3): 196-200.

[3] Buetow MP, Buetow PC, Smirniotopoulos JG. Typical, atypical, andmisleading features in meningioma. Radiographics 1991,11:1087-106.

[4] 王加伟，李百周，徐雷鸣. 横纹肌样脑膜瘤MRI表现一例. 中华放射学杂志，2010,12:1344.

（姜艳丽 周俊林）

病例027　右颞部血管周细胞瘤
(*The Right Temporal Hemanyiopericytoma*)

【临床资料】

　　患者,男,31岁。一年前出现无明显诱因的耳鸣,耳鸣响度与心跳一致。未予重视,三月前出现头痛,以右侧为著,同时出现右侧颜面部、舌右侧麻木感,右侧第一、第二磨牙松动感。一月前出现恶心、呕吐数次。

　　专科查体:四肢肌力正常,腱反射阳性,病理征阳性。

【影像学检查】

　　CT检查:右颞部见椭圆形分叶状稍高密度影,大小约8.7cm×5.3cm×5.6cm,其内密度不均匀,见斑点状、条状高低混杂密度影,CT值约56HU;病变占位效应明显,邻近颞叶水肿显著;相邻颅板见膨胀性骨质破坏吸收。

　　CT诊断:脑膜瘤。

　　MRI检查:平扫于右颞部见分叶状肿块影,大小约8.6cm×5.6cm×5.6cm,肿块突破颅底骨质累及翼腭窝,病灶信号欠均匀,大部呈等T1、等T2信号,内见多条迂曲流空血管影及散在出血信号,病变边缘见囊状长T1、长T2信号,FLAIR呈较高信号,DWI明显受限,瘤脑界面清楚。瘤周水肿明显,右侧侧脑室受压变形,中线结构向左移位。增强扫描示:病变明显不均匀强化,边缘囊变、坏死区及出血区未见强化。

　　MRI诊断:间变型脑膜瘤。

【图片】

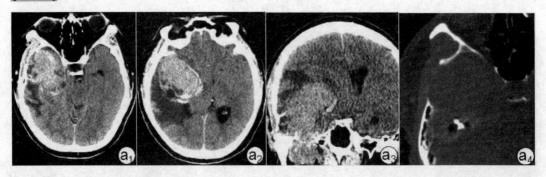

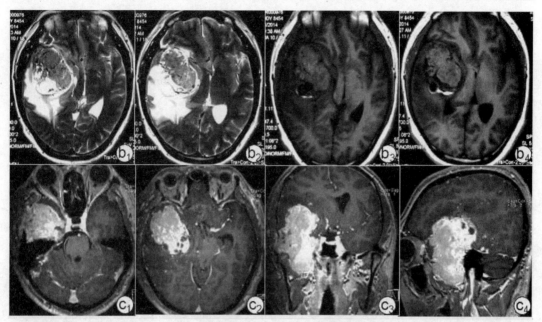

图1-027　右颞部血管周细胞瘤

男性,31岁。CT平扫头窗(a_{1-3})右颞部见分叶状稍高密度影,其内密度不均匀,见高密度及低密度影,相邻颅板见膨胀性骨质破坏($a4$)。MRI平扫右颞部见分叶状肿块影,肿块突破颅底骨质累及翼腭窝,病变信号不均匀,平扫(b_{1-4})呈等T1、等T2信号,内见多条迂曲流空血管影及散在出血信号,病变边缘见囊变、坏死影,瘤周水肿明显。增强扫描(c)病变呈明显不均匀强化,边缘的囊变、坏死区及出血区未见强化。

【手术与病理】

手术记录:暴露右侧颞极,可见颞极内有多根粗大异常引流静脉从颅骨内发出,肿瘤突破颞骨鳞部,质地较韧,血供极其丰富,可见瘤体呈黑红色,突破颞叶皮质,约4.5cm×8.0cm×4.0cm,显微镜下分块切除瘤体。切除颅内肿瘤后,见肿瘤突破颅中窝,颅底骨质凸向翼腭窝内,切除肿瘤达SIPMSONⅣ级切除。

镜下表现:肿瘤细胞排列紊乱,大小不一,胞质较少,瘤细胞周围可伴有大量小血管及纤维,裂隙状血管多见,内衬内皮细胞。胞核呈卵圆形,核仁不明显,可见核异型性。

免疫组化染色:瘤细胞示Vimentin(+),SMA(−),desmin(−),EMA(−),GFAP(−),S-100(−),Ki67阳性细胞数<10%。

病理诊断:(右侧颞部)血管周细胞瘤,WHOⅡ级。

【讨论与分析】

血管周细胞瘤(hemangiopericytoma,HPC),又称血管外皮细胞瘤。1942年由Stout和Murray首先报告,是起源于脑膜间质的肿瘤,较少见,仅占所有原发性中枢神经系统肿瘤的0.4%,WHOⅡ-Ⅲ级。多为单发。发病年龄较脑膜瘤轻,平均年龄约45岁,男性发病率略高于女性。肿瘤好发于颅底、矢状窦或大脑镰旁、小脑幕等硬脑膜或静脉窦附近。临床表现取决于肿瘤的发病部位。血管周细胞瘤复发和远处转移较多见,常转移至骨、肺、肝、胰、肾和肾上腺。

病理特征如下：以血管为中心的血管外皮细胞增生，可能来源于未分化的间叶细胞，这种细胞具有朝向血管内皮和外皮分化的潜能。丰富的网状纤维围绕细胞是该肿瘤最重要的特点，但是并非一成不变。肿瘤含有大量裂隙状细胞，内衬扁平内皮细胞。薄壁分支血管腔隙呈"鹿角状"。坏死少见，无钙化和砂粒体。免疫组化染色：Vinmintin、CD34、CD99均为阳性，但EMA不表达，有助于鉴别。

影像学上HPC有时难与脑膜瘤鉴别，典型的HPC影像学表现为肿瘤呈分叶状，通常没有钙化，瘤周水肿明显，邻近颅骨骨质破坏；增强扫描肿瘤强化程度和强化持续时间均较脑膜瘤更显著、更长，MRS示HPC肌醇水平升高，有助于和脑膜瘤鉴别。

本例病变位于右颞部，脑外肿瘤征象明确，邻近颅骨骨质破坏，可考虑脑膜起源的肿瘤；同时，肿瘤呈侵袭性生长，瘤体呈分叶状，瘤内见流空血管影、出血及囊变坏死，瘤周水肿及占位效应明显，增强扫描呈明显不均匀强化；且患者为青年男性，符合脑膜起源的血管周细胞瘤的特征。

【鉴别诊断】

1. 非典型脑膜瘤：属于低度恶性脑膜肿瘤，发病率、发病年龄均高于血管周细胞瘤，且女性略多于男性。肿瘤呈圆形或椭圆形，边缘光整，内无流空血管，囊变坏死少见，钙化是非典型脑膜瘤的特征之一，肿瘤邻近骨质增生硬化。增强后非典型脑膜瘤强化程度较血管周细胞瘤低，肿瘤的供血血管为颈外动脉分支：脑膜中动脉，而脑膜尾征、瘤周水肿对两者的诊断无特异性。

2. 间变型脑膜瘤：与血管周细胞瘤在肿瘤形态、肿瘤内囊变、坏死，邻近骨质破坏及瘤周水肿等方面区别不明显。影像学上，间变型脑膜瘤在T2WI呈不均匀略高信号，强化效应不及血管周细胞瘤显著，且多为宽基底与硬膜相连；上述征象可能有助于两者鉴别。

【参考文献】

[1] 张婧,周俊林,董驰. 不同分级颅内血管外皮细胞瘤的影像学表现与病理对照[J]. 中国医学影像技术, 2012,28(05):861-864.

[2] 曹慧芳,史浩,丁红宇. 颅内血管外皮细胞瘤的CT和MRI诊断[J]. 医学影像学杂志,2005, 15(05):361-363.

[3] 吴冰,王贺元,刘乃杰等. 中枢神经系统血管周细胞瘤2例报告及文献复习[J]. 中国临床神经外科杂志, 2011,16(11):667-669.

[4] The 2007 WHO Classification of Tumours of the Central Nervous System Acta Neuropathol (2007) 114:97-109.

（赵君　蒋健　周俊林）

病例028 多囊室管膜瘤
(*Polycystic Ependymoma*)

【临床资料】

患者,男,26岁。因头痛半月入院。患者半月前无明显诱因出现头痛,呈进行性加重。无发热、恶心、呕吐、肢体抽搐及意识障碍。当地医院CT及MRI检查提示左侧基底节区占位。

专科检查:精神稍差,余无特殊。

【影像学检查】

CT检查:平扫左侧基底节区、额叶见不规则混杂密度影,大小约3.2cm×4.9cm×3.8cm,CT值约43HU,其内见多个大小不等的囊状低密度影和分层状改变,其深部见片状及壳样高密度钙化影,占位效应明显,侧脑室受压变形,中线结构右移,瘤周见广泛的低密度影,瘤脑界面欠清。

CT诊断:左侧基底节区、额叶占位。

MRI检查:左侧额叶、基底节区见多个囊状长T1、长T2信号影,大小约3.4cm×4.9cm×4.0cm,其内可见分层,下方呈稍长T1、较短T2信号,病变在DWI呈低信号,边缘见双低信号影,病变周围见广泛的长T1、长T2信号影,瘤脑界面清楚。增强扫描无明显强化。

MRI诊断:血管畸形慢性出血囊变与少突胶质细胞瘤相鉴别。

【图片】

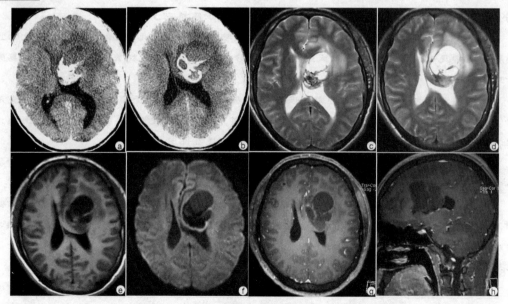

图1-028 多囊室管膜瘤

男性,26岁。左额叶、左侧基底节区不均质占位。CT平扫(a,b)示左额叶、基底节区团状混杂密度病灶,边界模糊,其内见片状及壳样高密度钙化影,病变紧邻左侧脑室,占位效应显著。MRI平扫(c-e)病灶呈多个囊状长T1、长T2信号影,其内可见分层,下方呈稍长T1、较短T2信号,病变在DWI(f)呈低信号,边缘见双低信号影,病变周围见广泛的长T1、长T2水肿信号,瘤脑界面清楚。增强扫描(g,h)无明显强化。

【手术与病理】

手术记录:暴露颅骨,掀起骨瓣,硬膜张力略高,剪开翻起硬脑膜,经额中回皮质造瘘,到达左侧脑室额角,见肿瘤位于左侧基底节区、额叶,肿瘤软脆,血供丰富,触之出血多,与周围组织分界不清。

镜下表现:肿瘤组织中见玻变血管及钙盐沉积,血管周围形成假菊形团结构,砂粒体形成。

病理诊断:室管膜瘤,WHOII级。

【讨论与分析】

室管膜肿瘤(ependymal tumors),是来源于脑室与脊髓中央管的室管膜细胞或脑内白质室管膜细胞巢的中枢神经系统肿瘤,由Virshow于1863年首先发现。2007年WHO将室管膜肿瘤分为4型:室管膜瘤(WHO II级)、间变型室管膜(WHO III级)、黏液乳头状室管膜瘤(WHO I级)、室管膜下室管膜瘤(WHO I级)。室管膜瘤(ependymoma)为低度恶性,约占所有颅内神经上皮肿瘤的3%~9%;为WHO II级肿瘤。发病率仅次于星形胶质细胞瘤和髓母细胞瘤。好发于脑室内,约1/3可发生于脑实质,后者起源于室管膜的静止细胞。幕上脑实质内室管膜瘤主要见于青少年,少数发生于50岁左右中年人。

颅内脑室外室管膜肿瘤以室管膜瘤和间变型室管膜瘤多见;黏液乳头型室管膜瘤多见于年轻人,但几乎只发生在脊髓圆锥、马尾终丝区;室管膜下瘤少见。幕上低级别室管膜瘤易发生钙化,高级别室管膜瘤很少发生钙化。脑室外室管膜瘤发病高峰年龄为40~50岁,10%~15%的脑室外室管膜瘤发生在10~20岁,男性发病率略高于女性。

脑室外室管膜瘤好发于额、顶、枕交界区及侧脑室三角区附近,其原因与该区异位的室管膜细胞常见有关。肿瘤体积越大则肿瘤边缘分叶越多,其囊变、坏死也明显增多,越易跨叶生长。

室管膜瘤分为部分囊性型和完全实质型。部分囊性型好发于顶叶,瘤体较大,囊变显著;实质部分较少,且多位于肿瘤近脑表面的一侧。实质内钙化多见(约62%),瘤内出血少见,瘤周水肿无或轻微。增强扫描实质及囊壁强化,囊性部分无强化。

完全实质型多发于额叶,可累及双侧额叶,明显囊变少见,出血和钙化多见。肿瘤分界不清,瘤周水肿较显著。增强扫描呈明显不均质强化。

本例为26岁的男性青年患者,符合幕上脑实质内室管膜瘤的发病年龄特征,诊断脑实质室管膜瘤的另一特征是病灶特别靠近侧脑室及明显钙化,而显著囊变是少见征象,综合考虑本例为发生囊变的室管膜瘤。

【鉴别诊断】

1. 少突胶质细胞瘤:占成人脑胶质瘤的33%,为成人第二位胶质瘤。好发于额叶,病变累及皮层,约60.9%患者以癫痫症状为首发症状。肿瘤通常不引起中线结构移位,肿瘤多不伴瘤周水肿,水肿轻微;且肿瘤囊变较少,增强扫描强化多不明显。

2. 节细胞瘤或节细胞胶质瘤:主要发生于30岁以前,常见于儿童及青年,多见于颞叶,生长缓慢,病史较长;肿瘤常有囊变(约占50%),完全囊变时仅有单个囊或多个囊组成;约35%有钙化,且常显著;实性者多呈稍长T1、长T2信号改变,FLAIR上呈高信号,内可见片状不规则坏死区,呈长T1、长T2改变,周围水肿通常较轻或无水肿;囊性占位性病灶,内见实性壁结节,结节为稍长T1、稍长T2均匀信号,增强扫描呈壁结节均匀明显强化,部分强化不明显。

【参考文献】

[1] OnoS, Ichikawat, OnoY, etal. Large supratentorial ectopic ependymoma with massive calcification andcyst formation case report. Neurol MedChir<tokyo>,2004:44(8):424–428.

[2] 李小会,黄仲奎. 颅内脑室外室管膜瘤的MRI诊断. 实用放射学志.2012,28(3):342–344.

[3] 鱼博浪. 中枢神经系统CT和MRI鉴别诊断. 陕西科学技术出版社.2005年5月第2版.135–143.

[4] 陈涓,陈敏,郭锬. 少突胶质细胞瘤的诊断与鉴别诊断. 放射学实践.2009,6 (24),595–599.

[5] 史宏璐,王光彬,赵斌等. 囊性少突胶质细胞瘤的MRI特征及分析. 中华放射学杂志.2013.7:(43):613–616.

[6] 亓连玉,刘冬艳,凌宗燕. CT与MR检查在脑血管畸形诊断中的临床价值. 医学影像学杂志. 2013,8:(23):1170–1173.

[7] 廖江,陈韵彬,陈加优等. 磁共振成像对脑血管畸形的诊断. 实用放射学杂志,2010, 26 (3)324–327.

(蒋 健 赵建洪)

病例029　脑实质间变型室管膜瘤
(Cerebral Parenchyma Anaplastic Ependymoma)

【临床资料】

患者,女,15岁。主因"发作性头痛2月余"入院。患者2月前无明显诱因自感颞部疼痛,呈间断性,持续时间数分钟,无恶心呕吐,无意识障碍。

专科检查:神志清楚,问答切题,伸舌居中,四肢肌力正常,病理征阴性。

【影像学检查】

MRI检查:右侧侧脑室后角旁见一巨大囊实性混杂信号肿块, 大小约5.4cm×4.2cm×5.4cm,边界欠清,与侧脑室关系密切,病灶呈不均匀稍长及长T1信号,混杂T2信号,T2可见分层改变;FLAIR上病灶前部囊性部分呈高信号,后部病灶成稍低信号,内可见分层征象;DWI上病灶以等低信号为主,病灶后部可见不规则环形高信号影;瘤周水肿轻微;周围脑组织及右侧侧脑室受压,中线结构轻度向左侧移位。增强后病灶边缘呈环形、结节状明显强化。

MRI诊断:右侧侧脑室后角旁占位,多考虑室管膜瘤。

【图片】

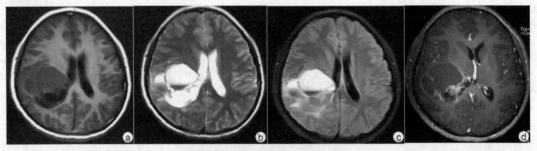

图1-029　脑实质间变型室管膜瘤

女性,15岁。右侧侧脑室后角旁见一巨大囊实性混杂信号肿块,边界不清,与侧脑室关系密切,病灶呈不均匀稍长T1(a)信号,混杂T2(b)信号,FLAIR(c)上病灶前部囊性部分呈高信号,后部病灶成稍低信号,内可分层征象。增强(d)后病灶边缘呈环形、结节状明显强化。

【手术与病理】

手术记录:取右侧颞枕入路,游离骨瓣,可见脑压较高,环形剪开硬脑膜,皮层下见肿瘤灰白色,与周围正常脑组织不同,分块切除肿瘤,肿瘤质软,血供丰富。

镜下表现:瘤细胞密度增高,胞浆嗜酸,核浆比增大,核分裂像易见,伴微血管增生和假栅栏状坏死,见少量围血管的假菊形团。

免疫组化染色:瘤细胞示GFAP(+),S-100(+),Syn(+/-),EMA(-),CK广(-),Vimentin(+),Ki67阳性细胞数30%。

病理诊断:间变型室管膜瘤,WHO Ⅲ级。

【讨论与分析】

间变型室管膜瘤(anaplastic ependymoma)较室管膜瘤少见,它可由室管膜瘤恶变而来,也可直接由室管膜细胞演变而成。幕上间变型室管膜瘤以成人多见,且男性多于女性。临床上以癫痫为首发症状和不同程度的颅内高压症状,也可造成颅神经的损害,如耳鸣、视力减退、吞咽困难等。间变型室管膜瘤复发率高,预后较差。

镜下示瘤细胞呈"菊"形团样,瘤细胞异型性明显,核分裂活跃,出血较常见。

影像学上间变型室管膜瘤出血常见,囊性变相对较小、较少,坏死相对多见,钙化较室管膜瘤少见,增强后实质部分显著不均匀强化。

本例为15岁的男性青少年患者,囊实性肿瘤位于右侧侧脑室旁,与侧脑室关系密切,考虑室管膜来源肿瘤;体积较大有分叶,囊变显著,其内可见分层状改变(出血),未见钙化信号,倾向间变可能;增强后病灶边缘呈环形、结节状明显强化。尽管该患者年龄较小,但综合以上可以考虑间变型室管膜瘤。

【鉴别诊断】

1. 室管膜瘤:多发生于青少年,脑室外室管膜瘤好发于颞顶枕交界区及侧脑室三角区附近,与该区常见异位室管膜细胞有关。MRI表现病灶边界光整,囊性部分呈较均匀长T1、长T2信号,实性部分呈等、稍长T1,稍长T2信号为主,CT可见到肿瘤内部细小沙粒样、斑块状钙化,实性成分呈等或稍高密度;瘤周无水肿或轻微水肿。增强扫描囊性病灶边缘不强化,实性成分强化。

2. 间变型星形细胞瘤:WHO Ⅲ级肿瘤,多见于大脑半球,以额叶和颞叶多见,小脑少见。多见于成年人,40~50岁。临床症状以癫痫多见。弥漫浸润性生长,边界欠清晰,内密度或信号不均匀,小囊变多见,偶见钙化和出血,病变占位效应明显,周围可见血管源性水肿。可见不规则斑片强化。常通过细胞外间隙和沿白质束扩散,也可通过室管膜和脑脊液转移。

【参考文献】

[1] Ono S, Ichikawa, T, Ono Y, et al. Large supratentorial ectopic ependymoma with massive calcification andcyst formation-case report [J]. Neurol MedChir, 2004, 44(8): 424-428.

[2] 李小会, 黄仲奎. 颅内脑室外室管膜瘤的MRI诊断. 实用放射学杂志, 2012, 28(3): 342-344.

[3] DavidN, Louis Hiroko, Ohgaki Otmar D, et al. The 2007 WHO classification of tumors of the central nervous system[J]. Acta Neuropathology, 2007, 114(1): 97-109.

[4] 沈天真, 陈星荣. 神经影像学. 上海: 上海科学技术出版社, 2004, 8: 683.

[5] 白玉贞, 韩晓东, 牛广明. 脑实质间变型室管膜瘤的MRI表现. 放射学实践, 2012, 27(12): 1304-1307.

(姜艳丽 周俊林)

病例030　左颞枕部恶性孤立性纤维瘤
(*The Left Temporal and Occipital Malignant Solitary Fibrous tumor*)

【临床资料】

　　患者,男,60岁。半年前无明显诱因出现双眼视力模糊,2月前症状逐渐加重,伴双下肢无力,左侧为著,并走路时出现方向错觉感。

　　专科检查:神志清楚,精神欠佳,自主体位,查体合作,言语清晰。双眼视物模糊,眼裂等大,眼睑无下垂,双眼球向各个方向活动正常,双侧瞳孔等大等圆,对光反射存在。四肢肌张力正常,双下肢肌力为4级,生理反射存在,病理征未引出。

【影像学检查】

　　MRI检查: 左侧颞枕部交界处较大不规整肿块,大小约3.9cm×3.9cm×3.4cm,呈等T1、等T2信号,肿块内部信号不均匀,病灶内见星芒状长T1,较长T2信号,DWI上呈等信号,病灶内可见流空血管影,周围见环形低信号环,瘤周水肿较明显;增强后病灶显著不均匀强化,中间可见星芒状无或轻度强化区;肿瘤浅面局部与硬脑膜紧贴。

　　MRI诊断: 左侧颞枕部交界处占位,多考虑血管周细胞瘤。

【图片】

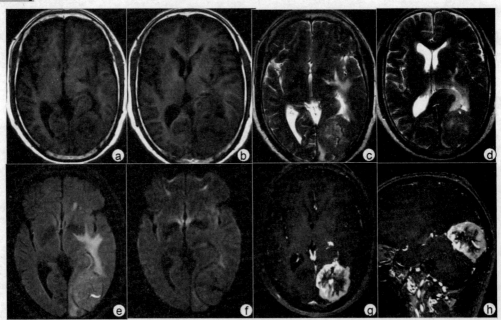

图1-030　左颞枕部恶性孤立性纤维瘤

男性,60岁。左侧颞枕交界处较大、边缘不规整肿块,呈等T1(a,b)、稍长T2(c,d)信号,肿块内部信号不均匀,病灶内见星芒状长T1,较长T2信号,FLAIR(e)上病灶呈等信号,DWI上呈等信号(f),病灶内可见流空血管影,周围见环形低信号环,增强后(g,h)病灶显著不均匀强化,中间可见星芒状无或轻度强化区。

【手术与病理】

手术记录:肿瘤位于左侧枕部,色红,肿瘤表面有数条迂曲扩张静脉,肿瘤血供丰富,质地软,分块完整切除肿瘤。

镜下表现:肿瘤由细胞密集区和少量细胞稀疏区构成,梭形瘤细胞呈席纹状排列,瘤细胞密度增加,核异型性明显,核分裂像>4/10HPF,并可见多灶性坏死。

免疫组化染色:梭形细胞示CD34(+++),Vimentin(+++),CD99(+),Bcl-2(+),EMA(灶+),PR(-),SMA(-),Actin(-),GFAP(-),Ki67>10%(+)。

病理诊断:恶性孤立性纤维瘤。

【讨论与分析】

孤立性纤维瘤(solitary fibrous tumor,SFT)是起源于表达CD34阳性树突状间叶细胞的一类少见肿瘤,属于纤维母细胞/肌纤维母细胞来源肿瘤的中间性肿瘤,好发于脏层胸膜,颅内少见。孤立性纤维瘤是一种交界性肿瘤,其生物学行为不确定,恶性少见。肿瘤CT平扫密度相对均匀,境界清楚,呈稍高密度。MR平扫病灶呈混杂T1、混杂T2信号,病灶中心长T1、较长T2信号提示肿瘤内部坏死,病灶境界清楚,占位效应显著,血供丰富,周围可见较多迂曲静脉,增强后T2WI的低信号区明显强化,呈地图样强化和匍形线条样强化,动脉期轻微强化或显著强化,门脉期持续强化,强化趋于均匀。

本例为60岁的老年男性患者,位于枕部肿瘤,肿瘤局部与硬脑膜紧贴,考虑脑膜起源的肿瘤,肿瘤内星芒状长T1,略长T2信号,不符合脑膜瘤的特点,而是符合纤维性肿瘤特征,增强后病灶显著不均匀地图样强化表现,中间星芒状无或轻度强化区,此表现还是有一定特征性,肿瘤边缘不规整,瘤周水肿较明显,提示其有恶性的一面,综合以上可以考虑恶性孤立性纤维瘤。

【鉴别诊断】

1. 血管周细胞瘤:又称血管外皮细胞瘤(hemanyiopericytoma,HPC),HPC是起源于脑膜间质的肿瘤,较少见,仅占所有原发性中枢神经系统肿瘤的0.4%,多为单发,发病年龄较脑膜瘤轻,男性发病率略高于女性。好发于颅底、矢状窦或大脑镰旁、小脑幕等硬脑膜或静脉窦附近。HPC常呈分叶状改变,伴出血及囊变坏死,内可见多个流空血管影,水肿及占位效应明显,肿瘤邻近颅骨可引起骨质破坏;增强呈明显不均匀强化。

2. 血管瘤型脑膜瘤:二者都具有一般脑膜肿瘤的MR表现,其较特异的征象有:血管瘤型脑膜瘤内部多可见点状或条形血管流空信号,且肿瘤实性成分均匀明亮强化,水肿发生率较高,部分瘤旁伴有囊性变。

【参考文献】

[1] 耿道颖, 沈天星, 陈星荣等. 颅脑外皮细胞瘤CT、MRI与病理对照研究. 中国医学计算机成像杂志, 2000, 6: 304.

[2] 郑红伟, 祁佩红, 陈燕萍等. 中枢神经系统血管外皮细胞瘤CT、MRI表现. 临床放射学杂志. 2012, 31(9):1224-1228.

[3] Wignall OJ, Moskovic EC, Thway K, et al. Solitary fibrous tumors of the soft tissues: review of the imaging andclinical features with histopathologic correlation. AJR Am J Roentgenol, 2010, 195:W 55-62.

（姜艳丽　周俊林）

病例031 鞍区成熟性畸胎瘤
(Mature Teratoma in Saddle Area)

【临床资料】

患者,女,38岁。患者于五年前出现无明显诱因的头痛,伴随着视力逐渐下降,无恶心、呕吐等症状。曾经到当地医院对眼睛进行治疗,但效果不理想,遂来我院进行治疗。

专科检查:神志清楚,精神欠佳,自主体位,查体合作,言语清晰。双眼视物模糊,眼裂等大,眼睑无下垂,双眼球向各个方向活动正常,双侧瞳孔等大等圆,对光反射存在。四肢肌张力正常,生理反射存在,病理征未引出。

【影像学检查】

MRI检查:于鞍内及鞍上池可见一囊实性性病灶,大小约3.1 cm×3.3 cm×3.6 cm,囊性病灶呈短T1长T2信号,其下部可见分层状液平改变,实性成分呈等T1、稍长T2信号,T1压脂病灶高信号;病灶边缘较光整,垂体窝及鞍上池扩大,视神经受压移位,正常垂体结构消失;邻近脑组织无水肿;增强扫描显示囊性成分信号较高,囊壁轻度强化,下方的实性成分未见明显强化。

MRI诊断:颅咽管瘤。

【图片】

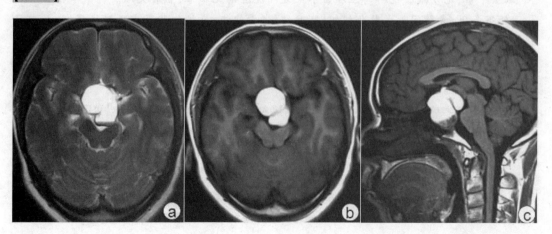

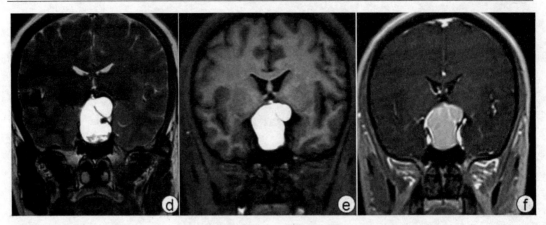

图1-031　鞍区成熟性畸胎瘤

　　患者,女性,38岁。鞍内及鞍上形状不规则短T1(b,c),长T2(a,d)信号,病灶下部见一液平,呈等T1、稍短T2信号,FLAIR(e)上病灶呈高信号,增强扫描显示囊性成分信号较高,囊壁轻度强化,下方的实性成分未见明显强化,病灶边缘较光整,鞍上池扩大,视神经受压移位。

【手术与病理】

　　手术记录:取右侧翼点入路,逐层切开皮肤颞肌筋膜,沿颞浅筋膜深层游离并牵开皮瓣,游离切开颞肌,止血。于颅骨钻数孔,线锯游离骨瓣,咬骨钳充分咬除蝶骨翼,显露前中颅底。环形剪开硬脑膜,分离外侧裂池,颈内动脉池,释放脑脊液,松弛脑组织,取自动钳开器,轻柔牵开额下回盖部,小心剪开蛛网膜,见视交叉前间隙增宽,肿瘤起源于视交叉下、蝶鞍上,向上压迫视交叉及视束。湿棉片保护周围神经及血管,显露囊实性瘤体,体积约3.0cm×3.0cm×2.0cm。脑针穿刺抽出棕黄色液体10ml,分块切除肿瘤,色灰黄,质地不均,稍韧,有钙化,血供中等,充分减压视路。生理盐水反复冲洗澄清无出血,置管关颅。

　　镜下表现:囊壁间见成熟脑组织、脂肪组织、骨组织,炎性细胞散在或灶性浸润,局部区域异物肉芽肿形成,部分区域衬覆鳞状上皮。

　　病理诊断:(鞍区)成熟性畸胎瘤。

【讨论与分析】

　　畸胎瘤属生殖细胞肿瘤,发源于胚胎生殖细胞,2007年世界卫生组织(WHO)将颅内生殖细胞肿瘤分为生殖细胞瘤(Germinoma)、成熟性畸胎瘤(Mature teratoma)、未成熟性畸胎瘤(Immature teratoma)、畸胎瘤恶变(Teratoma with malignant transformation)、卵黄囊瘤(内胚窦瘤)(Yolk sac tumor YST9(endodermal sinus tumor))、胚胎性癌(Embryonal carcinoma,EC)、绒毛膜癌(Choriocarcinoma)、混合性生殖细胞肿瘤(Mixedgerm cell tumor,MGCTs),未成熟性畸胎瘤与畸胎瘤恶变合成为恶性畸胎瘤;畸胎瘤约占颅内肿瘤的0.5%;颅内畸胎瘤患者年龄多在25岁以下。

　　鞍区畸胎瘤颇为罕见,颅内畸胎瘤最常见于松果体区,其次好发于鞍上池区,发生于鞍区者占颅内畸胎瘤的35.3%,以女性多见。其中成熟性畸胎瘤是良性肿瘤,未成熟性畸胎瘤与恶性畸胎瘤属于恶性肿瘤。临床表现多为头痛、呕吐及中枢性尿崩,常伴有视物模糊或视力减退,部分患者血清AFP和HCG值可有增高。成熟性畸胎瘤边界清楚,有时可见明显的脂肪影像。不成熟和恶性畸胎瘤边界往往模糊不清,囊性变少见,无脂肪影像,钙化区较小。非成熟性和具有恶性转化的畸胎瘤患者血清AFP水平升高,而良性畸胎瘤患者均在正常值范围内,这对于良、恶性畸胎瘤有一定鉴别意义。

由于畸胎瘤镜下成分复杂,可见黏液性囊腔、多少不等脂肪成分、软骨结节或骨组织,因此CT肿瘤密度不均匀,实性部分呈等密度,内可见脂肪密度影或斑点状钙化影;MRI信号混杂,均呈囊实性改变,平扫T1WI、T2WI均呈混杂信号,当出现脂肪信号时,有助于畸胎瘤的诊断;恶性畸胎瘤较成熟性畸胎瘤可见更多实性成分,而成熟性畸胎瘤更易见到四种信号共存(脂肪、钙化、水及软组织);恶性畸胎瘤周围可见不同程度水肿。FLAIR成像,肿瘤的实质成分为不甚均匀的高信号,囊变为低信号。

本例患者为38岁中年女性,鞍内及鞍上池囊实性病灶,囊性为脂肪信号,其下可见分层状液平改变,考虑鞍区畸胎瘤;病灶边缘较光整,垂体窝及鞍上池扩大,正常垂体结构消失,邻近脑组织无水肿,符合良性畸胎瘤特征;增强扫描囊壁轻度强化,下方的实性成分未见强化,此点亦符合良性畸胎瘤特征;综合以上诊断成熟性畸胎瘤问题不大。

【鉴别诊断】

1. 颅咽管瘤:好发于鞍上,突向三脑室,儿童颅咽管瘤多发生于5~15岁,成人多发生于50~60岁,以囊、实性成分为主,肿瘤大多数为囊性或部分囊性,壁厚薄不均,囊内可为单房或多房,MRI信号混杂,CT扫描多见蛋壳样、斑片状钙化,增强扫描实性成分多为不规则明显强化。

2. 垂体胶样囊肿:为一种先天性疾病,起源于垂体Rathke氏囊的良性上皮性囊肿,又称Rathke囊肿。Rathke囊肿的壁被覆单层立方纤毛柱状上皮,内含黏液,囊液为清亮无色,也可为含有胆固醇结晶的棕色或陈旧白色粘液样粘稠或胶冻样。因此其MRI表现为鞍区边界清楚的肿物,其不同的信号变化是由于囊肿内容物的蛋白含量不同所致。当囊肿内容物与脑脊液相类似或蛋白质含量<100000mg/L时,T1WI显示低信号,T2WI高信号。当蛋白质含量100000~170000mg/L时,出现T1WI和T2WI均为高信号。当蛋白质含量>170000mg/L时T1WI呈高信号,T2WI呈低信号。鞍内或鞍内向鞍上发展的圆形或椭圆形肿物,边界清,信号均匀,无强化,仅周边有环形强化,尤其当肿物大小在1cm左右时,应考虑Rathke囊肿。

3. 垂体瘤:垂体腺明显增大,病灶呈圆形或不规则形,向鞍上生长可见"束腰征",MRI示T1WI及T2WI多呈等信号,增强扫描明显强化,但强化程度不如生殖细胞肿瘤。

【参考文献】

[1] 李俊荣,赵建洪,周俊林等.鞍区生殖细胞肿瘤的MRI诊断[J].实用放射学杂志,2014,12(30):1971-197377.

[2] 李俊荣,赵建洪,罗永军,周俊林等.颅内少见组织学类型生殖细胞肿瘤的MRI诊断[J].兰州大学学报(医学版),2014,40(3):52-56.

[3] Louis DN, Ohgaki H, Wiestler O D, et al. The 2007 WHO classification of tumours of the

central nervous system[J]. Acta neuropathologica, 2007, 114(2): 97–109.

[4] Selcuki M, Attar A, Yüceer N, et al. Mature teratoma of the lateral ventricle: report of two cases[J]. Acta neurochirurgica, 1998, 140(2): 171–174.

[5] 周大彪, 张俊廷, 贾桂军等. 原发颅内恶性畸胎瘤 34 例分析[J]. 中华肿瘤杂志, 2002, 24 (6): 595–598.

[6] Louis DN, Ohgaki H, Wiestler O D, et al. The 2007 WHO classification of tumours of the central nervous system[J]. Acta neuropathologica, 2007, 114(2): 97–109.

（翟永川　赵建洪　周俊林）

病例032 松果体区恶性混合性生殖细胞瘤
(Malignant Mixed Germ Cell Tumor in Pineal Region)

【临床资料】

患者,男,11岁。因持续性头痛伴恶心、呕吐,双眼复视10余天入院。

专科检查:发育良好,神志清,精神差,双眼复视,双侧瞳孔等大等圆,对光反射存在,视野无缺损,四肢肌力正常,神经系统病理反射未引出。

【影像学检查】

CT检查:松果体区不规则囊实性占位,大小约5.0cm×3.6cm×3.5cm,实性部分CT值约43HU,可见较多类圆形囊腔影,密度不均匀,可见脂肪密度影及钙化影;脑室系统轻度积水。

CT诊断:室管膜瘤。

MRI检查:松果体区不规则囊实性占位,大小约5.0cm×3.6cm×3.5cm,可见多发类圆形大小不等的囊腔,腔内信号不均,T1WI以等低信号为主,内可见高信号,T2WI以高信号为主,内可见低信号,分隔呈等T1、等T2信号;右侧侧脑室后角内侧可见肿瘤侵润,局部脑组织水肿明显;三脑室受压向前推移变窄,双侧小脑半球、上蚓部及中脑导水管轻度受压,幕上轻度脑积水;增强扫描示肿瘤实性部分及分隔明显强化,囊性部分未见强化。

MRI诊断:松果体区生殖细胞类肿瘤。

【图片】

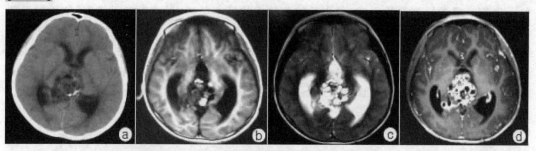

图1-032 松果体区恶性混合性生殖细胞瘤

男性,11岁。横断面CT平扫(a),松果体区混杂密度病灶,可见钙化及脂肪密度影。横断面MRI平扫(b-c),松果体区混杂信号囊实性占位,主要呈长T1、长T2信号,可见明显的短T1信号,囊性分隔呈等T1、等T2信号,病变周围脑组织未见明显水肿。MR增强扫描(d),病灶实性部分呈明显强化,囊性部分未见强化。

【手术与病理】

手术记录:肿瘤基底位于松果体区,呈多个结节样,灰白色,囊实相间,囊内含黄色囊液,肿瘤血供中等,质地坚韧,包膜完整,与周围脑组织边界清楚。

镜下表现:瘤组织成分多样,有成熟畸胎瘤,未成熟畸胎瘤,少量胚胎性癌,少量生殖细胞瘤及幼稚的间叶组织。

免疫组化染色:瘤细胞示CK广大部分上皮成分(+),部分瘤细胞LCA(+),部分瘤细胞AFP(+),Ki67阳性细胞数10%。

病理诊断:松果体区恶性混合性生殖细胞瘤。

【讨论与分析】

生殖细胞肿瘤,发源于胚胎生殖细胞,2007年世界卫生组织(WHO)将颅内生殖细胞肿瘤分为生殖细胞瘤(Germinoma)、成熟性畸胎瘤(Mature teratoma)、未成熟性畸胎瘤(Immature teratoma)、畸胎瘤恶变(Teratoma with malignant transformation)、卵黄囊瘤(内胚窦瘤)(Yolk sac tumor YST9(endodermal sinus tumor))、胚胎性癌(Embryonal carcinoma,EC)、绒毛膜癌(Choriocarcinoma)、混合型生殖细胞肿瘤(Mixedgerm cell tumor,MGCTs),未成熟性畸胎瘤与畸胎瘤恶变合成为恶性畸胎瘤;畸胎瘤约占颅内肿瘤的0.5%;颅内生殖细胞肿瘤患者年龄多在25岁以下。

混合性生殖细胞肿瘤以上述两种或两种以上成分以不同比例混合而成。该类肿瘤好发于儿童及青少年,约90%的病例发生于20岁之前,发病年龄高峰在10~12岁之间,好发部位为松果体区,其次为鞍上区等中线部位,也可以发生在基底节、脑室、丘脑、胼胝体、大脑半球和延髓,部分患者鞍区和松果体区可同时存在病灶。病人的症状取决于病人的年龄、肿瘤的位置与大小,松果体区肿瘤常压迫和阻塞中脑导水管而表现为颅内压增高及嗜睡、视力视野异常、癫痫和共济失调。血清和脑脊液AFP、β-HCG蛋白的检查,对术前诊断和术后疗效监测有着积极的意义;检测数值异常升高,提示颅脑存在生殖细胞肿瘤的可能。一般AFP升高见于卵黄囊瘤和畸胎瘤,β-HCG升高提示含有绒毛膜癌成分,但本例AFP、β-HCG检查均为阴性,可能因混合成分较多且以不产生上述标记物的组织为主有关。

本例患者为11岁男性儿童,为生殖细胞肿瘤的好发年龄;肿瘤形态不规则、位于松果体区,为生殖细胞肿瘤的最好发部位;CT平扫见脂肪及钙化密度影,MR信号混杂,并见脂肪信号,代表成熟畸胎瘤的脂肪及钙化成分;右侧侧脑室后角内侧可见肿瘤侵润,局部脑组织水肿明显,代表有恶性肿瘤特点;MR增强扫描实性部分及分隔明显强化可能代表生殖细胞瘤或恶性的胚胎性癌等成分。因此考虑含有恶性肿瘤成分的混合型生殖细胞肿瘤证据充足。

【鉴别诊断】

1. 松果体细胞瘤:多发生于25~35岁,肿瘤多呈类圆形,质地较均一,境界清楚,边缘可见散在钙化斑,增强效应不如生殖细胞类肿瘤,多呈轻中度强化。

2. 生殖细胞瘤:由原始的生殖细胞衍生而来,好发于松果体区,其次为鞍上池。本病主要发生在小儿及青少年,以11~20岁最常见。CT等密度或稍高密度,松果体区生殖细胞瘤钙化率高。当松果体区生殖细胞瘤生长过程中有时将钙化的松果体(呈弹丸状)包绕在其中,故钙化的"弹丸"可能在瘤内,也可在肿瘤的周边,常在侧方或后方,偶可被推挤至前方。肿瘤外形呈圆形,不规则型或呈蝴蝶形,后者在诊断生殖细胞瘤有着特征性价值。正常人松果体钙化率约为40%,而有生殖细胞瘤患者的松果体钙化率近100%。松果体区生殖细胞瘤多数T1WI为等或稍低信号,T2WI为稍高信号,少数亦可为等信号;注药后均匀一致的明显强化,有时少数仅呈中度或不均匀强化。

【参考文献】

[1] 李俊荣, 赵建洪, 周俊林等. 鞍区生殖细胞肿瘤的MRI诊断[J].实用放射学杂志, 2014, 12 (30): 1971-197377.

[2] 李俊荣, 赵建洪, 罗永军, 周俊林等.颅内少见组织学类型生殖细胞肿瘤的MRI诊断[J].兰州大学学报(医学版), 2014, 40(3):52-56.

[3] Rousseau A, Mokhtari K, DuyckaertsC.The 2007 WHO classification of tumors of the central nervous system-what has changed[J]. Curr OpinNeurol, 2008, 21:720-727.

[4] 魏光全, 宦怡, 赵冬青等. 原发性鞍上区混合性生殖细胞瘤一例 [J]. 临床放射学杂志, 2006, 25:93.

[5] Kim JP, Park BJ, Lim YJ. A primary intrasellar mixedgerm cell tumor with suprasellar extension[J]. Child's Nervous System, 2011, 27:1161-1164.

(柴彦军 周俊林)

病例033 颅内软骨瘤
(Intracranial Chondroma)

【临床资料】

患者,女,62岁。于9年前在田间劳动时无明显诱因突发抽搐并伴意识丧失,发作时小便失禁,约数十分钟后意识逐渐恢复,自觉四肢乏力,无明显头痛,无胸闷、气短,未予重视。此后患者间断出现抽搐症状,3~4次/月。入院前9月,患者抽搐发作后出现言语不清,右侧肢体活动不便,在当地医院行头颅CT提示颅内占位性病变。

专科检查:神志清,精神可,语言不流利,发音不清,双瞳孔等大等圆,光反射灵敏,右侧肢体偏瘫,上下肢肌力4级。

【影像学检查】

MRI检查:左额部见一椭圆形占位性病变,大小约5.2cm×3.6cm×7.8cm,T1WI呈混杂信号,T2WI呈混杂信号;DWI病灶弥散不受限;其中双高信号于SWI上呈低信号,相位图呈高低混杂信号;瘤周水肿轻微;病灶与脑膜关系较紧密,颅板下可见蛛网膜下腔增宽。增强扫描呈轻中度不均匀强化,肿块有完整包膜。

MRI诊断:孤立性纤维瘤。

【图片】

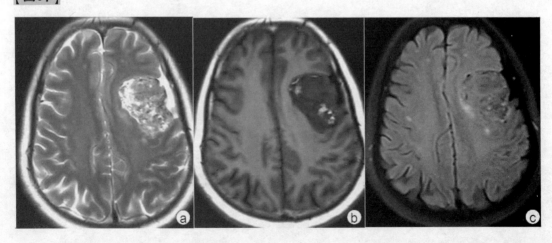

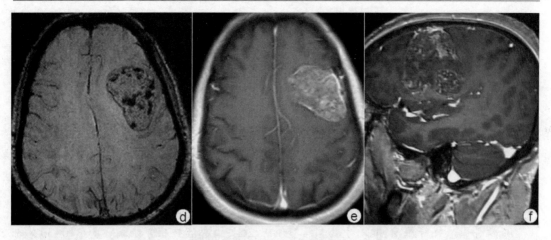

图1-033 颅内软骨瘤

女性,62岁。MRI:左额部见一椭圆形占位性病变,T2WI(a)呈混杂信号,T1WI(b)呈混杂信号,FLAIR序列(c)呈等稍低信号,SWI(d)上其内双高信号呈低信号。增强扫描(e,f)呈轻中度不均匀强化,肿块有完整包膜,邻近脑膜增厚并强化。

【手术与病理】

手术记录:左侧额颞常规开颅,游离骨瓣约6.0cm×8.0cm,骨蜡止血。马蹄形切开硬膜,翻向颅底悬吊,见肿瘤已侵蚀部分硬脑膜,沿肿瘤边界剪开硬脑膜,止血,纱布、棉片保护术野及脑组织。见肿瘤边界清楚,仔细分离肿瘤周边,呈黄色,质地稍硬,血供一般,边界尚清,沿其与正常脑组织相对边界逐步分离并止血,完整切除,创面给予电凝止血,纱布彻底止血。

镜下表现:瘤细胞增大不明显,部分区域可见软骨细胞。

病理诊断:颅内软骨瘤。

【讨论与分析】

软骨瘤(chondroma)是起源于透明软骨的少见的良性肿瘤。颅内软骨瘤(intracranial chondroma)在2007年WHO神经系统肿瘤分类中将其归于脑(脊)膜的肿瘤(间叶性、非上皮性肿瘤),定义为良性肿瘤。患者年龄多数在20~50岁,平均约29岁,女性患者稍多于男性。颅内软骨瘤70%~80%位于硬膜外,好发于颅底,特别是中颅窝底、蝶鞍旁或岩骨尖端的软骨结合部,其他少见部位如大脑凸面、大脑镰、脉络膜静脉丛和脑实质。影像表现:①肿瘤呈分叶状,边界清楚,瘤周无水肿;②60%~90%的瘤内可见钙化;③50%以上的肿瘤伴随周围骨质的侵蚀破坏或颅骨内板增厚;④由于肿瘤内部发生钙化或囊变,CT表现为密度混杂而不均匀;⑤CT增强扫描无强化或肿瘤内及其边缘可出现轻度强化,且强化多出现于增强延迟期;⑥MRI表现,肿块实质部分常信号不均,T1WI呈低/混杂信号,T2WI呈高/高低混杂信号,钙化部分T1WI及T2WI多呈低信号,囊变区长T1、长T2信号,增强扫描呈无或轻度强化,病灶边界清楚,呈宽基底与颅骨内板相连。

本例患者为62岁女性,病程长,肿瘤形态规则,边界清楚,瘤周水肿轻微,符合良性肿瘤特征;肿瘤与脑膜关系密切,邻近额叶受压塌陷,增强后邻近脑膜增厚并强化,考虑脑膜起源肿瘤,属于颅内脑外肿瘤;MR信号混杂,可见斑点状双高信号和长T2、长T1信号,考虑有粘液及软骨背景;T2WI、T1WI可见多发斑点状双低信号,说明有多发钙化斑;MR增强呈轻度不均匀强化;综合以上应该考虑颅内脑膜起源的软骨瘤。

【鉴别诊断】

1. 微囊型脑膜瘤:该肿瘤发病年龄与经典型脑膜瘤差别不大,17~74岁均可发生,好发于中老年人,男女比例相当。好发部位是大脑凸面,其次是大脑镰旁。MRI的主要表现为类圆形脑外占位性病变,边界多清楚;T1WI均匀低信号或不均匀低信号,T2WI均匀高信号,T2WI高信号伴有模糊的网状结构;肿瘤周围水肿发生率较高。增强扫描病灶多呈均匀或不均明显强化,其内可见小囊状结构。

2. 颅内软骨肉瘤:多见于中老年,肿瘤向周围浸润性生长,侵犯范围较广,血供丰富,在MRIT1加权时肿瘤通常为低信号,而T2加权时为高信号。增强可见到较强和不均匀的较明显的强化。

3. 软骨黏液样纤维瘤:起源于软骨结缔组织,主要由黏液样软骨组成。多在10~30岁之间发病。好发于下肢,尤以胫骨上段最为多见,颅内罕见。MRI上肿瘤信号因肿瘤成分差异而表现各异,但多表现为长T1、长T2信号,软骨、黏液和陈旧血液呈高信号,增强后有明显强化。

【参考文献】

[1] 韩秀娟, 巩丽, 张伟等. 颅内间叶性软骨肉瘤的临床病理分析及文献回顾 [J]. 现代肿瘤医学, 2008, 16(4): 545-547.

[2] 谢元忠, 谢丛华, 孔庆奎. 成软骨细胞瘤 CT 与 MR 表现 (附 11 例分析)[J]. 医学影像学杂志, 2008, 18(5): 545-547.

[3] 李顺业. 颅内软骨瘤[J]. 临床神经外科杂志, 2008, 5(3): 159-161.

(翟永川　张国晋　周俊林)

病例034 头皮表皮样囊肿
(*Epidermoid Cyst of Scalp*)

【临床资料】

　　患者,女,41岁。以头晕3月余入院。患者于出生时发现左枕部头皮肿物,约黄豆大小,质地柔软,无压痛及分泌物,因增长缓慢长期未予重视。近2年无明显诱因肿物渐进性增大至鸡蛋大小。当地医院头部CT示左枕部头皮肿物,枕骨骨质部分缺损,枕部头皮隆起。

　　专科检查:左枕部触及鸡蛋大小肿物,质软,有波动感。

【影像学检查】

　　MRI检查:左枕部皮肤隆起,皮下见的椭球形长T1、长T2信号影,大小约2.2cm×4.0cm×3.7cm,局部边缘见短T2信号包膜,FLAIR及DWI均呈等稍高信号;病变与邻近枕骨骨质关系密切,局部外板及板障正常信号消失,见病变突入颅板内,内板连续性未见明显破坏;增强后未见强化。

　　MRI诊断:嗜酸性肉芽肿。

【图片】

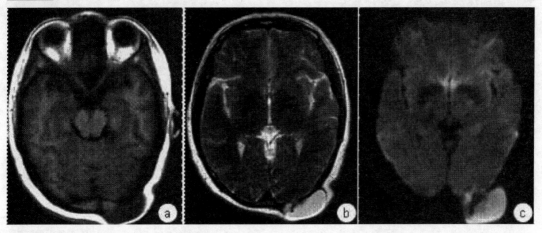

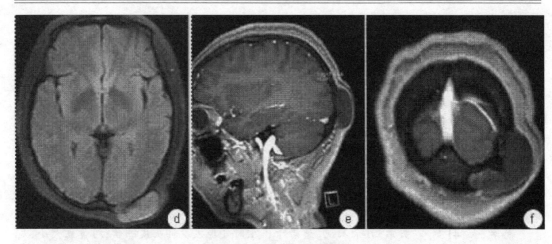

图1-034　头皮表皮样囊肿

女性,41岁。左枕部皮下占位。MR平扫(a,b)皮下椭球形长T1、长T2信号影,边缘见短T2信号包膜,DWI(c)及FLAIR(d)均呈等稍高信号,病变与邻近枕骨骨质关系密切,局部外板及板障正常信号消失,病变突入颅板内,内板连续性未见明显破坏。增强后矢状位及冠状位(e,f)未见强化。

【手术与病理】

手术记录:取左侧肿物上梭型切口,切开皮肤至皮下,沿肿物边缘小心剥离,见肿物呈圆形,直径约4.0cm,质软,可推动,分离至颅骨见肿物突破颅骨向内生长,与硬脑膜无明显粘连,完整切除肿物,肿瘤内为豆渣样组织。

镜下表现:真皮层见一囊腔,内衬鳞状上皮,腔内有较多角化物。

病理诊断:(枕部)表皮样囊肿。

【讨论与分析】

表皮样囊肿(epidermoidcyst)又称为珍珠瘤、胆脂瘤,为颅内常见良性肿瘤样病变。多见于青少年及儿童,多为先天性,肿瘤一般较小,成人发生率较低,多为获得性,因外伤或异物刺入皮下,局部慢性刺激形成。

表皮样囊肿主要来源于残余的胚胎神经嵴外胚层组织,病理上囊肿壁分为两层结构,外层为纤维结缔组织,内层为复层鳞状上皮细胞,该上皮不断脱屑、分解形成角质蛋白和胆固醇,以上物质的分解产物积聚形成表皮样囊肿。极少数情况下内层上皮细胞可发生间变,即表皮样囊肿癌变。该肿瘤可能为常染色体显性遗传,可存在家族性特点。肿瘤可发生于颅内,好发于桥小脑角区及颅中窝;也可跨颅内外沟通生长,而在头皮部位肿瘤常单发,多位于颞部和顶、枕部。

表皮样囊肿在CT及MR上均表现为水样密度或信号,弥散加权成像(DWI)呈明显高信号,增强扫描无强化;其少见表现包括:高密度表皮样囊肿、表皮样囊肿癌变及强化的表皮样囊肿。肿瘤内成分不同其密度或信号可发生改变。当发生癌变时,肿瘤在CT上呈等或稍高密度,MR为稍长T1,等或长T2信号,增强后明显强化,邻近脑实质水肿、柔脑膜强化。而当继发炎性反应或存在邻近血管时,可表现为增强后周边线样明显强化,内部轻度强化等。

本例患者为41岁女性,病灶自出生时就有,逐渐长大,属于先天性疾病;无临床症状,跨颅内外沟通生长,呈均匀长T2、长T1信号,弥散加权成像(DWI)明显高信号,MR增强后无强化,符合良性囊肿性病变;综合以上可以考虑表皮样囊肿。

【鉴别诊断】

1. 皮样囊肿:即囊性畸胎瘤,是胚胎中期遗留在周围胚胎中的外胚叶所形成的一种囊肿,出生时即存在,有一与周围组织紧密相连的完整囊壁,囊内为碎屑状物,呈糟样,大多同时含有毛发和皮脂。好发于近中线处。因此MRI信号混杂,可见双低或双高信号;成分单一时,T1WI表现为均匀性低信号或高信号,T2WI表现为均匀性高信号,DWI为一般为低信号;囊壁光滑,张力较高,壁可较厚;增强后囊壁可强化或无强化。

2. 嗜酸性肉芽肿:为原发于骨的肿瘤样病变。好发于男性儿童和青少年,好发年龄为5~10岁,75%小于20岁,多为单骨受累。颅骨最多见(36%);以疼痛,软组织肿胀为主要症状。影像表现为类圆形、穿凿状骨质破坏,边缘清晰,无骨膜反应、骨质硬化;病灶易向颅外生长,形成柔软的软组织肿块,破坏区见"纽扣样"死骨。增强后有明显均匀强化。

【参考文献】

[1] 黄效东,崔延国.家族性多发性头皮表皮样囊肿8例报告.中华神经外科疾病研究杂志. 2006, 5(3):276-277.

[2] 张云亭,白人驹,于铁链.疑难病例影像诊断分析.人民军医出版社.2006第1版.45-53.

[3] 田庆涛.头皮巨大皮样囊肿1例.中国临床神经外科杂志 2002, 7(2):109.

[4] 周康荣,陈祖望.体部磁共振成像.2000年9月第1版.473-474.

[5] 丁建平,李石玲,刘斯润.骨与软组织肿瘤影像诊断学部位特性诊断与鉴别.人民卫生出版社.2009年6月第1版.112-114.

（蒋　　健　周俊林）

病例035 绒毛膜癌脑转移
(*Brain Metastasis of Choriocarcinoma*)

【临床资料】

患者,女,19岁。已婚,头痛、呕吐1个月,加重伴左侧肢体无力1周。

专科检查:自动体位,言语清楚,双眼活动正常,伸舌居中,左侧上、下肢肌张力减低,病理反射未引出。血、尿HCG未做检查。

【影像学检查】

MRI检查:右顶叶见一椭圆形稍长T1、稍长T2信号影,大小约4.2cm×3.2cm×2.8cm,其内信号混杂,病灶内部及周缘可见线状短T1、短T2信号影,DWI示病灶以低信号为主,病灶内部可见小结节样长T2信号影;增强扫描示病灶呈花环状不均匀性强化,病灶内部可见小结节样强化灶;MRS示强化区NAA、Cho及Cr峰值均减低,以NAA最为显著,于1.4ppm左右见高大Lip峰;邻近脑组织明显肿胀,右侧侧脑室受压变窄,中线结构无明显偏移。

MRI诊断:胶质瘤(Ⅲ-Ⅳ级)并瘤卒中。

【图片】

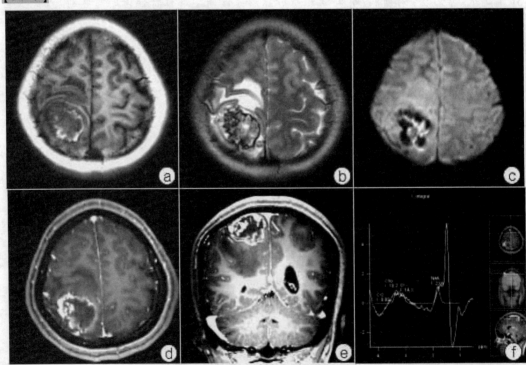

图1-035 绒毛膜癌脑转移

女,19岁。右侧顶叶占位。MRI平扫,病灶在T1WI(a)以稍低信号为主,病灶周缘可见线状高信号影;T2WI(b)以稍高信号为主,病灶内部及周缘可见线状低信号影,周围水肿明显,病灶内部可见小结节样高信号影,DWI(c)示病灶以低信号为主,增强扫描(d-e)见病灶呈花环状明显强化,MRS(f)示强化区NAA、Cho及Cr峰值均减低,以NAA峰为著,可见高大Lip峰。

【手术与病理】

手术记录:剪开硬膜后,肿瘤组织清晰可见,肿瘤边界清楚,用脑压板沿肿瘤边界分离肿瘤,同时电凝创面的出血点,完整切除肿瘤,术区彻底止血,用5cm×5cm人工硬膜彻底封闭硬膜。

镜下表现:送检组织内纤维、血管增生伴出血,其间瘤组织呈巢片状、条索状分布,细胞大小不均,核异型明显。

免疫组化染色:瘤细胞示GFAP(-),Vimentin(-),CK8/18(+),CKP(+),PLAP(-),HCG(-),HMB45(-),S-100(-)。

病理诊断:恶性肿瘤,首先考虑绒毛膜癌转移至脑组织内。

讨论与分析

绒毛膜癌(choriocarcinoma)是一种高度恶性的滋养细胞肿瘤,生育年龄妇女多发,绝大多数继发于正常或不正常妊娠。很早即可通过血循环转移至全身各处,尤其是继发于非葡萄胎妊娠后绒癌,肺是最常见的转移部位,但绒癌脑转移是该病最常见的死亡原因之一。由于滋养细胞的生长特点是破坏血管,各转移部位症状的共同特点是局部出血。转移性绒癌可以同时出现原发灶和继发灶症状,但也有不少患者原发灶消失而转移灶发展,仅表现为转移灶症状,若不注意常会误诊。影像学特征有:大多位于中央沟以后,易发生在大脑中动脉远端供血区,肿瘤出血多见,周围水肿明显,增强后有强化。

本例肿瘤在MRI上表现为"小病灶、大水肿",且瘤体内见典型出血信号,结合患者为青年女性,应考虑到绒癌脑转移的可能性。此外,对于育龄期妇女,应注意其生育史、流产史、有无葡萄胎等,发现颅内脑实质病灶一定要检查盆腔、肺部,以及检测血尿HCG值等以辅助诊断。

【鉴别诊断】

1. 多形性胶质母细胞瘤:特征性波谱表现为显著升高的Cho峰伴NAA、Cr峰的降低,并常见到脂质和乳酸峰的增高。转移瘤和多形性胶母的波谱表现有重叠之处,测量肿瘤周围强化的区域,对于两者的鉴别有帮助。转移瘤在增强以外的区域不能显示升高的Cho峰,而多形性胶母通常具有侵袭性,肿瘤周围区域可看到增高的Cho峰。

2. 静脉性脑梗塞:青年女性围手术期,可发生静脉窦血栓,形成静脉性脑梗塞;脑静脉系统有广泛的侧支循环,当侧支循环失代偿时才会发生静脉性梗死,故发展过程较缓慢;梗死的部位或范围无规律,与动脉区供血不一致,可出现跨动脉供血区分布,常双侧、多发;静脉血栓常伴有静脉窦或周围皮层血管扩张,可伴有脑表静脉周围蛛网膜下腔出血,出血性梗死更常见,MRI可见条形短T1血栓信号;多以头痛为先期症状。

【参考文献】

[1] 刘东媛, 汪向红, 刘妮英等.异位妊娠术后绒癌脑转移1例并文献复习[J].临床神经外科杂志, 2014, (5):375-377,378.

[2] 舒珊荣, 柯佩琪, 杨越波等.绒毛膜癌脑转移8例临床分析[J].实用妇产科杂志, 2010, 26(12):944-946.

[3] 宾平.出血性脑转移瘤的CT诊断[J].中国CT和MRI杂志, 2006, 4(4):8-10.

（张玉婷　周俊林）

第二部分　头颈部及脊柱

病例001　翼腭窝上皮样血管肉瘤
(Pterygopalatine Fossa Epithelioid Angiosarcoma)

【临床资料】

患者,男,55岁。38年前双侧腮腺肿大疼痛,外院诊断"流行性腮腺炎",抗感染治疗后,左侧腮腺肿痛消失,右侧腮腺区保留一"蚕豆"大小肿物,无特殊不适。1年前右侧外耳道及耳前区皮肤疼痛,口服"卡马西平"疼痛缓解。20天前外院CT检查示:右侧下颌后区肿物,呈圆形,边界尚清,挤压蝶骨翼外板及下颌骨内侧面,肿物及周围有散在钙化灶。

专科查体:右侧腮腺区肿大,可触及耳垂下、下颌后区有一大小约2cm×3cm肿物,质中,边界不清,活动度差,有压痛,表面皮肤不发红,皮温不高。

实验室检查:无明显特殊。

【影像学检查】

MRI检查:右侧翼腭窝见一大小约2.2cm×3.4cm的类圆形肿块,较短T1、混杂T2信号影,其内信号不均匀,见条片状长T1、更短T2信号影,周围见长T1、短T2低信号影环绕,边界清楚。

MRI诊断:右翼腭窝占位,考虑恶性肿瘤并出血可能性大,不除外黑色素瘤。

【图片】

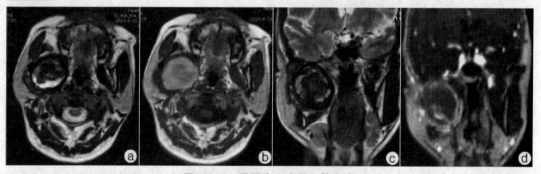

图2-001　翼腭窝上皮样血管肉瘤

男性,55岁。MRI平扫(a~c)示病灶呈较短T1、混杂T2信号影,其内见条片状长T1、更长T2信号影,周围见长T1、短T2信号影包绕;(d)增强后病灶呈不均匀中度强化。

【手术与病理】

手术记录:肿物位于翼腭窝内,前界为下颌骨和翼内肌,下颌骨被挤压变形,后界为胸锁乳突肌,上界达颅底,下界达下颌下缘平面,肿物浅面有颈外静脉、颈外动脉及下颌骨升支后缘,肿物深面为咽旁结构,肿物下极及后极包膜完整,与周围组织界限清楚,上极及前极与翼内、外肌和腮腺深面粘连。

镜下表现:可见原始血管形成,梭形细胞、上皮样细胞排列呈小巢状、片状或条索状;细胞异型明显,核分裂像明显。

免疫组化染色:CD34(+)、CK(+)、Vimentin(+)。

病理诊断:右侧翼腭窝上皮样血管肉瘤

【讨论与分析】

上皮样血管肉瘤(epithelioid angiosarcoma)是起源于血管内皮的恶性肿瘤,在不同年龄、性别患者中均可发生,高峰年龄为40~60岁,男性好发;可发生于身体各个部位,以下肢深层肌肉内多见,约占40%,其次为上肢、躯干和头颈部,也可侵犯长骨或扁骨,以股骨多见,亦可见于肩胛骨。多数患者为单个逐渐增大的肿物,少数伴有其他症状,如凝血异常、贫血、持续性血肿等。

上皮样血管肉瘤组织学形态多样,细胞形态从梭形到上皮样不等,细胞排列呈小巢状、片状或条索状,不规则的管腔样结构内可见红细胞,衬覆细胞呈立方或上皮样,实性细胞区见细胞呈圆形、椭圆形或梭形,细胞异型明显,易见核分裂像,胞质可有空泡形成。光镜下发现原始血管形成。免疫组化染色CD34、CD31、CK和vimentin均阳性。

影像学检查显示:肿瘤单发,包膜不明显,边界不清,呈浸润性生长,可有出血、坏死、囊变及含铁血黄素沉积;肿瘤多为实性或囊实性,在T1WI上呈稍高信号,在T2WI上以稍高信号为主,其内见斑片状更高信号。增强扫描病变呈明显强化。

本病例为右侧翼腭窝肿瘤,类圆形,边界清楚,MRI信号明显不均匀,伴明显出血和坏死,有轻度强化,强化征象不典型,造成误诊,但易出血的特点还是与血管肉瘤吻合,这一点应引起注意。

【鉴别诊断】

1. 颈动脉体瘤:发生于颈动脉体化学感受器的肿瘤,青少年多见,无痛性肿块,生长缓慢。常见于颈总动脉分叉处,紧贴血管外膜,呈卵圆形,较大时压迫及推移颈总动脉及颈内、外动脉,或将血管包绕。MRI表现:肿块边缘清楚,在T1WI上呈等或稍高信号,在T2WI上为不均匀高信号,肿瘤内见细条状及点状低信号。增强后肿块明显强化,在血管成像上呈"高脚杯征"。

2. 上皮样血管内皮瘤:是一种低度恶性血管内皮源性肿瘤,与血管壁相连或长在血管腔里,瘤细胞富含丰富的透明黏液基质;MRI表现T1WI上呈低信号,T2WI呈高信号,可伴有略低信号晕圈。

3. 恶性黑色素瘤:是一种少见的高度恶性肿瘤,好发于50~70岁的男性,瘤细胞呈巢状,胞质较透明或呈毛玻璃,免疫组化染色HMB-45阳性具有特征性。MRI的典型信号为T1WI呈高信号,T2WI呈低信号;增强扫描均质强化,肿瘤内有坏死者也可呈不均质强化或环形强化。

【参考文献】

[1] 阳泽彬,许琳.皮下软组织上皮样血管肉瘤2例临床病理观察.诊断病理学杂志.2011,18(6): 447-449.

[2] 赖日全, 田野等.上皮样血管内皮瘤的临床病理分析.中华病理学杂志, 2001, 30(3):177-197.

[3] Burk J, Gerlach U, Baumann T, etal. Epithelioidangiosarcoma of the scapula [J].In Vivo, 2010, 24(5):783-786.

[4] Wening BM, Abbondanzo S L, Heffess C S. Epithelioidangiosarcoma of the adrenal glands. A clinicopathologic study of nine cases with a discussion of the implications of finding"epithelial-specific" markers [J].Am J Surg Pathol, 1994, 18(1):62-73.

[5] 荀文娟, 何春年.上皮样血管肉瘤1例报道并文献复习.临床余实验病理学杂志, 2011, 27 (9): 980-983.

[6] 刘毅生, 沈家亮等. 非皮肤性恶性黑色素瘤的影像学表现. 中国CT和MRI诊断, 2012, 10 (4): 101-104.

（叶建军 赵建洪 王 刚）

病例002　舌下神经鞘瘤
(*Hypoglossal Schwannoma*)

【临床资料】

　　患者,男,30岁。1年前发现舌下肿物,影响语音、进食,睡眠时打鼾,偶有憋气感,卫生院就诊,口服药物无明显疗效。近期肿物增大不明显。

　　专科查体:颌下稍肿大,可触及一肿物,肿物表面光滑,呈半球形,位于口底,无压痛,表面皮肤不发红,皮温不高。口内检查:口底舌根部有一肿物,大小约6cm×5cm,舌背抬高,肿物质韧,表面光滑,边界不清,下颌骨活动受限,无压痛,表面光滑无破溃。

　　实验室检查:无明显特殊。

【影像学检查】

　　MRI检查:舌根部见一大小约5.3cm×6.2cm的团块影,呈长T1、长T2信号影,其内信号不均匀,见斑片状更长T1、更长T2信号和斑点状短T1信号影,边界清楚,邻近舌体呈受压推移改变。

　　MRI诊断:舌根部占位,考虑为神经源性肿瘤,神经鞘瘤可能性大。

【图片】

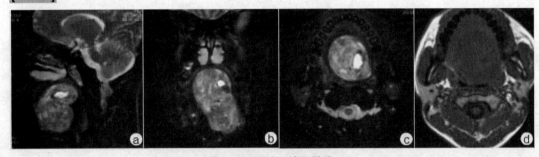

图2-002　舌下神经鞘瘤

　　男性,30岁。MRI平扫(a-d)示舌根部病灶呈长T1、长T2信号影,其内信号不均匀,见斑片状更长T1、更长T2信号和斑点状短T1信号影。

【手术与病理】

　　手术记录:舌根部巨大肿物,表面光滑呈结节状,呈淡黄色,有包膜。

　　镜下表现:瘤组织包膜完整,可见纤维化、玻璃样变、出血及囊性变;瘤细胞外液丰富,瘤细胞排列稀疏,间质成分及黏液成分较多。

　　病理诊断:(舌下)神经鞘瘤。部分区域出血,变性部分区域瘤细胞生长活跃。

【讨论与分析】

神经鞘瘤(neurilemmoma)是一类来源于神经鞘细胞、生长缓慢的良性肿瘤,该肿瘤可发生于任何有髓鞘神经,25%起源于头颈部,舌为口腔口咽部神经鞘瘤的好发部位,而单发于舌根部罕见。

神经鞘瘤由雪旺细胞及神经纤维组成,胞浆含大量线粒体、溶酶体和Lusebody,分为2型:Antoni A型(致密型)是肿瘤细胞平行排列呈束状或不规则旋涡状,细胞核呈杆状或雪茄样,排列成栅栏状;Antoni B型(疏松型)是以疏松、空泡状的网状结构为主,瘤细胞星状或淋巴样、椭圆、深染、体积小,细胞很少,胞浆突起连接成网状,网中为黏液样基质,并可有囊变性;免疫组化染色GFAP多呈阳性。

神经鞘瘤表现为咽旁无痛性隆起肿块,有咽部异物感、阻塞感、呼吸困难及吞咽困难等症状;生长缓慢,单发,呈椭圆形实性肿块,有完整包膜、边界清楚、光滑,可有囊变、出血或钙化。MRI表现:在T1WI上呈中等信号,在T2WI上呈不均匀较高信号,周围见低信号纤维包膜;增强扫描呈中等度增强,少数呈显著强化,瘤内囊变、出血及钙化不强化;邻近周围骨质呈规则的压迫性吸收。

单发于舌根的神经鞘瘤罕见,但本病例因为形态规则、边界清楚,MRI平扫相对均质,瘤体内见散在分布的囊性变信号,加之没有明显压痛,相对典型,因此没有增强资料就诊断为良性神经鞘瘤是可能的,但慎重起见,还是需要MRI增强扫描,以便与其它肿瘤鉴别。

【鉴别诊断】

1. 甲状舌管囊肿:是常见的颈部先天性疾病,以儿童和青少年多见,来源于甲状舌管残存上皮聚积,位于舌根部至胸骨切迹之间沿中线的任何部位,舌骨上下部最常见;生长缓慢,一般无临床症状。病灶呈圆形或类圆形,少数为不规则的囊性灶,与周围组织分界清楚,囊壁薄,MRI呈等T1、长T2或长T1、长T2信号,偶可见分隔,信号均匀;如囊液内含有蛋白成分T1WI呈高信号,增强扫描时囊液及囊壁不强化;如合并感染,囊壁呈环状强化且与周围结构界限不清。

2. 血管瘤:头颈部血管瘤由血管内皮细胞构成,是小儿较为多见的良性肿瘤;头颈部血管瘤可位于皮下或颈部深层软组织,按组织类型分为3型:①毛细血管瘤;②海绵状血管瘤;③蔓状血管瘤。海绵状血管瘤,T1WI呈均匀或不均匀低或等信号,T2WI呈明亮高信号,边界清楚,增强扫描呈轻度强化或分隔状线条样强化,类似"静脉湖"的征象;蔓状血管瘤:在T1WI和T2WI像上均为低信号的流空血管影,弥漫性生长,无包膜,边界不清,增强后见粗大强化的迂曲血管影,有时可见静脉石。

3. 淋巴瘤:是一组起源于淋巴结或其他淋巴组织的恶性肿瘤,头颈部淋巴瘤是指发生于颅底以下,锁骨以上,颈椎以前部位的淋巴瘤,头颈部有丰富的淋巴组织和富含淋巴组织的器官,是淋巴瘤第二大好发部位。分型:①弥漫肿胀型;②结节肿块型;③溃疡坏死型;④混合型。头颈部以弥漫肿胀型和结节肿块型多见,多呈稍长T1、稍长T2信号,病变内部信号均匀,很少发生坏死;溃疡坏死型较少见,病变组织肿胀不明显,以局部溃疡、坏死为主,淋巴瘤是乏血供肿瘤,增强扫描呈轻度强化。

【参考文献】

[1] Mikani Y, Hidaka T, Akisada T, etal. Malignant peripheral nerve sheath tumor arising in benign ancient neurilemmomas: a case report with an immunohistochemical study [J].Pathol Int, 2000, 50(2):156-161.

[2] Fang YY, Sun JH, Yang WG, etal Electron microscope of begin facial nerve tumor: two cases report [J].Chinese Journal of Otorhinolaryngology, 1992, 27(6):276-277.

[3] 李玉晓, 何晓光等.舌根部神经鞘瘤1例.临床耳鼻喉咽科杂志, 2005, 19(9):427.

[4] 黄国鑫, 孙黎明等. 颈部囊性病变的多排螺旋CT或MRI影像学特征分析. 医学影像学杂志, 2014, 24(6):924-928.

[5] q8-1132.

（叶建军　赵建洪）

病例003　上腭部多形性腺瘤
(*Pleomorphic Adenoma of Palate*)

【临床资料】

　　患者,男,47岁。4年前无明显诱因发现右上腭部有一肿物,约"核桃"大小,无疼痛及其它不适。肿物渐大,患者打鼾症状加重,出现言语模糊等不适症状后来我院就诊。患者无发热、盗汗、恶心及呕吐等症状。

　　专科检查:上腭部右侧见一大小约6.0cm×7.0cm×7.0cm的肿物,外突性生长,偏中线约1.0cm,质韧偏硬,表面呈结节状,固定不活动,无搏动感,边界欠清楚,表面黏膜无红肿。颏下及双侧颌下触及多发肿大淋巴结,较大者约0.8cm×0.8cm×0.8cm,质软,活动度好。

　　实验室检查:无明显特殊。

【影像学检查】

　　MRI检查:右腭部见一大小约5.8cm×5.1cm×6.1cm的团块状肿块,边界清楚,肿块边缘见短T2低信号包膜,呈长T1、混杂T2信号影,其内信号不均匀,见片状短T2信号影,DWI呈不均匀稍高信号,增强扫描呈不均匀明显强化,邻近周围软组织受压移位。

　　MRI诊断:右侧上腭部占位,考虑为恶性肿瘤可能性大。

【图片】

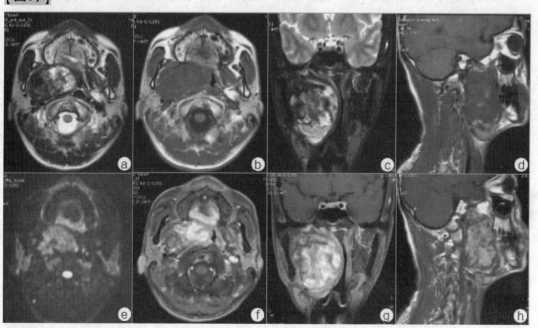

图2-003　上腭部多形性腺瘤

　　男性,47岁。MRI平扫(a-d)示病灶呈长T1、混杂T2信号影,其内见片状短T2信号影,有占位效应,边界清楚,肿块边缘见短T2低信号包膜,突向鼻咽、口咽咽腔,邻近组织受压移位;DWI(e)示病灶主体呈高信号,其内见小片状低信号影;增强后(f-h),病灶呈不均匀明显强化,其内见片状低信号不强化区。

【手术与病理】

　　手术记录:肿物包膜完整,突入咽侧壁、鼻腔,约6.0cm×5.0cm×6.0cm大小,上缘达软腭上缘,下缘达会厌及颈总动脉分叉水平,咽腔变形,变小,肿物基底位于翼腭窝内,与周围组织粘连紧密,不易分离。

　　镜下表现:肿瘤外覆纤维包膜,以粘液样物为背景,见肌上皮细胞呈条索样、巢团状或片状排列;并可见腺管样结构,管腔内见嗜酸性物质,内层为导管细胞,外围以层数不等的肌上皮细胞,部分区域有脂肪瘤样化生。

　　免疫组化染色:上皮CK8/18(+),肌上皮、脂肪细胞S-100(+),SMA、P63、CK5/6肌上皮(+),Ki67阳性细胞数2%。

　　病理诊断:(上腭部)源于小涎腺的多形性腺瘤。

【讨论与分析】

　　多形性腺瘤(pleomorphic adenoma)又称混合瘤(mixed tumor),是涎腺最常见的良性肿瘤,由上皮组织、肌上皮细胞、黏液和软骨或混合性软组织样结构构成,瘤内偶有黏液变或钙化。多发生于40~60岁,女性稍多于男性,约80%发生于大涎腺,尤其是腮腺,10%在颌下腺,发生于腭部小涎腺者相对少见,约占7%。腭部的小涎腺多形性腺瘤常发生于一侧硬腭后部及软硬腭交界处,很少发生于中线及硬腭前部,因此处几乎不含腺体。通常表现生长缓慢,无痛性并逐渐增大。

　　腭部多形性腺瘤多呈半圆形、圆形、椭圆形或结节状,位于黏膜下,黏膜表面光滑呈红或紫褐色,质地中等或偏硬,无活动度或活动度较差,边缘清楚,与表面皮肤无粘连,无真性包膜,具有薄的假包膜,但假包膜可不完整,约28%肿瘤周围有假性伪足、指状突起或卫星灶。恶变率达到28.3%。

　　MRI表现:边缘光滑、清楚、均质,在T1WI上多为等或稍低信号,在T2WI上呈稍高或较高信号,如病变中心出现囊变区可呈显著长T1、长T2信号。由于多数肿瘤具有纤维包膜,因此肿瘤与周围正常组织分界清楚,但有时受肿瘤周围脂肪信号影响,使平扫T2WI及增强T1WI上病变边界显示不清,此时应采用脂肪抑制序列。由于该肿瘤的血运中等,增强扫描病变多呈轻至中度不均匀强化,囊变坏死及黏液样基质含量较多区不强化;肿瘤周围纤维性假包膜不强化。肿瘤邻近骨质弧形受压或吸收变薄。

　　本例患者病程长,肿瘤生长缓慢,无痛性并逐渐增大,体积大,边界清楚,符合良性肿瘤特征;肿瘤内部信号高低混杂,符合多形性腺瘤多种组织成分构成,即含有上皮组织、肌上皮细胞、粘液和软骨等;由于发生于腭部小涎腺者相对少见(约占7%),初次诊断未能考虑到多形性腺瘤,应引起重视。

【鉴别诊断】

　　1.腭部脓肿:有明显的临床病史,软组织肿胀并伴有明显压痛,增强扫描呈明显环形强化,MRI的DWI上呈明亮高信号。

2. 牙源性囊肿:是原发于颌面部最常见的良性囊性病变,由正常牙滤泡发育而来,年轻人多见。颌骨牙源性囊肿多见于下颌骨,上颌骨相对少见,大小不一,呈单房型、单房分叶型、多房膨胀型,单房型多见。"窦内骨性囊"是其典型表现;一般无软组织肿块形成。MRI上呈长T1、长T2信号,骨性分隔呈长T1、短T2信号。增强扫描一般无强化,若合并感染时,囊壁轻度环形线样强化。

3. 造釉细胞瘤:一种良性但有局部浸润生长特点的肿瘤,占口腔颌面部肿瘤的3%,占牙源性肿瘤的63.2%,多发生于30~50岁,约80%发生于下颌骨。肿瘤缓慢进行性局部肿胀、疼痛、瘘道形成或溢脓。病变呈单房或多房的囊性或囊实性,囊壁厚且不规则,囊壁内侧常有乳头状突起;在MRI上一般呈长T1、长T2信号影,若囊内富含胆固醇或伴有出血时,囊液呈短T1或等T2信号,有时可见液—液平面。增强扫描因血供丰富,囊壁、囊壁乳头状突起及纤维分隔呈明显强化。

4. 肌上皮瘤:是一种罕见的涎腺肿瘤,由肌上皮及其衍生物组成,50%发生于腮腺,40%发生于腭部,发病高峰年龄为44岁,此部位的肌上皮瘤与多形性腺瘤鉴别较困难,需借助病理。

【参考文献】

[1] Zbaren P, TscHUmi I, Nuyens M, etal. Recurrent pleomorphic adenoma of the parotidgland. Am J Surg, 2005, 189:203.

[2] Au-Yeung K M, Ahuja A T, Ching A S, et al. Dentascan in oral imaging.[J]. Clinical Radiology, 2001, 56(9):700-713.

[3] 陈德华, 曹代荣等. 颌骨造釉细胞瘤的影像学对比分析. 临床放射学杂志, 2014, 33(9): 1323-1326.

[4] Dardick I, Thomas MJ, van NostrandAW.My oepithelioma-new concepts of histology andclassification :a light andelectron micro-scopic study .中华放射学杂志, 2004, 38(7):755-758.

[3] 王争, 乔英, 李健丁.《请您诊断》病例82答案:腹膜后淋巴管平滑肌瘤. 放射学实践. 2013, 28(12:1303-1304.

[4] 杨涛, 曾卫珊, 王学松等. 甲状舌管囊肿的CT诊断. 中国医学影像学杂志.2011, 19(3): 215-218.

[5] 周康荣, 陈祖望. 体部磁共振成像. 2000年9月第1版.499-503.

(孙 秋 赵建洪)

病例004　腮腺区孤立性纤维瘤
(*Solitary Fibrous Tumor of Parotid Gland*)

【临床资料】

患者,男,58岁。因发现右侧腮腺区肿物1年6个月,逐渐增大1个月就诊。患者1年半前偶然发现右侧下颌角处有一红枣大小肿物,渐进性生长,无疼痛麻木等症状,未作处理。1个月前在当地医院就诊,口服中药(具体用药不详)后自感肿块变小,停药后逐渐增大至拳头大小。

专科查体:右侧下颌角升支处突起一大小约7.0cm×5.0cm×4.5cm的肿块,类圆形、界清、质硬、活动度可、无触压痛,与周围皮肤无粘连,皮温不高,颈部及双侧颌下淋巴结无肿大。

实验室检查:白细胞5.91×10⁹/L,淋巴细胞百分比29.6%,中性粒细胞百分比60.9%;鳞状细胞癌相关抗原测定(阳性),甲胎蛋白、癌胚抗原、CA125、CA153、CA199及CA724均阴性。

【影像学检查】

CT检查:颈部结构不对称,右侧腮腺正常结构完全消失,右侧腮腺区见2个大小不等椭圆形囊实性肿块,实性成分为主,内见多发小圆形或斑片状低密度影,肿块大小分别约7.0cm×4.7cm×5.8cm及6.5cm×4.5cm×4.0cm,较小者跨越下颌骨向内生长;病灶局部与右侧翼内肌、咬肌及胸锁乳突肌分界不清;面神经腮腺内走行段及腮腺导管受累;右侧下颌下腺受压、变形、移位;右侧颈部Ⅲ区见2枚肿大淋巴结,最大者短径约0.8cm;右侧咽旁脂肪间隙模糊;增强后可见实性部分强化,囊变区不强化,动脉期肿块内见多发迂曲走行的小血管影,并可见肿块由颈外动脉分支供血;静脉期可见肿块实性部分进一步强化。

CT诊断:右侧腮腺区肿物。

【图片】

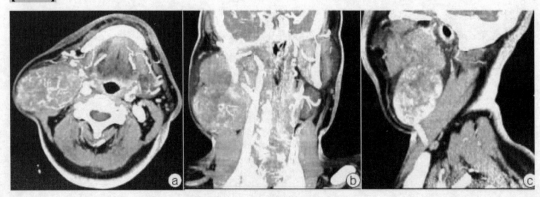

图2-004　腮腺区孤立性纤维瘤

男性,58岁。颌面部增强CT扫描。动脉期轴位示右侧腮腺区椭圆形异常强化肿块,其内见多发迂曲小血管影,周围血管被推挤移位(a);动脉期冠状面示右侧腮腺区2个囊实性肿块,实性部分强化,囊变区域不强化,肿块局部与右侧翼内肌分界不清,右侧下颌下腺受压变形、移位,右侧咽旁脂肪间隙模糊(b);静脉期矢状面示右侧腮腺区肿块实性成分进一步强化,右侧颈部Ⅲ区见肿大淋巴结(c)。

【手术与病理】

手术记录:术中见肿块位于右侧腮腺区,呈类圆形,范围较大,呈膨胀性生长,肿物深部与周围组织粘连不清,仔细分离周围组织,完整切除肿物。

镜下表现:瘤实质由梭形细胞构成,呈束状排列,细胞大小较一致,细胞有异型,部分区域排列密集。

免疫组化染色:瘤细胞CD34(2+)、CD99(2+)、B淋巴细胞瘤-2基因(B-cell lymphoma-2,bcl-2)(1+)、波形蛋白(Vimentin)(2+)、平滑肌肌动蛋白-a(SMA)(-)、肌动蛋白(Actin,Act)(-)、S-100蛋白(-)、瘤细胞CD56部分(1+)、上皮膜抗原(Epithelial membrane antigen,EMA)(-)、瘤细胞CD68(-)、Ki67(<5%)。

病理诊断:(右侧腮腺区)孤立性纤维性肿瘤(中间性)。

【讨论与分析】

孤立性纤维瘤(solitary fibrous tumor,SFT)是一种罕见的来源于间叶组织的梭形细胞肿瘤,可发生于身体的任何部位,胸膜多见,少见于头颈部,发生于腮腺仅少量报道。SFT一般为局限性肿块,呈无痛性缓慢生长,边界清晰,多无临床症状,患者常因肿块增大压迫周围组织而就诊。

SFT多为良性,少数具有侵袭性,治疗原则为手术完整切除肿瘤及长期随访,无需辅助化疗。CT平扫表现为类圆形软组织密度肿块,密度多均匀,少数可见坏死、囊变及钙化,边界清晰;增强扫描呈不均匀强化(软组织部分明显均匀强化,坏死液化区域不强化)。MRI平扫表现为T1WI呈等信号,T2WI呈低或高信号,增强后明显强化。免疫组化染色及组织学是本病的诊断标准,其特点为:CD34、CD99、Vimentin及bal-2蛋白阳性;S-100及Actin阴性。

本例2个囊实性肿块、不均匀强化、与邻近结构分界不清及邻近淋巴结肿大等影像表现倾向于恶性病变,但患者病史时间较长且药物治疗有效等临床表现诊断时应予考虑。本病虽不是恶性肿瘤,但少数侵袭性表现给影像诊断带来一定困难,其特殊的位置、丰富的血管表现及增强的特点还是要想到孤立性纤维性肿瘤的可能。

【鉴别诊断】

1. 神经鞘瘤:均匀或不均匀性软组织密度,T1WI呈等信号,T2WI呈中等或稍高信号,增强后呈不均匀性轻至中度强化;CD34、EMA及S-100阳性。

2. 多形性腺瘤:来源于腮腺上皮组织,呈分叶状,边界清楚,肿瘤表现为均匀或不均匀性软组织密度或信号,增强后多呈明显强化;癌胚抗原(carcino-embryonic antigen,CEA)、EMA、SMA、S-100及细胞角蛋白(cytokeratin,CK)阳性。

3. 黏液表皮样癌:肿瘤大小不一,可有包膜,边界欠清,增强后瘤组织明显强化;S-100、CD68、bal-2阳性。

【参考文献】

[1] Kim HJ, Lee HK, Seo JJ, et al. MR imaging of solitary fibrous tumors in the headandneck [J]. Korean J Radiol, 2005, 6(3):136-142.

[2] Alonso-Rodriguez E, Gonzalez-Otero T, Castro-Calvo A, et al. Parotidglandsolitary fibrous tumor with mandibular bone destruction andaggressive behavior[J]. J Clin Exp Dent, 2014, 6 (3): e299-302.

[3] Lambade PN, Palve D, Lambade D. Schwannoma of the cheek: clinical case andliterature review[J]. J Maxillofac Oral Surg, 2015, 14(2):327-331.

[4] Koyuncu M, Karagoz F, Kiliacarslan H. Pleomorphic adenoma of the external auditory canal [J]. Eur Arch Otorhinolaryngol, 2005, 262(12):969-971.

（李帮雪　王　刚）

病例005 颈部恶性黑色素瘤
(Cervical Malignant Melanoma)

【临床资料】

    患者,男,67岁。于1年半前右眼眶下"黑痣"出现反复糜烂、出血,且不易愈合,同时右侧颌下出现一约"核桃"大小肿物,无明显疼痛及不适。行"黑痣局部切除术";随后患者发现右侧颌下肿物明显增大,局部肿胀不适。

    实验室检查:白介素658.2pg/ml,降钙素原0.474ng/ml。

    专科检查:右侧眶下区可见长约1cm手术瘢痕,愈合良好。右侧腮腺区及颌下区可见一约12.0cm×12.0cm大小外突性软组织肿物,肿物隆起约10cm,表面皮肤破溃并呈黑色,质地较硬,活动度差,边界尚清楚,触痛不明显。右侧颈部可触及多个肿大淋巴结,大者约3.0cm×3.0cm,质地较硬,活动度较差,压痛不明显,表面皮肤未见明显异常。

【影像学检查】

    MRI检查:右侧颈部颈动脉鞘旁见一大小约12.0cm×15.0cm×16.0cm不规则形团块状占位,信号混杂,以不均匀稍短T1、稍长T2信号为主,其内见结节状及条片状更短T1、短T2信号影,DWI呈不均匀较高信号,境界不清;增强扫描病变呈中度不均匀强化;病变明显向外侧隆起,并沿颈动脉鞘及咽旁间隙生长,向上达同侧下颌小头层面,下颌支未见明显异常,邻近下颌下腺、腮腺与病变分界不清,向下达锁骨上窝水平,向内布满整个咽旁间隙并半包绕、推移颈动脉鞘,颈动脉鞘内血管流空尚可。

    MRI诊断:右颈部巨大占位,考虑恶性黑色素瘤,病变占据整个咽旁间隙,同侧颌下腺、腮腺受累,病变侵及颈动脉鞘,血管向内侧移位,并右颈部淋巴结转移。

【图片】

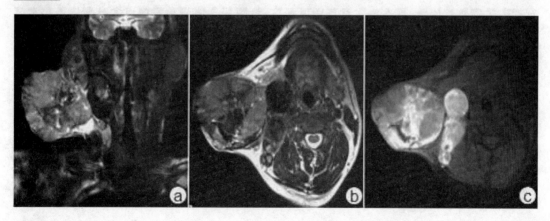

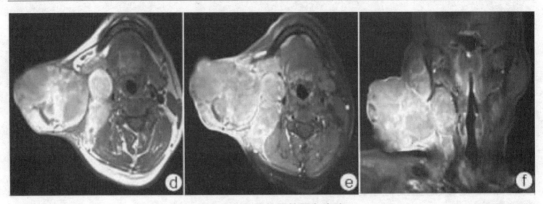

图2-005　颈部恶性黑色素瘤

男性,67岁。MRI平扫(a-d)示病灶主体呈稍短T1、稍长T2信号影,其内信号不均匀,见片状短T1、短T2信号影;增强后(e-f),病灶呈中度不均匀强化。

【手术与病理】

手术记录:沿右侧面颈部巨大肿物周缘环形切开,切开皮肤、皮下,探查见肿物基底较深,呈结节状,质地硬,侵犯腮腺浅叶、胸锁乳突肌上段,与颌下腺后缘相邻,瘤体内血供丰富。沿瘤体周缘分离,期间注意严格止血,完整切除巨大肿物,肿物呈灰黑色,切面呈黑色。右侧颌下、颏下行横行延长切口,颈部行纵行延长切口至锁骨下1cm,切开后翻瓣,显露右侧全颈术区,探查见右侧颈部多枚肿大淋巴结相互融合,质地较硬,呈黑色变,包绕颈内静脉。

大体病理:灰黑色不整形组织4块,体积20cm×17cm×7cm。其中一块上带皮肤,大小约13cm×8cm,切面黑色。

镜下表现:瘤细胞浸润性生长,呈不规则巢团状,细胞异型性显著,大量色素沉积,见多核细胞和巨核细胞。

免疫组化染色:瘤组织HMB45(++),S100(++),Melan-A(+),Vimentin(++),Ckp(+),Ki67核阳性细胞>10%。

病理诊断:(右侧面颈部)恶性黑色素瘤。

【讨论与分析】

恶性黑色素瘤(malignant melanoma)简称恶黑,是一种少见的高度恶性肿瘤,起源于黑色素细胞和痣细胞,一般认为是神经嵴的APUD系统恶性肿瘤,占皮肤恶性肿瘤的第3位,通常好发于皮肤和粘膜;可发生于身体任何部位,头颈部恶性黑色素瘤占全身恶性黑色素瘤的20%,男女之比为2:1,发病年龄为16~85岁,常发生在50~70岁。60%的恶性黑色素瘤是由色素痣恶变而来,浅表扩展型恶性黑色素瘤约1/3,结节型约1/4,在痣的基础上发生,紫外线照射、内分泌紊乱、遗传因素、色素痣恶变、化学物质的诱发等被认为是本病的发病原因。恶性黑色素瘤主要通过淋巴道转移,也可经血行转移,发生血行转移时,以肺、肝、脑转移多见。

头颈部的恶性黑色素瘤根据病变发生的部位可分为皮肤和黏膜恶性黑色素瘤两大类,头颈部皮肤恶性黑色素瘤根据临床表现和病理特征不同可分为恶性雀斑型、浅表扩展型和结节型,一般认为黏膜恶性黑色素瘤的恶性程度较皮肤者为高,且预后较差。

恶性黑色素瘤病理形态变异很多,不同区域形态不一,细胞形态有明显多形性和多样性。其组织形态没有明显固定生长方式，部分似癌，部分似肉瘤，有似癌非癌、似肉瘤非肉瘤的感觉。黑色素瘤细胞向表皮内侵犯，甚至可以在表皮内形成瘤细胞团块，瘤细胞没有逐渐成熟的倾向。肉瘤型病例诊断较困难，常和软组织肉瘤相混淆，但多数病例中可以找到黑色素，vimentin也常为阳性反应，诊断关键在于发病浅表，其与软组织肉瘤不同之处在于难以找到特定分化依据，如脂肪肉瘤中可找到脂肪母细胞等。恶性黑色素瘤发病浅表，细胞间排列松散，粘连性非常差，常可找到双核的的"芽辫样细胞"。角蛋白在多数恶性黑色素瘤中也呈阳性反应，S-100和HMB45是诊断恶性黑色素瘤的重要标记物。因此在对没有特定生长方式和分化依据的肿瘤进行病理诊断时，应考虑恶性黑色素瘤的可能。

恶性黑色素瘤的MRI表现及类型：恶性黑色素瘤MRI征象是多样性的，依据其黑色素细胞内所含的顺磁性黑色素颗粒的有或无、多或少以及肿块内有无出血情况而对信号的影响分为四种类型。①T1WI高信号、T2WI低信号：表明病灶内富含黑色素颗粒，这是黑色素瘤的典型征象；②T1WI低信号、T2WI高信号：表明病灶内无黑色素颗粒；③T1WI、T2WI都是高信号：表明病灶内有出血改变；④T1WI、T2WI都是中等信号：表明病灶呈混合型改变。增强扫描均质强化，肿瘤内有坏死者也可呈不均质强化或环形强化。

本例患者的病史（1年半前右眼眶下"黑痣"出现反复糜烂、出血，且不易愈合）、发病部位（头颈部好发）、好发年龄50~70岁（67岁）、性别（男性好发）及临床专科查体（右侧腮腺区及颌下区巨大外突性软组织肿物，表面皮肤破溃并呈黑色，并淋巴结肿大）以及经典MRI T1WI高信号、T2WI低信号，完全可以诊断恶性黑色素瘤并淋巴结转移。

【鉴别诊断】

1. 淋巴瘤：可以发生于身体各个部位的淋巴组织，是来自于淋巴网状系统的肿瘤。分为霍奇金淋巴瘤和非霍奇金淋巴瘤。中老年男性好发，表现发热盗汗等症状。发病部位的淋巴结则表现为增生性改变。MRI表现T1WI呈等信号或稍高信号影，T2WI呈高信号，部分淋巴结呈融合状。T2WI脂肪抑制序列呈高信号影，增强扫描呈中等度均匀强化。

2. 横纹肌肉瘤：是一种具有骨骼肌分化倾向的原始间叶性恶性肿瘤，原发于头颈部的极罕见，多发生于儿童和青少年。病理分型包括胚胎性、腺泡状及多形性横纹肌肉瘤，其中胚胎性多见。MRI表现T1WI上呈等或稍低信号，T2WI呈等或稍高信号，边界多不清，形态不规则，信号多数较均匀，出血、坏死及钙化罕见，增强扫描呈中等到明显延迟强化。

3. 神经鞘瘤：来源于神经鞘细胞、生长缓慢的良性肿瘤，呈椭圆形实性肿块，有完整包膜，边界清楚，多有囊变、出血，MRI表现T1WI呈中等信号，T2WI呈不均匀等高信号；增强扫描呈轻中度强化，少数不均匀明显强化。

4. 颈部淋巴结结核：根据淋巴结结核按病理演变过程，其MRI表现可分为4型：I型为结节型或肉芽肿型，MRI平扫呈T1WI略低信号和T2WI高信号。增强均呈明显均匀强化。II型为干酪样坏死型，淋巴结包膜未坏死，无粘连，周围脂肪间隙清晰。增强中央坏死区无强化、周边呈环状强化的结节。III型为浸润型，病变淋巴结结构消失，中央大片干酪样坏死区，周边炎性反应及粘连，活动受限。MRI增强后不同于II型的是病灶周围脂肪间隙消失。IV型为脓肿型，MRI表现为肿大融合且信号混杂的淋巴结，周围炎性浸润、脓肿及窦道形成，坏死区T2WI明显高信号，增强可显示边缘厚且不规则的强化的环壁及窦道，部分呈多房状及分隔状强化。

【参考文献】

[1] 刘苓, 孙建国. 鼻腔原发性恶性黑色素瘤25例临床病理分析[J]. 实用癌症杂志, 2007, 22 (4): 378-379.

[2] 罗定泰, 夏顺和. 头颈部恶性黑色素瘤的临床及病理研究. 中华肿瘤杂志, 2001, 23(3): 256-258.

[3] Kapur RP.Anti melanoma monoclonal antibody HMB45 identifiedan oncofetal glycongate associatedwith immature melanomes.[J] Histochem Cytochem, 1992, 40:207-210.

[4] 刘毅生, 沈家亮等. 非皮肤性恶性黑色素瘤的影像学表现. 中国CT和MRI诊断, 2012, 10 (4): 101-104.

(叶建军   赵建洪)

病例006　颈部血管淋巴管瘤合并慢性炎症
(*Hemolymphangioma with Inflammation*)

【临床资料】

患者,男,48岁。半年前突然感觉左侧颌下区肿痛,且伴有吞咽困难,当地医院给予抗炎支持治疗,症状缓解。近一周来感觉左侧颌下区肿痛伴吞咽困难,近日略有发热,无法进食,有恶心感。

专科查体:左侧颌下区弥漫肿胀,下缘至下颌缘下4.5cm,前至正中颏下,后达下颌角,肿胀范围缘8.0cm×4.5cm,肿胀区域边界不清,质地较软,无活动度,触之有搏动感,压痛明显,肿胀表面皮温略高,色泽、质地正常。

实验室检查:无特殊。

【影像学检查】

MRI检查:左侧下颌区见大小约5.0cm×6.0cm×6.5cm多房囊实性病灶,由多发圆形、类圆形等T1、短T2信号影组成,且可见液液平面;DWI呈低信号,其内信号不均匀;病灶内见等T1、长T2的分隔影,分隔在DWI呈稍高信号;边缘似呈浅分叶状;增强扫描病灶内间隔及周围见条片状强化影。

MRI诊断:左侧下颌区占位性病变,考虑慢性炎性病变,合并出血可能。

【图片】

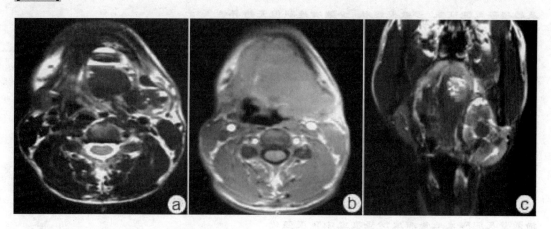

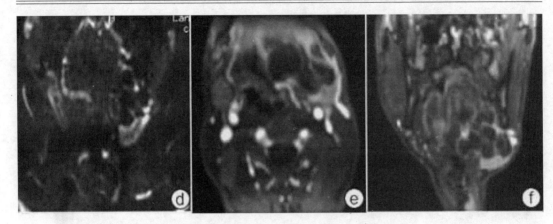

图2-006 左侧颌下区血管淋巴管瘤合并慢性炎症

男性,48岁。MRI平扫(a-c)示病灶多房囊实性改变,呈等T1、短T2信号,可见液液平面,其内可见长T2条状分隔影;DWI示(d)病灶低信号为主,周边可见条片状稍高信号;增强后(e-f),病灶主体不强化,其内的间隔及周边见条片状强化。

【手术与病理】

手术记录:肿物位于左侧舌下腺下方,颌下腺前内侧,口底肌之间,约5.0cm×6.0cm大小,肿物呈多囊性,囊壁较薄,边界基本清楚,与周围组织粘连,内含血性或褐色较为稀薄的囊液。

镜下表现:送检脂肪及纤维结缔组织间看见增生伴扩张的薄壁管腔,部分内为淡粉染液,伴少量淋巴细胞浸润,部分内为血液。

病理诊断:(左侧颌下区)血管淋巴管瘤,并慢性化脓性炎症。

【讨论与分析】

血管淋巴管瘤是起源于间胚叶组织的一类良性肿瘤,由血管及淋巴管相互交织组成。可发生于身体的任何部位,主要发生于疏松结缔组织。病程长,生长缓慢,无周围组织侵犯及转移等恶性征象;多数无症状,少数有症状但无特异性。

病因上分为原发性及继发性血管淋巴管瘤。原发性血管淋巴管瘤是脉管系统先天发育异常,胚胎塑形不良的血管组织与大循环之间的静脉淋巴管通路闭塞导致肿瘤形成。继发性血管淋巴管瘤可由外伤或手术引起淋巴管损伤,导致淋巴液引流不畅最终发展而成。

血管淋巴管瘤内既含畸形血管又含淋巴管。肿瘤多较大,多由大小不一的囊腔构成,囊壁及囊内间隔薄,囊液类似血液成分,或由清亮的淋巴液构成,囊腔部分相通,被覆内皮。

影像学表现:肿瘤沿着疏松结缔组织间隙生长蔓延,呈多房囊性或囊实性,以囊性为主,T1WI以低或稍低信号为主,也可呈等、高信号,T2WI以高信号为主,也可呈稍高信号,病灶内各囊腔囊液信号可均匀一致,也可各异,部分囊内可见液-液平。MRI囊液信号不同与囊液的成分有关,病灶以血管瘤为主或以淋巴管瘤为主,以及是否合并出血和感染。增强扫描囊壁及间隔或血管瘤成份轻度或中重度强化。

本例患者临床病史、症状及体查符合炎症性病变;发病部位(颈部)、延颌下间隙蔓延生长的方式、多房囊性改变并均匀菲薄的间隔以及间隔强化等特征,符合血管淋巴管瘤特征;因此,综合以上可以考虑血管淋巴管瘤合并慢性化脓性炎症。

【鉴别诊断】

1. 腮裂囊肿:是胚胎期腮裂或颈窦闭合异常可在颈部形成囊肿,以第二腮裂发育异常多见,青少年多见,一般在下颌角后扪及肿块,少数肿块可在咽旁间隙或腮腺深部。囊肿位于颈部,呈类圆形,沿胸锁乳突肌上、下走向,边缘光滑,周围组织受压移位。囊液在T1WI为低信号,T2WI为高信号,若囊液蛋白含量高、含胆固醇结晶或伴有感染时,T1WI信号增高。增强扫描一般不强化,若合并感染时,囊壁可有强化。

2. 血管瘤:是血管组织形成的良性肿瘤;软组织血管瘤多见于皮肤、肌肉、肌腱、滑膜及结缔组织,按组织类型分为3型:①毛细血管瘤;②海绵状血管瘤;③混合型血管瘤。病灶呈结节状、分叶状或条索状,T1WI呈等信号或高等混杂信号,T2WI呈高信号,条状低信号分隔的网格状改变。增强扫描呈充填式明显强化。

3. 淋巴管瘤:属于淋巴系统少见的先天性肿瘤样畸形,而非真性肿瘤,瘤体由扩张、增生和紊乱的淋巴管构成,好发于婴幼儿,2岁以下儿童多见;全身多个部位可累及,颈部多见。按组织学类型分为3型:①单纯性(毛细管性)淋巴管瘤;②海绵状淋巴管瘤;③囊状淋巴管瘤(水囊瘤),最多见。病变呈单房或多房弥漫性分布,大小不等,可向周围浸润性生长,在组织间隙中"爬行性生长"。无完整包膜,T1WI呈低信号,T2WI呈高信号,囊内分隔及囊壁呈等信号;增强扫描囊内无强化,囊壁及囊内分隔无强化或轻微强化。

【参考文献】

[1] Jeung MY, Gasser B, Gangi A, etal.Imaging of cysticmases of the mediastinu [J]. Radiographics, 2002, 22:79–93.

[2] LU Yan-yu, ZHAN A-lai.Imaging Diagnosis of CT andMRI on Hemolyphangioma. CHINESE JOURNAL OF CT ANDMRI, DEC 2010, 8(6):51–53.

[3] Sun LF, Ye HL, Zhou QY,etal. A giant hemolymphangioma of the pancreas in a 20-year-oldgirl: a report of one case andreview of the literature[J]. WorldJ Surg Oncol, 2009, 7:31.

[4] 李建军, 郭怀虎等.腹部淋巴结管瘤的诊断和治疗[J].肿瘤学杂志, 2003, 8(4):427–430.

(叶建军 赵建洪)

病例007　臂丛神经鞘瘤
（*Neurilemmoma of Brachial Plexus*）

【临床资料】

　　患者,男,61岁。7年前发现右侧肩部肿块,右上肢麻木,无疼痛,皮肤无红肿。

　　专科检查:自动体位,右肩关节活动受限,局部压痛明显。

【影像学检查】

　　CT检查:右侧锁骨上方见一类圆形软组织肿块影,大小约4.1cm×2.7cm×3.3cm,边界尚清,密度不均,内部见大片状低密度区,周围部分CT值40HU,增强扫描周围部分轻度强化,CT值56HU。

　　CT诊断:神经鞘瘤可能性大。

【图片】

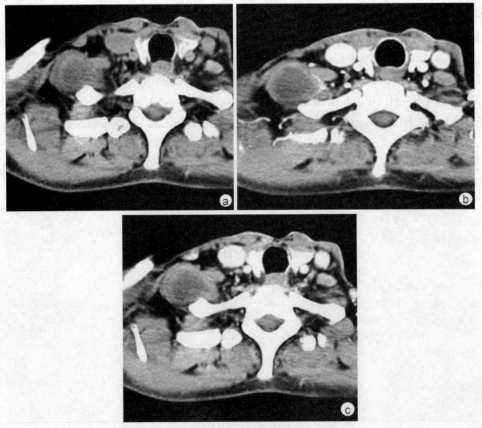

图2-007　臂丛神经鞘瘤

男性,61岁。右侧锁骨上方占位,平扫(a)密度不均,内部见大片状低密度区,边界较光整,平扫周围软组织成分CT值40HU。增强扫描(b,c)肿块边缘轻度强化,CT值56HU,内部低密度区无明显强化。

【手术与病理】

手术记录:颈根部右侧肿物切除术,术中见臂丛神经纤维紧密包绕肿瘤,肿瘤大小约5.0cm×4.0cm×4.0cm,将臂丛神经推挤移位,逐层分开包绕肿瘤的被膜,直至肿瘤表面,肿瘤溃破并有血性分泌物溢出,肿瘤与神经纤维严重粘连,取出肿物。

镜下表现:瘤组织包膜完整,内见纤维化、玻璃样变、出血及囊变;肿瘤细胞外液丰富,细胞排列稀疏,间质成分及黏液成分多。

病理诊断:右锁骨下臂丛神经鞘瘤。

【讨论与分析】

周围神经鞘瘤(periphera neurilemmoma)包括发生于脊髓神经根和颅外体部的神经鞘瘤,好发部位据报道依次为头、颈部、肢体、纵隔、腹膜后及其他部位。发病年龄多为30~50岁,男性多于女性。

臂丛神经鞘瘤占中枢及周围神经鞘瘤的25%,常见于前中斜角肌之间。早期大多无临床症状,不影响功能,但发生囊内出血、体积突然增大时,可发生周围神经的压迫症状,表现为该神经的支配区有麻痛感。发生在臂丛下干的神经鞘瘤,如向下生长,易误诊为肺尖肿瘤或转移性肿瘤。

周围神经鞘瘤有一定的特征性表现,主要CT表现可归纳为以下几点:①平扫时肿瘤密度低于肌肉组织。这主要因为肿瘤细胞排列疏松,间质成分多,细胞间水肿液及黏液成分较多。此外,神经鞘瘤与肌肉组织相比衰减少,这与雪旺细胞黏液基质水分含量高有关;②肿瘤包膜密度高,边界清楚、光滑。这主要是由于肿瘤有完整的纤维包膜;③肿瘤密度不均、强化不均匀,与肿瘤出血、坏死、囊变有关,也与肿瘤细胞排列有关;④椎间孔扩大。发生在脊髓神经根的神经鞘瘤可使邻近椎间孔扩大;⑤增强后肿块强化程度高于肌肉,呈轻到中度不均匀强化,中心坏死区或囊变区不强化。

本例患者为老年男性,病史较长,临床上有肢体麻木的外周神经症状,且位于臂丛走行区,考虑外周神经源性肿瘤可能。CT平扫呈类圆形低密度肿块影,边缘光整,与周围结构分界清晰,仅见受压推移,同时平扫内部呈明显的低密度囊变影,肿瘤周缘软组织样稍高密度影,增强后呈轻度强化,符合神经鞘瘤的特征。

【鉴别诊断】

1. 恶性神经鞘瘤:神经鞘瘤本身恶变少见,多由神经纤维瘤恶变而来。恶性者肿块常较大,出血坏死多见,多呈浸润性生长,周围结构常受侵犯,形态欠规则,边界欠清,神经亦常受侵,甚至被包绕。淋巴结转移可作为恶性肿瘤的佐证。

2. 颈部淋巴结结核、转移性淋巴结:常为多发软组织密度结节或肿块,甚至粘连成团,与臂丛神经为毗邻关系,肿物均为实性,也可出现坏死,表现为中心的低密度影,增强后环形强化,注意寻找有无肺部、鼻咽部原发病灶。

3. 神经纤维瘤:与神经鞘瘤的发病年龄、部位及临床表现相似,临床触诊不易区分,鉴别主要依靠影像学检查。神经纤维瘤边界不清,常多发,密度或信号与神经鞘瘤相似,但坏死、囊变较神经鞘瘤少见。

【参考文献】

[1] 郑九林, 滑炎卿, 黄忠泉. 周围神经纤维瘤和神经鞘瘤的CT鉴别诊断 [J]. 中国临床医学影像杂志, 2004, 12:710-713.

[2] 曹厚军, 黄蓉蓉, 王石林等. 体部软组织神经鞘瘤53例临床分析 [J]. 临床肿瘤学杂志, 2011, 16(5):460-462.

[3] 丁小南, 袁建华, 王志平. 周围神经鞘瘤的CT和MRI表现 [J]. 放射学实践, 2009, 03:305-308.

[4] 王一, 李姗姗, 尹相媛, 邱士军. 周围神经鞘瘤的CT和MRI分析 [J]. 医学影像学杂志, 2012, 01:71-74.

（何　慧　赵建洪）

病例008 腭部黏膜恶性黑色素瘤
(*Malignant Melanoma of Palate*)

【临床资料】

患者,男,51岁。于六月前发现硬腭前部肿物,肿物逐渐增大,色暗红,质硬,活动度差。于一月前发现右颈部肿物。

专科检查:上腭前部正中可见一直径约2.0cm的类圆形肿物,色暗红,质硬,活动差,边界清楚,张口无殊,口内见各涎腺及其导管口无殊,舌、唇、腭颊、牙龈粘膜无殊。右侧颈部可触及一大小约2.0cm×3.0cm之肿物,质硬,边界清楚,动度可。

【影像学检查】

CT检查:硬腭前部可见一软组织结节影,边界欠清,直径约2cm,邻近腭骨骨质破坏,增强后病灶未见明显强化。右侧颈总动脉分叉处外侧可见一团块状肿物,密度欠均匀,增强扫描其内可见强化血管影。

CT诊断:腭部恶性肿瘤伴右颈部转移。

【图片】

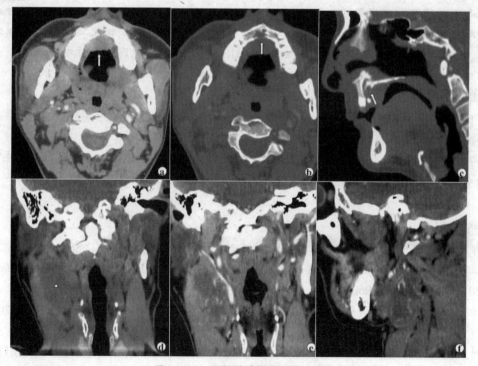

图2-008 腭部黏膜恶性黑色素瘤

男性,51岁。硬腭前部可见一软组织样密度结节影(图a箭号示),边界欠清,直径约2cm,邻近腭骨骨质破坏(图b、c箭号示),增强后病灶未见明显强化。右侧颈总动脉分叉处外侧可见一类椭圆形低密度肿块(图d中↑示),密度欠均匀,增强扫描其内可见强化血管影(e,f)。

【手术与病理】

镜下表现:瘤组织浸润性生长,细胞呈弥漫状、巢团状排列,细胞核深染,胞浆较丰富。

免疫组化染色:瘤细胞示S-100(+),HMB45(点灶性+),Vimentin(+),Ki67阳性细胞数>8%。

病理诊断:(腭部粘膜)恶性肿瘤,结合免疫组化染色符合恶性黑色素瘤。

【讨论与分析】

恶性黑色素瘤(malignant melanoma,MM)是临床上较少见的一种肿瘤,是起源于上皮的黑色素细胞,黑色素细胞发生恶性病变异常增生即引起恶性黑色素瘤的发生,临床上主要表现为结节逐步增大,且色素浓重。

黑色素细胞分布于皮肤、眼、黏膜表面和神经系统,因此恶性黑色素瘤可发生于皮肤、口腔、消化道、生殖系统的黏膜及眼球的睫状体、虹膜、脉络膜和脑等处。以发生于皮肤的最多,发生部位以下肢、外阴、肛周为最多,发病年龄以45~50岁多见。其次可发生于颌面部,少数可发生在视网膜处。

颌面部恶性黑色素瘤则主要分布在口腔黏膜,由于口腔黏膜具有丰富的血供和淋巴引流,使该部位发生的恶性黑色素瘤更易局部复发和远处转移,其恶性程度高,患者死亡率高,预后较皮肤恶性黑色素瘤差。

黑色素瘤CT平扫一般表现为等或高密度类圆形病灶,增强扫描时,肿瘤呈不同程度的均匀强化或环状强化。

本例为硬腭前部增厚的软组织,伴有邻近骨质不规则破坏及颈部淋巴结转移,考虑恶性肿瘤不困难,但由于只有CT扫描,组织分辨率低,且增强不明显,因此造成组织类型定性困难,此类病例还是需要MRI进一步检查,如MRI表现为短T1、短T2信号可确诊;还有,如果肿瘤细胞含黑色素多,体查时也可看到肿瘤的黑色表现。

【鉴别诊断】

1. 腭骨癌:以腭骨为中心的软组织肿块,向周围广泛侵蚀,并骨质破坏;强化没有特征性,可轻到明显强化。

2. 腭骨淋巴瘤:软组织肿块侵犯腭骨,腭骨骨质呈侵润性破坏,破坏骨质边缘模糊不清,增强后肿瘤组织轻度强化。

【参考文献】

[1] 郭军. 恶性黑色素瘤治疗的新进展[J]. 临床肿瘤学杂志, 2008, 12(12):881-884.

[2] 张青, 王振常, 鲜军舫等. 鼻道、鼻咽恶性黑色素瘤的MRI诊断 [J]. 中华放射学杂志, 2011, 45(10): 947-950.

[3] 陈宇, 耿宁. 口腔黏膜原发恶性黑色素瘤的临床和病理[J]. 中国实用口腔科杂志, 2010, 3(12): 712-714.

[4] 杨万发, 王良. 恶性黑色素瘤影像学评估和随访观察[J]. 放射学实践, 2013, 8(11):1178-1180.

(魏晋艳　赵建洪)

病例009 鼻腔恶性黑色素瘤
(*Malignant Melanoma of Nasal Cavity*)

【临床资料】

患者,男,64岁。患者两月前由于感冒出现持续性鼻塞,伴有头疼及流鼻涕,遂来我院诊治。

专科检查:右侧鼻腔软组织肿块影。

【影像学检查】

CT检查:示右侧鼻腔可见软组织密度影充填,周围骨质未见明显破坏。

CT诊断:鼻息肉。

【图片】

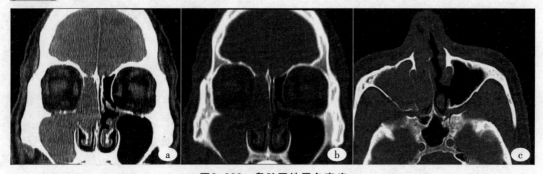

图2-009 鼻腔恶性黑色素瘤

男性,64岁。右侧鼻腔及上颌窦见软组织密度影充填,周围骨质未见明显破坏(a~c)。

【手术与病理】

手术记录:穿刺取活检。

镜下表现及免疫组化染色:瘤细胞示HMB45(+++),S-100(-),MelanR(-),CK广(-),CD45RO(+/-),CK3(-),CD20(-),CD79α(-),CD10(-),CD5(-),CD56(-),BCL-6(-),MuM-1(-),ALK(-),颗粒酶B(-)。

病理诊断:右侧鼻腔恶性黑色素瘤

【讨论与分析】

恶性黑色素瘤(malignant melanoma,MM)是一种恶性程度很高的黑色素细胞肿瘤。50~70岁的中老年人多见,好发于皮肤、黏膜和内脏器官,鼻腔原发性恶性黑色素瘤较为罕见,多见于鼻中隔和鼻腔外侧壁,少数在鼻窦,占鼻腔原发性肿瘤的0.57%,约占头颈部恶性黑色素瘤的4%,预后多数较差,晚期可有淋巴道及血液转移。60%的恶性黑色素瘤是由色素痣恶变而来。

常见临床症状为渐进性鼻塞、涕中带血，可伴有头痛。

影像学上很难与其他肿瘤鉴别，最终确诊需依靠病理，免疫组化染色S-100和HMB45阳性是重要的诊断标准。CT和MRI能很好地显示鼻腔恶性黑色素瘤的病变部位、周围骨质破坏和对邻近重要结构的侵犯，有助于对病变程度和范围进行全面评估，对临床治疗方案的制订及预后评价具有重要意义。

鼻腔恶性黑色素瘤的MRI表现有一定特征性，典型者T1WI上呈高信号，T2WI上呈低信号，与其他肿瘤的信号表现相反为其特点。增强后肿瘤明显不均匀强化。18F-FDG-PET/CT有助于判断肿瘤局部侵犯及远处转移等。

本例患者为鼻腔及鼻窦内联合发生的软组织肿块影，除了考虑常见鼻息肉、内翻乳头状瘤外，尽管鼻窦骨质未见破坏，但患者为老年男性，还需考虑恶性病变的可能。恶性黑色素瘤在MRI上信号表现具有特征性，即短T1、短T2；因此见到类似病变，应该提示并建议临床进一步做MRI检查，提高术前诊断准确性，指导手术方案的制定。

【鉴别诊断】

1. 鼻腔癌：肿块密度不均匀，形状不规则，外侵征象明显。

2. 腺样囊性癌：可呈"生姜"状不规则生长，密度不均匀，呈筛样改变，早期侵犯神经，可沿神经跳跃性生长。

3. 鼻腔淋巴瘤：多发生于鼻腔前部，骨质破坏较轻，仍保留原骨骼形态及邻近皮肤增厚改变为本病的重要特征。

【参考文献】

[1] 李培岭，瞿昭华，王萍等. 鼻腔原发性恶性黑色素瘤的影像学表现及鉴别诊断 [J]. 放射学实践, 2012, 26(11): 1156-1158.

[2] 刘敏，吴玉瑛，赵丹等. 鼻腔恶性黑色素瘤 13 例分析[J]. 肿瘤基础与临床, 2011, 23(6): 524-525.

[3] Ghate G, Thomas J, Shah P, et al. Mucosal Malignant Melanoma of Nasal Cavity [J]. Journal of Case Reports, 2013, 3(2): 295-295.

[4] Clifton N, Harrison L, Bradley P J, et al. Malignant melanoma of nasal cavity andparanasal sinuses: report of 24 patients andliterature review[J]. The Journal of Laryngology & Otology, 2011, 125(05): 479-485.

[5] Haerle S K, Soyka M B, Fischer DR, et al. The value of 18F-FDG-PET/CT imaging for sinonasal malignant melanoma [J]. European Archives of Oto-Rhino- Laryngology, 2012, 269(1): 127-133

（罗永军　赵建洪）

病例010　鼻腔球周皮细胞瘤
（*Glomangiopericytoma of Nasal Cavity*）

【临床资料】

患者,男,60岁。主因"右鼻反复出血四月余",以"右侧鼻腔肿物"收住入院。

专科检查:外鼻无畸形,右侧鼻腔见暗红色新生物,质脆,表面不光滑。

【影像学检查】

CT检查:右侧中下鼻道内软组织肿块影,边界尚清,形态不规则,周围骨质受压变薄,右侧颧骨骨质破坏,右下鼻甲骨质吸收破坏。

CT诊断:内翻乳头状瘤。

【图片】

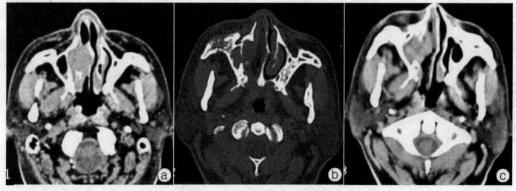

图2-010　鼻腔球周皮细胞瘤

男性,60岁。CT示右侧中下鼻道内软组织肿块(a)。骨窗(b)、软组织窗(c)示上颌窦内软组织肿块,右侧颧骨骨质破坏,右下鼻甲骨质吸收破坏。

【手术与病理】

手术记录:行鼻内镜鼻腔肿物切除术。

镜下表现:瘤组织由增生的小血管及周围的上皮样细胞构成,间质透明变性及粘液样变。

免疫组化染色:瘤细胞示:calponin(+),Vimentin(+),CD138(+),CD38(+)。

病理诊断:球周皮细胞瘤。

【讨论与分析】

球周皮细胞瘤(glomangiopericytoma)是1942年由Stout和Murry首次命名为血管外皮瘤,2005年WHO把位于鼻腔鼻窦的血管外皮瘤归类为球周皮细胞瘤,属于边缘性低度恶性肿瘤，占鼻腔鼻窦肿瘤的比例不到1%，发病原因不明，以中老年女性多见，主要见于鼻腔、鼻窦，可同时累及一个或多个鼻窦，肿瘤呈息肉状，棕色或暗红色，质软至中等，易出血。本病的影像学检查以CT、MRI为主，CT显示鼻腔鼻窦内边缘清楚的软组织密度影，富含血供，恶性者，边缘不清，出现骨质破坏，增强扫描，肿瘤明显强化；MRI检查表现为边界清楚的软组织肿块，囊变、坏死多见，肿瘤内可见血管流空信号和血窦样结构。CT、MRI表现无特异性，检查可明确肿物大小、范围及与周围组织关系，确诊需病理及免疫组化染色。完全手术切除加术后放疗为本病有效治疗方法。

本例患者CT显示不仅存在右侧上颌窦和鼻腔肿物，而且有颞骨、右下鼻甲骨质吸收破坏，可以考虑鼻腔鼻窦的恶性肿瘤并颞骨转移。患者未做增强及MRI检查，缺少必要的影像信息，而且此类肿瘤少见，缺乏特征，术前诊断困难，确诊需病理及免疫组化染色。

【鉴别诊断】

1. 鼻息肉：鼻腔内致密的息肉样肿块，鼻腔变窄或完全闭塞，漏斗增大，副鼻窦腔密度增高，窦壁筛房骨质和鼻中隔受压偏移，可有骨质缺损或破坏，筛窦纸板向外膨隆等改变。

2. 鼻腔乳头状瘤：多源发于中鼻道或中鼻甲区，起源于鼻腔外侧壁，多累及一侧鼻腔鼻窦，常累及上颌窦及筛窦，而较少累及额窦和蝶窦。鼻中隔可阻挡肿瘤向对侧生长，肿瘤较大时，压迫鼻中隔弯向对侧。

3. 鼻咽纤维血管瘤：常发生于10~25岁男性青年，瘤组织中含有丰富血管，容易出血，故又名"男性青春期出血性鼻咽血管纤维瘤"。一般在25岁以后可能停止生长。发病原因不明。因其源于颅底，肿瘤生长扩张能力强，又有凶猛的大出血，故临床上虽属良性，但发展甚恶。临床表现可为鼻塞、涕中带血或鼻出血。肿瘤可有伪膜，肿瘤内可有出血、囊变、钙化，增强扫描多有较明显强化，部分可见多发小斑片状明显强化，病灶较大时可压迫周边骨质引起吸收破坏。

【参考文献】

[1] Thompson L. WorldHealth Organization classification of tumours:pathology andgenetics of headandneck tumours.EarNose Throat J, 2006, 85:74.

[2] OostHUizen JC, Kennedy S, Timon C. Glomangiopericytoma(sinonasal-type haemangiopericytoma). The Journal of Laryngology&Otology, 2012, 126(10):1069-1072.

[3] 杨巍芳, 陈贤明.鼻腔球周皮细胞瘤1例.中国耳鼻咽喉头颈外科, 2011, 18(3):128.

[4] 李硕丰, 车延旭, 高志胜等.鼻腔鼻窦型血管外皮细胞瘤的影像学表现(附一例报告病文献复习), 临床放射学, 2011, 30(1):133-135.

（胡莎莎　王　刚　赵建洪）

病例011 钙化上皮瘤
(*Calcified Epithelioma*)

【临床资料】

患者,女,7岁。3年前无明显诱因,家属发现患儿右侧耳垂下长出一黄豆大小肿物,生长缓慢。

【影像学检查】

CT检查:右侧腮腺区皮下见一大小1.3cm×1.4cm×1.6cm的软组织结节,边界清楚、光整,CT值约45HU,病灶后内缘见条状钙化影;增强后软组织成分呈较均匀性强化,CT值约86HU。

CT诊断:血管瘤。

【图片】

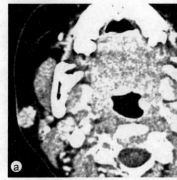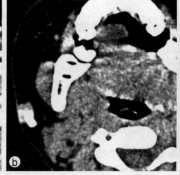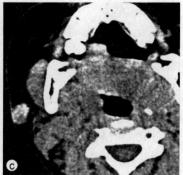

图2-011 钙化上皮瘤

女性,7岁。CT平扫(a)右侧腮腺区皮下椭圆形软组织结节,边缘清楚、光整。其下方层面(b)病灶内部见较粗大钙化影。CT增强扫描(c)显示软组织成分呈轻-中度强化。

【手术与病理】

手术记录:患儿行颈部皮下结节切除术,肉眼所见:囊性肿物一个,大小1.3cm×1.4cm×1.6cm,与深层皮下组织无粘连,活动性良好,完整剜除结节。

镜下表现:肿瘤间质内见嗜碱性细胞和影细胞,周围可见钙化成分。

病理诊断:(右侧腮腺下方)钙化上皮瘤。

【讨论与分析】

钙化上皮瘤(calcifiedepithelioma),又名毛母质瘤(pilomatrixoma),为与毛母质结构分化相似的真皮或皮下组织的良性肿瘤,含有嗜碱细胞和影细胞。病变在真皮深层或皮下,属皮肤深层良性肿物。钙化上皮瘤在组织化学和超微结构方面与毛发基质相似,目前多认为其来源于毛乳头,而钙化是继发性改变,因此又称为毛母质瘤。

钙化上皮瘤为好发于儿童头颈部的少见良性肿瘤,最常见于10岁以内,肿瘤生长缓慢,通常不引起任何不适。极少数病例当肿物表面覆盖的皮肤炎症或溃疡时出现局部疼痛,肿物一般为单个结节,偶尔多发,表面皮肤常微红或略带蓝色,肿物质地坚硬,与深层皮下组织无粘连,活动性良好。

MRI可清晰显示肿瘤具有明确边界以及高信号占位性表现,T1W1和T2W1均表现为高信号。

CT检查可直接显示内部钙化灶,CT值一般在100~200HU,钙化上皮瘤呈皮下类圆形或扁平状软组织影像,其内有或无钙化,边界清,相邻骨质无损害。

本例发病年龄、部位、生长缓慢、单发结节以及伴粗大钙化等特征,是典型钙化上皮瘤的特点,但因为临床少见,影像医生经验不足,造成误诊,是能够给我们带来学习经验的病例。

【鉴别诊断】

1. 血管瘤:CT平扫呈低密度或等密度,可见典型的圆点状静脉石,增强扫描后呈明显不均匀性强化。

2. 皮肤纤维瘤:中青年好发,平扫呈等或稍高密度,增强扫描后轻度强化,一般无钙化。

【参考文献】

[1] 马力,何等旗,于涛等.面颈部13例钙化上皮瘤临床分析 [J]. 口腔医学研究,2012, 28 2012, 28(9):948-949,953.

[2] 张荣君,刘维波,邹德龄等.6例毛母质瘤临床病理分析[J].中国肿瘤临床,2011, 38 (11): 675-676.

[3] 刘国林,闫威,史炳霞等.口腔颌面-头颈部钙化上皮瘤误诊分析[J].华西口腔医学杂志 2010, 28(4):452-454

[4] 刘连生,李恒国.腮腺病变的影像分析[J].临床放射学杂志, 2006, 52(10):913-915.

(何　慧　赵建洪)

病例012 甲状腺乳头状微小癌
(*Papillary Thyroid Microcarcinoma*)

【临床资料】

患者,男,38岁。自诉一年前偶然发现左侧颈部结节,约黄豆大小,质硬、无痛,未给予重视。近日结节逐渐增大呈肿块,并伴有轻微的疼痛。

专科检查:颈部对称,气管居中,颈软,无抵抗,无颈静脉怒张,甲状腺未触及明显肿物。左侧颈部可触及多发增大淋巴结,质硬,表面欠光滑,与周围组织境界不清,活动差。

【影像学检查】

CT检查:甲状腺左叶可见大小约0.8cm×0.9cm×0.5cm低密度结节影CT值约51HU,增强呈明显强化,动静脉CT值分别约100HU、103HU。左侧胸锁乳突肌内缘见一大小约3.8cm×2.5cm×2.3cm椭圆形囊性密度影,囊壁清晰光整,囊内密度均匀,与周围组织界限清晰,增强扫描囊的边缘见絮状强化影,双侧颈部可见多发增大淋巴结。

CT诊断:左侧胸锁乳突肌内侧缘囊性占位,多考虑腮裂囊肿(注:术前CT未发现甲状腺左叶小结节病灶)。

【图片】

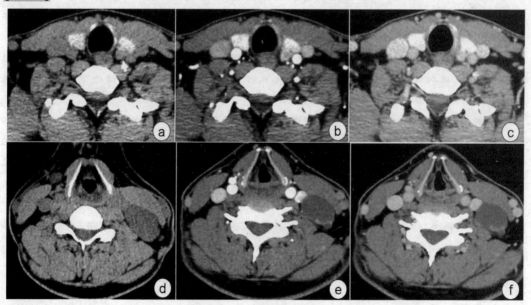

图2-012 甲状腺乳头状微小癌

男性,38岁。甲状腺左叶下极直径约0.5cm低密度小结节(a),CT值约51HU,边界较清晰,增强后呈明显强化(b,c),动静脉期CT值分别约100HU、103HU,周围脂肪间隙清晰。左侧胸锁乳突肌内侧大小约3.8cm×2.5cm×2.3cm椭圆性囊性占位(d),CT值约35HU,壁薄且均一,边缘清晰光整。增强后动静脉期病灶内可见条絮状强化影(e,f),动静脉期CT值分别约78HU、57HU。

【手术与病理】

手术记录:于胸骨上切迹上方两横指处,沿颈部原切口做外上延伸,切开皮肤、皮下组织及颈阔肌,探查甲状腺左叶中部内圆形肿瘤,直径约2.0cm,质地硬,实性,包裹于腺体内,甲状腺右叶未触及异常,决定行甲状腺左叶全切除术与左侧颈部淋巴结清扫术。

镜下表现:淋巴结结构破坏,见多个复杂分支乳突或滤泡,上皮细胞排列密集,细胞间界限不清,胞浆嗜酸,核浆比增大,核呈毛玻璃样,伴出血囊性变,偶见砂粒体。

免疫组化染色:癌细胞示TTF-1(+++),CK19(+++),Tg(++),CT(-)。

病理诊断:(左颈部)甲状腺乳头状癌转移至淋巴结。

【讨论与分析】

甲状腺乳头状癌(papillary thyroidcancer,PTC)是最常见的甲状腺肿瘤,约占所有类型甲状腺恶性肿瘤的60%~70%,预后较好,十年生存率可达90%以上。肿瘤大小是PTC恶性程度评估的重要因素之一。PTC主要经淋巴道扩散转移,约50%病例初诊时可有淋巴结转移。文献报道肿瘤大小与颈部淋巴结转移密切相关。随着肿瘤直径的增大,颈部淋巴结转移率逐渐增高。当肿瘤直径以1cm为分界时,颈部淋巴结转移率差异十分明显。甲状腺癌颈部转移淋巴结多为单侧发生。转移淋巴结常见于Ⅱ、Ⅲ、Ⅳ区,尤其可发生在气管食管沟及上纵隔淋巴结转移。转移淋巴结一般较小,多表现为边缘清晰且形态规则。病理上甲状腺乳头状癌转移淋巴结血供丰富,具有甲状腺组织的吸碘特性,故强化明显。

甲状腺乳头状微小癌(papillary thyroidmicrocarcinoma,PTMC),是指肿瘤最大径<1cm。PTMC是PTC中的一个亚型,因瘤体小,难以触及,所以患者多因颈部淋巴结肿大或超声体检发现甲状腺结节而就诊。

有文献提示,在临床工作中,遇到颈部肿大淋巴结,边缘清楚,有明显强化,尤其是出现血管样强化,或肿大淋巴结内有细颗粒钙化或淋巴结囊变伴明显强化壁结节时,无论甲状腺是否有肿物,都要考虑甲状腺乳头状癌的可能。

本例为中年患者,如果仔细观察到甲状腺左叶后部异常不光滑的环形伴诗壁小结节的强化结节,此为甲状腺癌,而左侧颈部胸锁乳突肌深面较大囊性病灶的边缘也是不光滑的半环形伴诗壁小结节强化病灶,两处病灶都呈囊性环形伴诗壁小结节强化,符合同源性病灶特点。

【鉴别诊断】

1.腮裂囊肿:腮裂囊肿常位于颈鞘外侧,推压血管向内移位,根据位置及影像学表现一般不难诊断,合并感染时可致囊壁增厚、界限不清、环形强化,与转移性淋巴结常难以鉴别。但腮裂囊肿属先天性病变,多见于小儿及青壮年,而且病史常有助于鉴别。部分感染患者常有多年反复发作病史。

2.囊性淋巴管瘤:病变通常为单房或多房囊性肿块,可深入到血管或其他正常结构之间,有"见缝就钻"的生长特点。当病变位于舌骨上区,通常累及咀嚼肌间隙、颌下间隙。当病变位于舌骨下区,通常累及颈后间隙。增强后壁及分隔是薄而光滑且均匀一致的强化,不会出现壁和分隔的增厚或符壁结节。

3. 淋巴结结核:患者年轻,单侧多见,边缘强化病变者形态可极不规则,边缘成花边样,有的失去淋巴结正常结构,表现为大的单房,薄环或厚环,且分房样强化不少见,可见斑点状或点状钙化。而转移性淋巴结边缘强化病变者边缘形态较规则,多为椭圆形或类圆形,厚环者多,分房样强化者很少,钙化少见,周围脂肪间隙多清晰,并多可找到原发肿瘤的证据而明确诊断。

【参考文献】

[1] 丁莹莹, 李鹍, 王关顺. 甲状腺乳头状癌颈部淋巴结转移的MSCT影像特征 [J]. 中国临床医学影像杂志, 2010, 21(5):348-350.

[2] 朱迪, 刘远健, 刘鹏程等. 甲状腺乳头状癌的能谱CT研究 [J]. 中国医学计算机成像杂志, 2013, 19(01):7-10.

[3] 徐启怀, 王丰富, 徐晓剑, 戚洪波. 颈部淋巴结结核的CT诊断和鉴别诊断[J]. 医学影像学杂志, 2007, 09:928-931.

[4] 任宏宇, 林上奇, 朱敏, 袁杭. 颈部淋巴结结核CT及MRI诊断[J]. 中华全科医学, 2014, 05:786-788.

[5] 夏爽. 颈部先天性囊性病变的诊断及影像学表现 [J]. 国际医学放射学杂志, 2010, 02:152-157.

(韩引萍　赵建洪)

病例013 淋巴管平滑肌瘤病
（*Cervical Lymphangioleiomyomatosis*）

【临床资料】

患者，男，6岁。因感冒后发现左颈部肿物6天入院。自觉肿物约枣核大小，质软无压痛。患儿有轻微发热，无咳嗽、咳痰及呼吸困难。入院前2天肿物明显变大至拳头大小。

专科情况：颈部外形不对称，气管居中，甲状腺正常，左颈部可触及约7cm×8cm的质软肿块，无压痛，皮肤变薄，无发红，无瘘管。

【影像学检查】

CT检查：左侧腮腺区见一不规则形软组织密度影，大小约5.3cm×3.8cm×6.5cm，CT值约27HU，边界欠清，其内见大片状低密度区；增强后病变呈轻度强化。左颈部见多个增大淋巴结。

CT诊断：淋巴管瘤。

【图片】

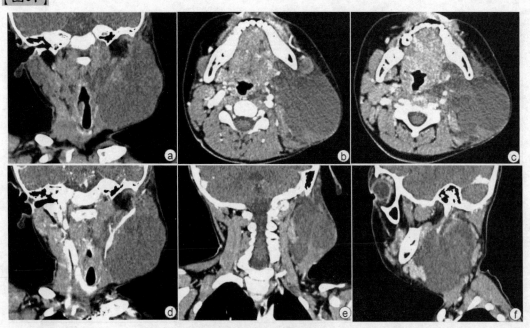

图2-013　淋巴管平滑肌瘤病

男性，6岁。CT平扫冠状位(a)于左侧腮腺区可见一较大形状不规则软组织样密度影，CT值27HU，边界欠清，密度不均匀，其内可见液性低密度区，左颈部可见多发肿大淋巴结影,增强扫描(b-f)病灶呈轻度强化。

【手术与病理】

　　手术记录:患儿行颈部包块切除术,肉眼所见:囊性肿物一个,大小约4.5cm×3.0cm×1.0cm,囊壁厚0.2~0.5cm,含多个大小不等的囊腔。

　　病理诊断:左颈部淋巴管平滑肌瘤病,瘤组织与周围横纹肌界限不清。

【讨论与分析】

　　淋巴管平滑肌瘤病(lymphangioleiomyomatosis,LAM)是一种罕见肿瘤,最常发生于肺脏,肺外病变极为少见。最常发生于育龄期年龄女性,绝经后少见,男性发病极为罕见,可能与雌激素水平异常有关。LAM类似平滑肌细胞的不成熟短梭形细胞在间质中广泛浸润,通常与囊性变有关。病理上主要改变为淋巴管周围平滑肌细胞增生,导致淋巴管壁增厚、管腔阻塞、扩张及乳糜液积聚而形成的复合淋巴管肿块。

　　CT表现为长条状或管状囊性占位,极少数为完全实性,肿块呈椭圆形或分叶状,中心为液性低密度,大多数壁较薄,少数为厚壁或厚薄不均,增强后实质部分有不均匀强化;肿块可推移邻近血管结构,但无明显浸润征象;肿块内可伴有出血,呈斑片状高密度。

　　本例为发生于颈部的囊性占位,患者年龄较小,首先考虑到常见病囊性淋巴管瘤,但该病明显的分叶状表现及内部及边缘条片状的强化表现与囊性淋巴管瘤不符,实性成分较多,更符合淋巴管周围平滑肌细胞增生的表现,因此可以考虑淋巴管平滑肌瘤病。

【鉴别诊断】

　　1. 腮裂囊肿:位于下颌角后方,胸锁乳突肌深部中上1/3与颈内、外动脉之间,不随吞咽运动,并可将胸锁乳突肌向后方或后外侧推移,根据其部位基本可鉴别。

　　2. 囊性淋巴管瘤:好发于婴幼儿,80%~90%病例发生于2岁以下儿童,典型的囊性淋巴管瘤表现为大、薄壁、多房的囊性团块,其密度可从液体至脂肪不等。病变可有分隔,囊性区无强化,囊壁及分隔轻度强化。

　　3. 神经鞘瘤:为一种起源于神经鞘膜细胞的良性肿瘤。常见于颈动脉鞘间隙,来自迷走、舌下神经干及颈交感丛。多为30~40岁好发,一般病程较长。CT表现为颈动脉间隙内软组织密度肿块,边界清楚,小肿瘤密度均匀,较大的可见囊变坏死,增强后肿瘤有一定的强化。

【参考文献】

[1] 马莉,李红伟,汪红梅,柴大敏,谢群.纵隔及颈部巨大淋巴管平滑肌瘤病1例并文献[J].临床与实验病理学杂志,2014,03:326-327.

[2] 从振杰,刘旭林,周承涛等.淋巴管肌瘤病CT诊断(附2例报告及文献复习).中国医学影像技术,2011,27(6):1155-1158.

[3] 杨新国,田昭俭,吴起嵩等.原发性肺肉瘤样癌的病理亚型及其CT表现.中华放射学杂志.2009,43(10),1047-1051.

　　　　　　　　　　　　　　　　　　　　(蒋　健　颉克蓉　赵建洪)

病例014　一侧颈内动脉缺如
(*The Absence of Internal Carotid Artery*)

【临床资料】

患者，男，67岁。主因"左侧肢体麻木无力1周"入院。患者一周前活动中出现左侧肢体无力，抬举可，持物差，可站立，行走不稳，伴左侧肢体麻木，无语言不利、口角歪斜、意识不清，无肢体抽搐、吞咽困难，无饮水呛咳、视物不清。

专科检查：左侧肢体肌力4级，肌张力正常，左侧Babinskin征阳性。

【影像学检查】

CTA检查：左侧颈内动脉及骨性颈动脉管未见显示，左侧大脑中动脉起源于对侧颈内动脉海绵窦段，穿过垂体窝行向左侧，右侧颈内动脉虹吸段可见多发钙化斑块影，管腔轻度狭窄，左侧颈总动脉、椎动脉发育细小。FLAIR图像示双侧脑室周围及左侧额叶斑片状高信号影。

CT诊断：左侧颈内动脉缺如。

【图片】

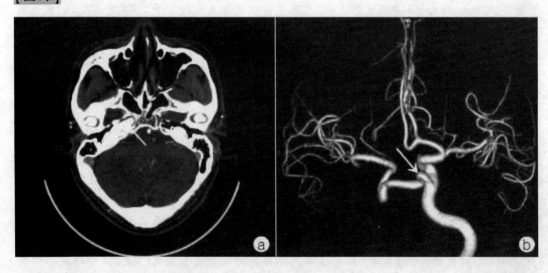

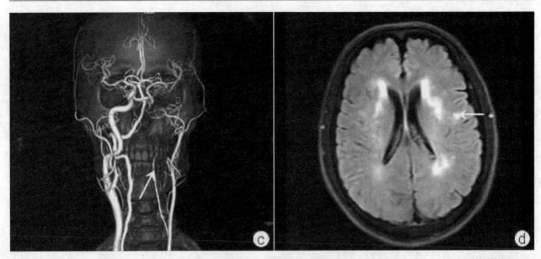

图2-014 一侧颈内动脉缺如

男性,67。CT横轴位增强扫描(a),双侧骨性颈动脉管不对称,左侧闭锁,右侧可见强化的颈内动脉(箭头);后前位VR图像(b),左侧大脑中动脉起源于右侧颈内动脉海绵窦段,其起始部弯曲(箭头),左侧大脑前动脉A1段缺如,A2段起自前交通动脉;血管颅骨融合图像(c),左侧颈总动脉细小直接延续为颈外动脉,同侧椎动脉发育细小(箭头),右侧相应血管粗大,右侧椎动脉直接延续为基底动脉;横轴位FLAIR图像(d),双侧脑室周围白质及左侧额叶可见多发斑片状高信号影(箭头)。

【手术与病理】

本例属于脑血管先天发育畸形,患者未行手术治疗。

【讨论与分析】

颈内动脉缺如或不发育的发病率据估计不到0.01%,通常单侧发病,左右都可发生,左侧略多于右侧。本例为左侧颈内动脉缺如,与文献报道一致,双侧同时缺如者罕见。颈内动脉缺如的患者由于侧枝循环的存在可以没有任何临床症状,因其它原因就诊时被偶然发现。通常在中青年时出现临床症状,如头痛、症状性癫痫、脑缺血或梗死、颅内出血、一过性黑蒙等,与脑供血不足及脑动脉瘤破裂等有关。一侧颈内动脉缺如时,患侧大脑半球的血供多由Willis环形成的侧枝来供应,常见的为患侧大脑前动脉起自前交通动脉,患侧大脑中动脉起自后交通动脉,双侧颈内动脉缺如的患者大脑前、中、后动脉可由永存三叉动脉供血。文献报道颈内动脉缺如的患者脑动脉瘤的发病率高于正常人,诊断颈内动脉缺如主要有两点:第一血管造影颈内动脉未显示,第二骨性颈动脉管缺如。CT可以准确无创的显示骨性颈动脉管的缺如,CTA对于诊断颈内动脉缺如有独特的优势,可以发现颈内动脉缺如和侧枝循环。

本例未见脑动脉瘤,但存在颈内动脉硬化及狭窄,并且左侧大脑中动脉起始部走行弯曲,致脑供血不足,出现双侧脑室周围白质和左额叶异常高信号。左侧大脑前动脉起自前交通动脉,与文献报道一致,而大脑中动脉起自对侧颈内动脉海绵窦段穿过垂体窝供应左侧大脑半球,则比较罕见,此种情况要行鞍区手术,应特别注意勿损伤到此动脉。

【鉴别诊断】

本病主要与后天性颈内动脉闭塞鉴别,后者双侧颈动脉管均存在,可资鉴别。

【参考文献】

[1] Lee JH, Oh CW, Lee SH, et al.Aplasia of the internal carotidartery [J]. Acta Neurochir (Wien), 2003, 145(2):117-125.

[2] 刘子彪, 陈春阳.颅咽管瘤合并双侧颈内动脉缺如一例[J].中华神经外科杂志, 2009, 25 (4):354.

[3] Lie T A, Hage J. Congenital anomalies of the carotidarteries [J]. Plastic andReconstructive Surgery, 1968, 42(3): 283.

[4] Sinha R, Gupta R, Abbey P, et al.Carotidagenesis with intercavernous anastomosis [J]. Turk Neurosurg, 2012, 22(3):371-373.

[5] 陈竹碧, 韩文彬, 左稳等.128层CT评价冠状动脉斑块成分构成比与斑块稳定性的相关性 [J].实用放射学杂志, 2013, 29(10):1582-1584.

(张 垚 赵建洪)

病例015 脊柱胸段神经鞘瘤
(*Neurilemmoma of Thoracic Spine*)

【临床资料】

患者,女,35岁。于两年前无明显诱因出现双下肢麻木,休息后缓解,当地医院CT显示胸9、10椎体占位。两月前症状加重。

专科检查:胸10水平以下感觉麻木、迟钝,双侧膝腱反射亢进,Babinski征阳性,胸背部发现长约9cm的肿物,活动性差。

【影像学检查】

CT检查:胸8、9椎体可见多发囊性膨胀性骨破坏,骨皮质变薄,部分骨皮质缺损,椎弓及左侧横突受累,其内呈软组织密度影,并挤压推移周围组织,邻近肺组织受压移位,竖脊肌受压变扁、变薄。

CT诊断:神经源性肿瘤。

MRI检查:约胸7~9椎体水平椎管内偏左侧可见不规则软组织肿块影,呈等T1、稍长T2信号影,相应水平脊髓明显受压,蛛网膜下腔消失。病灶沿胸7-9左侧神经根生长到椎管外,病灶大部分位于后纵隔及左侧背部,竖脊肌受压变扁,边界清楚。

MRI诊断:神经源性肿瘤。

【图片】

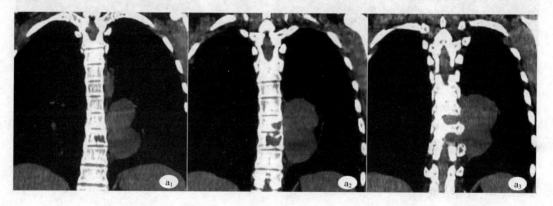

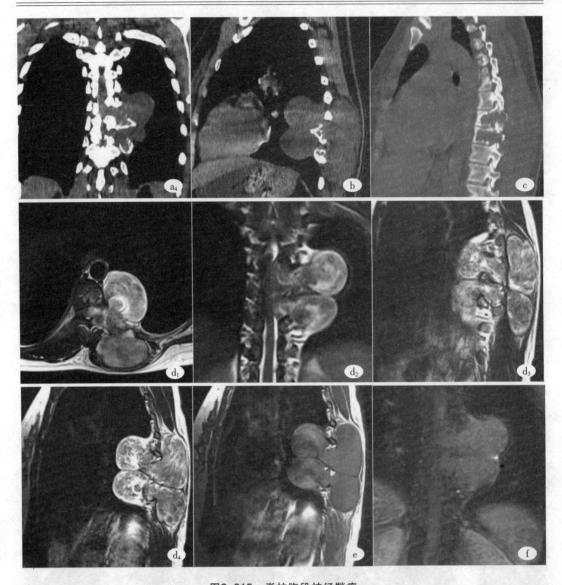

图2-015 脊柱胸段神经鞘瘤

女性，35岁。CT示胸8、9椎体可见多发囊性膨胀性骨破坏，骨皮质变薄，部分骨皮质残缺，其内呈软组织密度影，并推挤压迫周围组织，(a₁₋₄)为CT平扫冠状位由前至后图像，矢状位重建图像(b)，骨窗矢状位图(c)。MRI平扫(d₁₋₄)分别为T2WI轴、冠、矢状位图，(e,f)为T1WI像(矢、冠状位图)示病灶呈等T1、稍长T2信号影，相应水平脊髓明显受压，蛛网膜下腔消失，病灶沿T7-9左侧神经根生长到椎管外，病灶大部分位于后纵隔及左侧背部，竖脊肌受压变扁，边界清楚。

【手术与病理】

手术记录：以病变椎体为中心，沿棘突行纵行切口，逐层切开皮肤、皮下组织见肿物，肿物包膜完整，与周围组织无明显粘连。分离肿瘤，露出肿瘤胸廓外侧蒂部，标记肿瘤蒂，切除胸廓外侧部分。见肋骨根部被肿瘤组织侵蚀，骨质破坏，咬断并取下病变肋骨送病检，将相应神经根减压,见脊髓被肿瘤压迫向对侧偏移,并可见肿瘤起源于相应神经根,将病变神经根切除并做病检。此时可见肿瘤胸廓内部分,呈球形,位于胸膜外,未与周围组织粘连,将肿瘤组织取出。见部分椎体骨质被肿瘤侵蚀,刮除病变骨组织与椎间盘,行肋骨植骨并内固定。

镜下表现:肿瘤外覆纤维包膜,由两种成分构成,一种成分中见束状、编织状排列的梭形细胞,胞浆丰富,胞界不清,胞核卵圆形,核仁不明显,部分区域形成栅状结构,间质玻变明显;另一种成分排列疏松,间质充满粘液,其间见少量星芒状细胞,核圆形深染,两种成分中核分裂像罕见。

免疫组化染色:S-100(+++),CD34(+),GFAP(−),EMA(−),PR(−),Ki67阳性细胞数<1%。

病理诊断:(脊柱肿瘤)神经鞘瘤。

【讨论与分析】

神经鞘瘤(neurilemmoma)占椎管内肿瘤的25%~30%,是较为常见的椎管内肿瘤,起源于神经鞘膜雪旺细胞。椎管内神经鞘瘤多发生于20~70岁,男女比例无明显差异。

椎管内神经鞘瘤多位于颈胸段,因多发生于两侧脊神经根,肿瘤多与椎管两侧相贴,具有一定特征。肿瘤绝大多数位于髓外硬膜下,硬膜内外、硬膜外相对少见。位于髓外硬膜内外者或硬膜外者,肿瘤沿穿出硬膜外的神经根生长并经椎间孔向外延伸,由于狭小的椎间孔骨壁对肿瘤生长的限制肿瘤呈"哑铃状",哑铃状外形及椎间孔扩大为椎管内髓外硬膜内外或硬膜外神经源性肿瘤较为特征性的改变,如本病例所见。

神经鞘瘤一般生长缓慢,可对邻近骨质产生压迫性骨破坏,表现为椎体或附件膨胀性、溶骨性骨质破坏相对少见,表现为肿瘤内残存的骨嵴,部分可伴脊柱压缩骨折。有文献总结,伴脊柱骨侵犯的神经鞘瘤常呈分叶状,以膨胀性、溶骨性骨质破坏为主,T2WI呈混杂信号,增强扫描呈不均匀强化。

本例为中年女性,病程较长,胸椎椎管内一侧占位性病变,向椎管外生长,相应多个椎间孔扩大,伴邻近多个椎体及附件骨质压迫吸收,且吸收骨质边缘光整、硬化,首先应考虑良性神经源性肿瘤可能性大。此外,肿块CT上呈较低密度,MRI上内可见囊性变的长T1、长T2信号,且具有较特征性的"哑铃状"改变,符合神经鞘瘤表现。

【鉴别诊断】

1. 神经纤维瘤:该肿瘤在影像学上多难以与神经鞘瘤鉴别。神经纤维瘤信号相对均匀,T2WI内可见星芒状低信号,代表纤维组织,神经鞘瘤一般无此征象。神经纤维瘤中央延迟强化明显,与神经鞘瘤边缘强化明显有所不同。

2. 脊膜瘤:脊膜瘤一般位于脊髓前后方,位于脊髓侧方者少见,信号均匀。强化程度低于神经鞘瘤。有文献总结两者鉴别点如下:当患者为女性、胸段、肿瘤形态呈椭圆形、与硬膜面夹角为钝角、出现脊膜尾征、无坏死囊变时,倾向于脊膜瘤的诊断。当肿瘤形态呈"哑铃状"、出现邻近椎间孔扩大、与硬膜面夹角为锐角、瘤内有坏死囊变,T2WI信号混杂、出现环状强化时,倾向于神经鞘瘤的诊断。

【参考文献】

[1] 袁慧书, 郎宁. 脊柱恶性外周神经鞘瘤的 CT 和 MRI 表现[C].中华医学会第十八次全国放射学学术会议论文汇编. 2011.

[2] 张立华, 袁慧书. 神经鞘瘤伴脊柱骨破坏的影像表现[J]. 中国临床医学影像杂志, 2012, 23(12): 870–873.

[3] 史振乾. 脊椎椎管内神经鞘瘤 MRI 及病理表现 [J]. 中华实用诊断与治疗杂志, 2010, 24 (009): 925–926.

[4] 陆紫微, 田霞, 孙琪, 谢道海. 椎管内脊膜瘤和神经鞘瘤MRI鉴别 [J]. 医学影像学杂志, 2012, 08:1250–1253.

（魏晋艳　赵建洪）

病例016　椎管内神经鞘瘤
(*Intraspinal Neurilemmoma*)

【临床资料】

　　患者,女,63岁。自诉于3月前无明显诱因出现腰部、双下肢疼痛,疼痛区域为大腿前侧,并伴有麻木症状,活动时加重,休息后无明显缓解,患者遂到当地医院就诊,行腰椎MRI提示腰椎管内肿物,未给予特殊处理即来我院,门诊以"腰椎管肿瘤"收住。

　　专科检查:脊柱生理弯曲存在,无侧突,腰4、腰5棘突及椎旁叩击痛和压痛明显,双下肢后侧感觉明显减弱,双下肢伸肌及屈肌肌力约Ⅳ级,右侧膝反射阴性,左侧膝反射阳性,病理征阴性。

【影像学检查】

　　MRI检查:胸12~腰5椎体水平椎管内可见不规则囊实性病变,实性部分及分隔呈等信号,囊性部分呈长T1、长T2信号,边界欠清,增强扫描病灶呈多发环形强化。

　　MRI诊断:室管膜瘤与囊性畸胎瘤相鉴别,前者可能性大。

【图片】

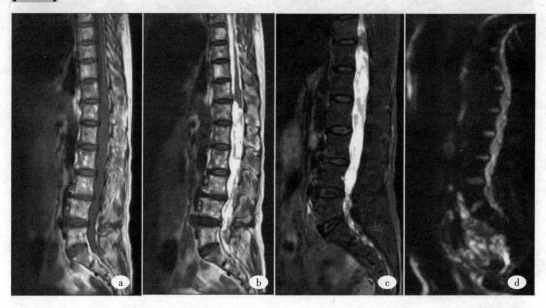

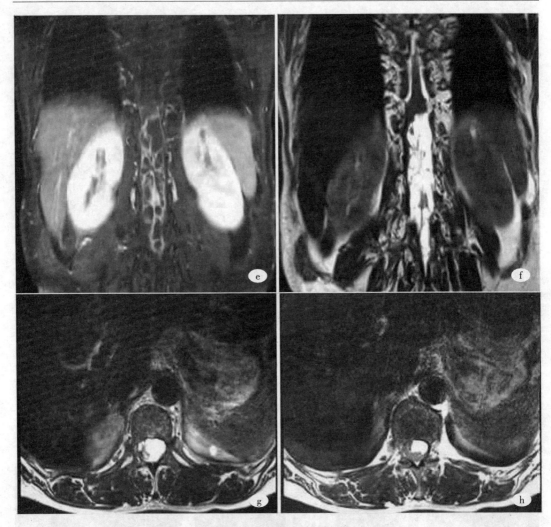

图2-016　椎管内神经鞘瘤

女性,63岁。MRI平扫(a-d,f-h)胸12-腰5椎体水平椎管内可见不规则囊实性病变,实性部分及分隔呈等信号,囊性部分呈长T1、长T2信号,边界欠清,增强扫描(e)病灶呈多发环形强化。

【手术与病理】

手术记录:全麻插管成功后,直线剪开硬脊膜,见肿瘤组织灰红色,质地韧,血供丰富,与周围脊神经边界尚存,脊髓马尾明显受压移位,分块切除肿瘤组织。

镜下表现:瘤细胞长梭形,呈束状排列,核卵圆形,未见明显核分裂像。

免疫组化染色:瘤细胞示:EMA(−),Vimentin(+),GFAP(−),S-100(+),CD57(−),Ki67阳性细胞数1%。

病理诊断:(椎管内)神经鞘瘤。

【讨论与分析】

神经鞘瘤(neurilemmoma)是较为常见的椎管内肿瘤,占椎管内肿瘤的25%~30%,生长缓慢,属于良性肿瘤。一般多发于髓外硬膜内,10%～15%通过硬脊膜根袖形成"哑铃状",为其特点之一。可见于任何脊髓节段,但以颈胸段多见。该病发病高峰期为40～60岁,无性别差异。肿瘤形态多较规则,常位于脊髓一侧,病变侧肿瘤上下端的蛛网膜下腔扩大,脊髓受压向对侧移位。

在组织学上,神经鞘瘤由Antoni A、B两种类型的组织构成。Antoni A富含细胞,由致密的胶原纤维细胞丛组成,Antoni B细胞极少,由疏松的基质组成。此组织分型对解释MRI表现有帮助,T2WI高信号与肿瘤组织疏松和肿瘤细胞内外自由水增多有关,MRI增强表现与Antoni A区容易增强有关。此2种组织的构成比例可完全不同,从完全Antoni A区逐渐过渡到Antoni A、Antoni B区交错,甚至完全为Antoni B区所占,更有甚者可完全退变而形成一个大囊。以Antoni A区为主型T1WI多呈混杂等、略低信号肿块,T2WI肿块表现为混杂等、略高信号,增强呈基本均匀明显强化;以Antoni A和B区相当型MRI T1WI在混杂等、略低信号背景内参杂点片状更低信号区,T2WI在混杂等、略高信号背景区内参杂点片状更高信号区,增强呈明显不均匀强化,强化区和非强化区交错分布。以Antoni B区为主型T1WI和T2WI更低或更高信号区明显增大增多,T1增强混杂等略低号背景区及更低信号区边缘明显强化,更低信号区无明显强化。

本例表现符合以AntoniB区为主型的神经鞘瘤,平扫时呈长T1、长T2信号为主的表现,代表肿瘤组织以疏松基质为主,而肿瘤细胞少,增强后呈环形强化的壁为肿瘤的细胞成分,但因为信号欠均匀,且沿椎管爬行,没有沿神经根穿出的典型"哑铃状"征象,因此造成误诊,应引起我们的重视。

【鉴别诊断】

1. 黏液乳头型室管膜瘤:室管膜瘤位于脊髓中央,常好发于下部脊髓、圆锥及终丝,肿瘤易出血、囊变,继发脊髓空洞形成,T2WI上肿瘤周边常见低信号含铁血黄素环,增强肿瘤呈不均匀强化;而脊髓内神经鞘瘤为非中心性生长,好发于颈、胸髓,当发生于下部脊髓时与室管膜瘤鉴别较困难。

2. 脊膜瘤:脊膜瘤一般位于脊髓前后方,位于脊髓侧方者少见,信号均匀。强化程度低于神经鞘瘤。有文献总结两者鉴别点如下:当患者为女性、胸段、肿瘤形态呈椭圆形、与硬膜面夹角为钝角、出现脊膜尾征、无坏死囊变时,倾向于脊膜瘤的诊断。当肿瘤形态呈"哑铃状"、出现邻近椎间孔扩大、与硬膜面夹角为锐角、瘤内有坏死囊变,T2WI信号混杂、出现环状强化时,倾向于神经鞘瘤的诊断。

3. 皮样囊肿:即囊性畸胎瘤,是胚胎中期遗留在周围胚胎中的外胚叶所形成的一种囊肿,出生时即存在,有一与周围组织紧密相连的完整囊壁,囊内为碎屑状物,呈糟样,大多同时含有毛发和皮脂。好发于近中线处。因此MRI信号混杂,可见双低或双高信号;成分单一时,T1WI表现为均匀性低信号或高信号,T2WI表现为均匀性高信号,DWI为一般为低信号;囊壁光滑,张力较高,壁可较厚;增强后囊壁可强化或无强化。

【参考文献】

[1] 马永刚, 牛晨, 李敏等. 髓内神经鞘瘤的MRI诊断及鉴别诊断(附1例报告及文献回顾)[J]. 实用放射学杂志, 2012, 28:1304-1305.

[2] 何明方. 椎管内囊性神经鞘瘤的诊断和治疗 [C] 首届中国中青年神经外科医师论坛. 2004: 110-111.

[3] 蒲敬泽, 宋建军. 椎管内神经鞘瘤的MRI表现[J]. Journal of Practical Medical Techniques, 2008, (03):321-322.

(张玉婷　赵建洪)

第三部分　胸　部

病例001　原发性肺肉瘤
(*Primary Pulmonary Sarcoma*)

【临床资料】

　　患者,男,50岁。20天前无明显诱因出现胸痛伴咳嗽,干咳无痰,且进行性加重,伴左前胸部剧烈疼痛。

　　专科检查:叩诊双肺清音,听诊左肺呼吸音略低,未闻及干、湿性啰音。

【影像学检查】

　　CT检查:平扫示左上纵隔、左肺上叶区域可见巨大团块状软组织密度影,大小约16.0cm×11.0cm×9.2cm,密度不均匀,CT值约33HU,增强扫描呈不均匀轻度强化,动脉期CT值约37HU,静脉期CT值约33HU,左肺动脉受压变窄,瘤血管界面模糊,血管前间隙脂肪模糊并见条索影,瘤肺界面尚清楚,左肺上叶支气管呈受压改变,左侧肺门淋巴结增大,左侧胸腔少量积液,纵隔胸膜、左前胸膜受累。

　　CT诊断:前上纵隔侵袭性胸腺瘤。

【图片】

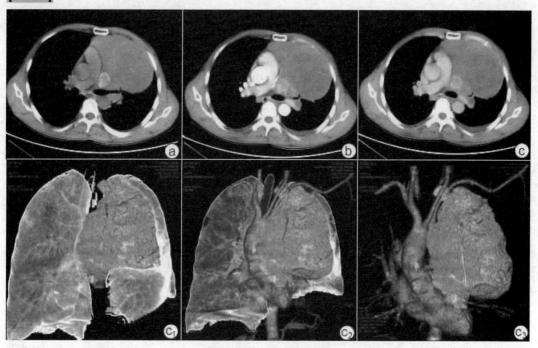

图3-001　原发性肺肉瘤

男性,50岁。CT横轴位示左上纵隔及左肺上叶区域可见大小约16.0cm×11.0cm×9.2cm团块状软组织密度影,密度欠均匀(a);增强后肿块呈不均匀轻度强化(b-c),动脉期CT值约37HU,静脉期CT值约33HU,左肺动脉受压变窄,血管前间隙脂肪模糊并见条索影,左肺上叶支气管呈受压改变。瘤血管界面模糊,左肺动脉受压变窄,见血管穿入瘤实质,左侧肺门淋巴结增大,左侧胸腔少量积液,纵隔胸膜、左前胸膜受累(c);瘤肺界面尚清楚(c₁₋₃)。

【手术与病理】

手术记录:经左胸第4肋间前外侧切口进胸,见胸膜腔有200ml淡血性胸水,左肺上叶有一约10cm×17cm×35cm大小肿块,质脆,与肺实质组织有界限,与局部侧、前胸壁粘连,肺门呈冻结状态,完整剜除左肺上叶肿块。

镜下表现:瘤组织呈梭形,疏密相间排列,部分区域可见编织状结构,瘤细胞核浆比增高,核大异形,核分裂像易见,部分细胞核仁明显,坏死易见。

病理诊断:(肺组织)间叶来源肉瘤。

【讨论与分析】

原发性肺肉瘤(primary pulmonary sarcoma,PPS)是罕见的肺部恶性肿瘤,是含有肉瘤或肉瘤样分化的非小细胞肿瘤,起源于支气管基质、支气管壁、血管壁的肺间质组织,占肺内原发性恶性肿瘤的1%~4%,肿瘤可以为中央型或周围型,上叶好发。肺的原发性肺肉瘤极为罕见,发病率约为0.14%~0.2%,国内文献仅有少量病例报道。临床症状主要取决于肿瘤的位置、大小及侵犯的范围,位于肺实质、肿瘤较小者多无症状;肿瘤较大、压迫或侵犯支气管及胸膜者可有咳嗽、痰中带血、胸闷气短、咯血、胸痛等。

影像特征:大多数患者是在症状较明显后方来就诊,此时影像学表现有一定特点:①较大的肺内实性肿物,以周围型居多,且肿瘤多位于肺上叶;②绝大多数为单发,形态为圆形或椭圆形;③由于肿瘤多有假包膜形成,一般边缘清楚,光滑锐利,部分边缘可有分叶,特点是分叶少而浅,但无毛刺;④肿物密度多均匀而致密,少数密度不均匀,中央部可见低密度区,多无空洞和钙化;⑤肿瘤多呈膨胀性生长,与周围组织有分界,占据整个肺叶或跨叶生长,易侵犯相邻组织;⑥增强后肿块多数呈轻、中度边缘环形强化或不均匀小斑片状强化,有文献认为这种强化有一定的特征性,可能与肿瘤周边血供丰富、中心坏死囊变有关。

本例患者为左肺上叶占位,伴左侧前胸壁、纵隔胸膜及中纵隔受侵犯,左肺门淋巴结增大、左侧胸腔积液,首先考虑肺组织来源的恶性肿瘤;肿瘤形态光整、边界清楚、无分叶征、毛刺征,不符合常见的肺癌(腺癌或鳞癌)的影像特征,其增强后表现为轻度不均匀强化亦不符合典型肺癌的特点,诊断中应考虑到肺组织来源的少见恶性肿瘤可能性。病变位于上叶,呈巨大实性肿物,易侵犯胸壁,轻度强化且不伴有坏死囊变,临床症状出现较晚,以上临床影像表现均符合肺肉瘤特征。

【鉴别诊断】

1. 肺癌:肺癌除了出现分叶、毛刺等征象外,多数出现胸膜凹陷征、血管集束征、空泡征等;增强扫描病灶呈中度强化,或瘤体内点线状、斑片状强化;而肺肉瘤具有体积大,易侵犯胸膜、胸壁骨质等,不均匀轻度强化等特点,且边缘多较光整,较少出现明显分叶、毛刺及肺门纵隔淋巴结转移。

2. 侵袭性胸腺瘤:表现为生长速度快,肿块形态不规则,肿瘤密度明显不均匀,边缘不清,瘤体可侵犯纵隔各间隙,造成纵隔间隙脂肪结构模糊不清、消失;增强检查肿块明显不均匀强化,病变与邻近血管等结构分界不清,甚至可见血管被包绕的侵袭性表现。

肺部肿瘤与纵隔肿瘤的鉴别:①肺部肿瘤多有咳嗽、咳痰或痰中带血等呼吸道症状;纵隔内肿瘤一般无明显的呼吸道症状或症状较轻,多在体检时发现。②行胸部CT扫描检查时,肺部肿瘤显示肺纹理进入肿块或呈截断状,肿块内有气体密度区,提示肿块不是来自纵隔;纵隔肿块对肺组织的外压性可造成邻近肺纹理呈聚拢状;③肿块的瘤肺界面呈毛刺、结节状或边缘不规则者绝大多数位于肺内,肿块边缘光滑者多为纵隔肿瘤。

【参考文献】

[1] 陈淮,曾庆思,关玉宝等.原发性肺肉瘤的影像学表现[J].临床放射学杂志,2009,(10):1469-1471.

[2] 汪旭东,顾勇.胸腺瘤合并单纯红细胞再生障碍性贫血误诊为肺肉瘤1例[J].广东医学,2013,34(14):2124-2124.

[3] 吕承信,穆殿斌.肺原发性恶性神经鞘瘤一例报告[J].实用癌症杂志,1997,(2):84-84.

[4] 李国栋,周正荣,杨文涛,等.肺肉瘤样癌的CT表现及文献复习[J].中国癌症杂志,2006,(3):243-244.

(张玉婷 颉克蓉 赵建洪)

病例002 肺肉瘤样癌
(*Lung Sarcomatoid Carcinoma*)

【临床资料】

患者,男,43岁。因无明显诱因咳嗽两月入院,无咳痰,无咯血,无高热。外院CT检查示左肺占位,经抗炎治疗症状无缓解。

专科检查:左上肺呼吸音低,未闻及干、湿性啰音。

【影像学检查】

CT检查:平扫左肺上叶见大小约5.0cm×4.2cm×5.1cm的类圆形软组织肿块影,CT值约30HU,周围少许磨玻璃影,有毛刺、棘状突起,局部与胸膜粘连,纵隔窗示肿块边缘较光整,其内密度较均匀且低,并见偏心空洞;增强扫描呈轻度不均匀强化,CT值约47HU,纵隔、腋窝淋巴结增大。

CT诊断:左肺上叶周围型肺癌。

【图片】

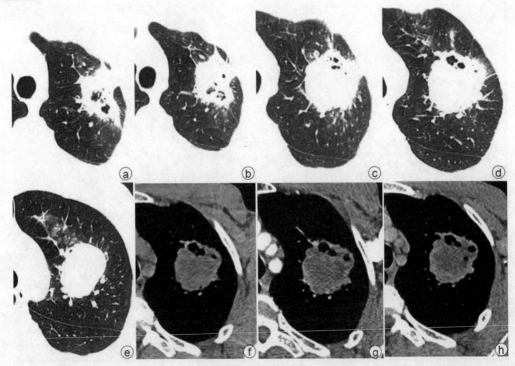

图3-002 肺肉瘤样癌

男性,43岁。CT平扫肺窗(a-e)于左肺上叶可见一类圆形软组织肿块影,有毛刺、棘状突起,周围少许磨玻璃影,局部与胸膜粘连;纵隔窗(f)呈软组织样密度影,边缘较光整,其内密度较均匀,CT值约30HU,并可见多发偏心空泡样影。增强扫描(g,h)边缘呈不均匀轻度强化,CT值约47HU。

【手术与病理】

手术记录:患者在全麻下行左肺上叶病变切除术。术中所见:距肺门约3cm处见一肿物,大小约5.5cm×5.5cm×4.0cm。

镜下表现:癌组织由异型梭形细胞束状、编织状排列,包绕支气管黏膜或异型腺管周围,部分区域癌细胞排列成角或筛状腺体,或排列成实团状,核浆比增大,核分裂像易见,肿瘤包含中-低分化腺癌区域,癌组织坏死明显,侵及脏层胸膜、血管。

病理诊断:左肺上叶肉瘤样癌。

【讨论与分析】

原发性肺肉瘤样癌(primary pulmonary sarcomatoidcarcinoma,PPSC)是一组分化差的、含有肉瘤或肉瘤样(梭形和/或巨细胞)分化的非小细胞肺癌,在WHO(2004)肺肿瘤的分类中,主要包括了几种亚型:多形性癌(PC)、梭形细胞癌(SCC)、巨细胞癌(GCC)、癌肉瘤(CS)和肺母细胞瘤(PB)。以上5种亚型在临床上甚为罕见,除组织形态学特点外,免疫组化染色可有助于区分这些肿瘤亚型。

PPSC仅占肺部恶性肿瘤的0.3%~4.7%。除儿童型PB发生于儿童,主要见于老年患者,男多于女。吸烟是主要因素,部分病例与石棉暴露有关。肿瘤可发生于任何肺叶或肺段,根据其生长部位分为中央型和周围型,以上肺周围型居多。中央型因邻近支气管并造成局部侵犯,症状出现较早,多表现为咳嗽、咳痰、痰中带血、咯血等;而周围型早期多无症状,发现时病灶多已很大,易侵犯胸膜、胸壁而引起胸痛、咯血。

CT检查不仅能显示肿瘤的发生部位、大小、形态、密度,尚能显示肿瘤内部改变、边缘情况及与周围结构的关系(有无胸膜、心包受侵及肺门、纵隔和腋窝淋巴结肿大)等。可表现为肺内圆形或卵圆形肿块,边缘欠光整,可伴分叶征,可伴有偏心性厚壁空洞或钙化,增强扫描肿块多表现为轻到中度不均匀强化,虽各亚型的CT表现有一定特异性,但术前CT检查难以区分本病中的亚型。

本例患者为43岁的中年男性(年龄偏小),左肺上叶周围型肿块,边缘分叶、毛刺、棘状突起,纵隔腋窝淋巴结肿大,具备恶性肿瘤即周围型肺癌的特征;肿块较大(>5cm),内部大片状明显坏死,多发空泡样坏死腔,增强后边缘轻度强化,尤其局部侵犯胸膜,符合肺肉瘤样癌的特征,因此可以考虑原发性肺肉瘤样癌。

【鉴别诊断】

1.周围型肺癌:为起源于段或段以下支气管的肺癌,诊断以分叶征、毛刺征及胸膜凹陷征、空泡征、空洞征,肿瘤中央可见斑片状坏死,增强后强化值20~40HU等为依据。部分肿瘤见有钙化,表现为小结节和斑点状少量钙化。

2.肺脓肿:表现为大片状致密影,中央可见局限性低密度区,随病情发展,其内可形成空洞,伴有液—气面或液—液面,洞壁内缘光滑,结合临床起病急、有高热、寒战、咳浓痰或脓血痰、白细胞计数升高等表现,可诊断为肺脓肿。急性期成熟肺脓肿CT增强检查示中央相对低密度和强化明显的厚脓肿壁;慢性肺脓肿形态不规则,洞壁较薄。

【参考文献】

[1] 李绪斌,叶兆祥,肖建宇.原发性肺肉瘤样癌的CT表现.实用放射学杂志.2013,29(9),1430-1433.

[2] 田昭俭,庞闽厦,吴起嵩等.原发性肺肉瘤样癌的临床病理特征及其影像表现[J].中华放射学杂志.2009,43(10),1047-1051.

（蒋　健　颉克蓉　赵建洪）

病例003 肺腺样囊性癌

(*Lung Adenoid Cystic Carcinoma*)

【临床资料】

患者,男,67岁。于入院3年前无明显诱因咯鲜红色血液一次,约100ml,就诊于当地医院诊断为肺部炎症,经抗炎对症治疗后病情好转。患者于入院前40余日再次出现咯血,鲜红色血液约150ml,伴有眩晕、乏力等症状,在当地医院诊断为占位。门诊以"肺部阴影"收住我院。

专科检查:双肺呼吸音清,双肺底可闻及少量湿啰音。

【影像学检查】

CT检查:平扫右肺下叶背段大小约3.2cm×3.1cm×3.2cm软组织状肿块,分叶状,周围可见毛刺和棘状突起,边界毛糙并见毛刺征、血管集束征、支气管截断征,与邻近胸膜牵拉,边界清楚,平扫示肿块密度较低,CT值约28HU,增强扫描肿块轻度强化,CT值约38HU。

CT诊断:右肺下叶周围性肺癌。

【图片】

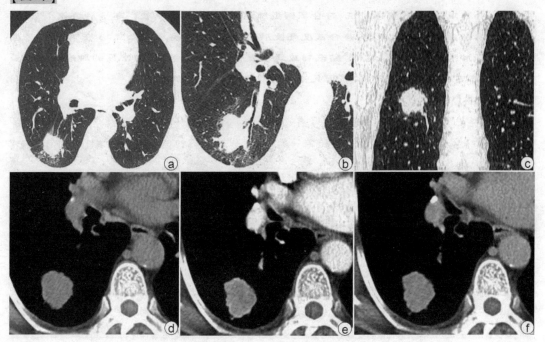

图3-003 肺腺样囊性癌

　　男性,67岁。右肺下叶背段占位。胸部CT平扫肺窗(a-c)示右肺下叶背段见一团块状软组织肿块影,大小约3.2cm×3.1cm×3.2cm,边界毛糙并见毛刺征、棘状突起、血管集束征、支气管截断征,病灶牵拉邻近叶间胸膜。平扫纵隔窗(d)肿块内部密度均匀,CT值约28HU,增强扫描动脉期(e)、静脉期(f)肿块呈轻度强化,CT值约38HU。

【手术与病理】

　　手术记录:患者行胸腔镜下肺楔形切除术。

　　镜下表现:肿瘤由导管上皮、肌上皮双层细胞构成的腺体或小管及筛片状结构,其中可见扩张的假囊肿,内含黏液、嗜酸性基底膜样物质,间质内血管少,黏液样或透明变性,瘤组织坏死。

　　病理诊断:(右肺下叶)肺腺样囊性癌。

【讨论与分析】

　　腺样囊性癌(adenoid cystic carcinoma,ACC),是一种少见的低度恶性肿瘤,主要发生于涎腺、气管及主支气管。气管腺样囊性癌在气管原发恶性肿瘤中约占33%,为气管恶性肿瘤的第二位。肺原发性ACC起源于气管支气管黏膜下腺体的导管上皮,是下呼吸道最常见的唾液腺型肿瘤,该肿瘤生长缓慢,临床症状出现较晚,且缺乏特异性,较易延误诊断。

　　肺原发性ACC在气管及大支气管腔内缓慢生长,阻塞气道,使患者出现呼吸不畅、喘息、咳嗽等症状,临床易误诊为支气管哮喘。CT表现:病灶可为息肉型、沿管壁增厚型及肺内肿块型,增强后轻到中度强化,多层螺旋CT多平面重建后可显示病变沿气管支气管分支蔓延及腔内外生长情况,观察病变部位、范围更直观、准确,有助于临床医师评估肿瘤可切除性及选择合适的治疗方案。

　　本例患者为67岁老年男性,肿块呈分叶状,周围可见毛刺和棘状突起,边界毛糙并见毛刺征、血管集束征、支气管截断征,符合周围型肺癌的特征;病程较长(3年),肿块较小,无纵隔、肺门淋巴结的增大和转移,符合低度恶性肿瘤特征;肿块密度较低且均匀,增强后轻度强化,说明肿瘤内部含较多粘液、黏液样或透明变性,间质血管少,与常见的肿瘤细胞较多且血管较丰富的周围型肺癌不同,而是符合肺腺样囊性癌的特征。

【鉴别诊断】

　　1. 周围型肺癌:发生于肺段以下支气管直到细小支气管的肺癌,以腺癌、鳞癌多见,肿瘤较大,常呈分叶状肿块,边缘见长短不等的毛刺,邻近胸膜凹陷或胸膜皱缩,其内可坏死,少数有偏心性钙化,增强后中度强化。

　　2. 硬化性肺泡细胞瘤(原名肺硬化性血管瘤):中年女性多见;一般临床征状较轻;咳嗽、咳痰、痰中带血,部分无症状,为体检时发现;圆形、类圆形肺内肿块或结节;境界清晰,无分叶或浅分叶,无毛刺,边缘可见空气滞瘤症、晕征;与胸膜关系密切;密度较均匀,少数边缘可见钙化灶,粗斑点状,偶有囊变;增强扫描因组织类型不同而强化程度各异,但多数明显均匀强化,有延迟强化,可见血管贴边征。

　　3. 肺肉瘤样癌:老年男性吸烟者,周围型肺肉瘤样癌肿块较大(>5cm),圆形或类圆形,边缘较光整,局部侵犯胸膜,周围磨玻璃影,内部坏死明显,坏死空洞多见,纵隔腋窝淋巴结肿大,增强后边缘轻度强化。

【参考文献】

[1] 刘莉, 吴宁.原发性肺腺样囊性癌的CT表现[J].中国医学影像技术, 2009, 25(9):1588–1590.

[2] 雷永霞, 李新春, 蒙秋华等.原发性肺腺样囊性癌的CT及PET/CT表现[J].影像诊断与介入放射学, 2012, 21(5):350–353.

[3] 张柏林, 陈华.支气管原发腺样囊性癌3例[J].中国肿瘤临床, 2001, 28(5):335.

[4] 甘新莲, 艾涛.原发性气管腺样囊性癌的多层螺旋CT诊断[J].临床肺科杂志, 2010, 15(5):679–681.

(李文一　颉克蓉　赵建洪)

病例004 支气管黏液表皮样癌
(*Bronchia Mucoepidermoid Carcinoma*)

【临床资料】

患者,女,9岁。入院前1年余因"过敏性紫癜"就诊,行胸部CT提示:"左肺下叶病灶,多考虑错构瘤",胸外科会诊后建议手术治疗,因"过敏性紫癜"未治愈,不宜手术,遂未进一步治疗。现"过敏性紫癜"已治愈,要求手术治疗。患儿自发病以来无发热、咳嗽及咳痰。

专科查体:双肺叩诊呈清音,未闻及干湿性啰音、痰鸣音及哮鸣音。

【影像学检查】

CT检查:左肺下叶类圆形肿块影,边缘光整,大小约3.5cm×3.1cm×3.8cm,CT值约58HU,其内密度不均匀,见多发斑点状钙化,纵隔、肺门无增大淋巴结。增强后动脉期明显不均匀强化,CT值约117HU,静脉期强化程度稍减弱,CT值约87HU。

CT诊断:左肺下叶错构瘤。

【图片】

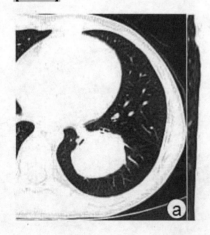
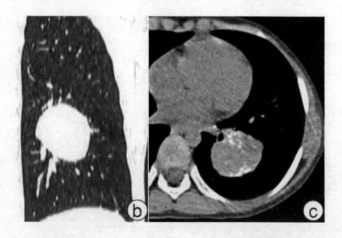

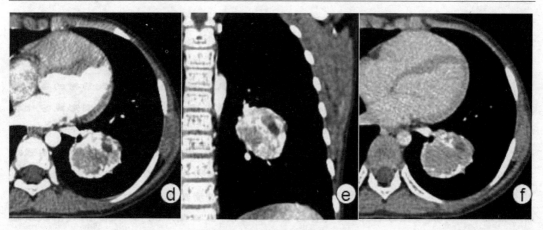

图3-004 支气管黏液表皮样癌

女性,9岁。左肺下叶占位,平扫(a-c)左肺下叶可见一类圆形肿块影,其内散在斑点状钙化影,边缘光滑锐利,肿块周围肺组织清晰。增强后动脉期(d,e)病灶不均匀明显强化,CT值约117HU,内见多发囊状低密度影,未见明显强化。静脉期(f)强化程度下降,CT值约87HU。

【手术与病理】

手术记录:左侧第6肋间后外侧切口进胸,探查见左肺下叶4.0cm×3.0cm×3.0cm大小的球形肿块,纵隔及左侧肺门(第10组)未见肿大淋巴结。

免疫组化染色:瘤细胞示HMB45(-),S-100(-),CK广(+),Vimentin(+),Syn(-),TTF-1(-),Ki67阳性细胞数3%。

病理诊断:支气管黏液表皮样癌(低级别型),第11、12组淋巴结共两枚,未见癌组织转移。

【讨论与分析】

支气管黏液表皮样癌(mucoepidermoidcarcinoma,MEC)较为罕见的肺部恶性肿瘤之一,是起源于气管、支气管黏膜下腺体的Kulchitsky细胞,由黏液细胞、鳞状细胞及中间型细胞3种细胞组成的恶性上皮性肿瘤,占原发性肺癌的0.1%~0.2%,2004年WHO对肺肿瘤的组织分类中MEC与腺样囊性癌被统称为唾液腺肿瘤。肿瘤在支气管内壁呈侵袭性生长,并侵犯周围组织,较原发性支气管肺癌恶性程度低。支气管黏液表皮样癌可根据组织学类型和超微结构分为高级别和低级别两种类型。坏死和有丝分裂仅在高级别黏液表皮样癌出现,而低级别黏液表皮样癌极少发生转移。高级别黏液表皮样癌具有较高的转移潜能。如病灶可切除,手术是支气管黏液表皮样癌的首选治疗手段,尤其对低级别肿瘤,预后非常好。

发病年龄在3~78岁,50%患者小于30岁,男女发病均等。Yousem和Hochholzer报道,低度恶性支气管黏液表皮样癌患者以女性多见,一半以上患者年龄在30岁以下,而70%高度恶性支气管黏液表皮样癌患者年龄大于30岁。大多数记载的病例为个案报道或小样本人群。该肿瘤还是儿科常见的支气管内肿瘤。有报道显示,黏液表皮样癌占儿科肺癌的10%。肿瘤在气道内生长，导致进行性的气管或支气管阻塞性症状和体征，如呼吸道刺激，常反复并加重；有的仅表现为进行性加重的哮喘，易误诊为气管、支气管内膜结核或哮喘；部分患者可出现类癌综合症、Cushing综合症及肢端肥大症等。

影像学CT征象包括：①大多数肺黏液表皮样癌属于中央型，发生于气管树的各级分支内；CT扫描表现为气管、支气管内的肿瘤，多呈边缘光滑、境界清楚的椭圆形或分叶状的结节或肿块影，并且主要向腔内生长，肿瘤长轴大多沿着支气管分支方向走行。少部分属于周围型，肿瘤边缘光滑或分叶，一般无液化、空洞。②肿瘤密度相对比较均匀，增强扫描后肿瘤多呈轻、中度的强化。③肿瘤内常可见斑点状钙化，其发生率高于支气管肺癌。肿瘤内钙化发生率比常见的原发性肺癌要高出14%。肿瘤瘤体内的散在点状钙化是其诊断特点之一。④间接征象包括：支气管黏液栓塞形成、阻塞性肺炎、肺不张、肺气肿以及在肿块周围可以看见新月状的气体影，以上征象均由肿块在气管、支气管管腔内生长，完全或不完全阻塞气管所致。⑤约有2%的低度恶性和15%的高度恶性黏液表皮样癌会发生局部淋巴结转移。

本例患者为9岁女性儿童，病程稍长（1年余），肿瘤体积较大，边缘光整，其内多发斑点状钙化，增强后明显强化，误诊为错构瘤；如果待排儿童肺部恶性肿瘤，其形态、边界及钙化等特征可以考虑低级别支气管粘液表皮样癌的鉴别。

【鉴别诊断】

1. 腺样囊性癌：好发于气管，CT上呈气管壁移行的弥漫、环状增厚，少数也可呈结节状，但多数呈管腔内外浸润性生长；肿瘤密度多低于肌肉，强化不明显；钙化罕见；恶性程度低，转移少见。

2. 类癌：类癌发病年龄和临床表现与MEC相似，但类癌患者部分可出现类癌综合症、库欣综合症，为富血管肿瘤，增强后强化明显。

3. 肺炎性假瘤：好发于中下肺叶、肺外周部分；大部分由慢性感染引起，邻近胸膜常出现炎症反应，表现为胸膜粘连、肥厚，其边缘由于包膜粘连、牵拉，形成"桃尖"状突起；增强后肿块常呈明显均匀性强化。

4. 硬化性肺泡细胞瘤（原名肺硬化性血管瘤）：中年女性多见；一般临床征状较轻；咳嗽、咳痰、痰中带血，部分无症状，为体检时发现；圆形、类圆形肺内肿块或结节；境界清晰，无分叶或浅分叶，无毛刺，边缘可见空气滞瘤症、晕征；与胸膜关系密切；密度较均匀，边缘可见少数钙化灶，粗斑点状，偶有囊变；增强扫描因组织类型不同而各异，但多数明显均匀强化，有延迟强化，可见血管贴边征。

【参考文献】

[1] Mussi R K, Toro I F C, Pereira M C. Mucoepidermoidcarcinoma of the trachea mimicking asthma[J]. Jornal Brasileiro de Pneumologia, 2009, 35(3): 280-284.

[2] 蒋敏波, 李天女, 吴飞云等. 支气管黏液表皮样癌的临床特征及 CT 诊断[J]. 医学影像学杂志, 2012, 22(7): 1083-1086.

[3] 李多, 周新华, 吕平欣. 肺黏液表皮样癌的 CT 影像表现 [J]. 医学影像学杂志, 2013, 23 (4): 539-541.

[4] 林敏芳, 杨之怡, 张宏英. 支气管黏液表皮样癌 96 例临床分析 [J]. 实用肿瘤学杂志, 2006, 20(2):129-130.

[5] 尤小芳, 肖湘生, 孙希文等. 肺黏液表皮样癌的 CT 表现[J]. 中国医学影像技术, 2012, 28 (003):512-515.

[6] 殷全红. 肺黏液表皮样癌的 CT 诊断 (附 5 例报告及文献回顾)[J]. 中国 CT 和 MRI 杂志, 2010, 8:36-38.

(罗永军 王 刚 赵建洪)

病例005 硬化性肺泡细胞瘤
(*Pulmonary Sclerosing Pneumocytoma*)

【临床资料】

患者,男,18岁。4年前因感冒出现咳嗽、咳痰,痰中带有血丝,无胸闷、气短,无寒战、发热等伴随症状,给予抗炎并服用抗结核药物治疗两年,症状好转,但仍有咯血症状,未给予重视,3月前因感冒引起咯血症状加重。

专科检查:左肺呼吸音低,未闻及干湿性啰音、痰鸣音、哮鸣音。

【影像学检查】

CT检查:平扫示左肺上叶弥漫分布大小不等结节样、肿块状软组织密度影,最大者3.6cm×4.6cm×3.6cm,密度尚均匀,CT值35HU,部分病灶边缘不整,融合成团,边缘见斑点状钙化。增强后动脉期病灶明显均匀性强化,CT值约80HU,静脉期持续强化,CT值约59HU,可见贴肿瘤边缘走行的小血管影,即"血管贴边征"。

CT诊断:左肺多发炎性增生性肉芽肿性病变。

【图片】

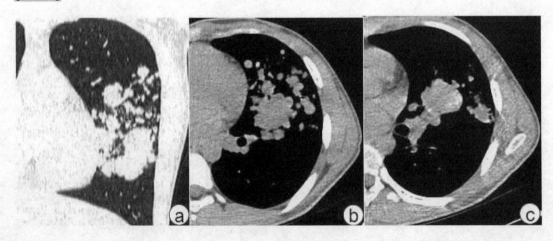

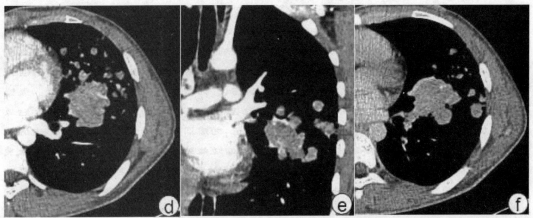

图3-005 左肺上叶硬化性肺泡细胞瘤

男性,18岁。左肺上叶多发占位。平扫CT肺窗(a)示左肺上叶多发结节及肿块样病灶。平扫纵隔窗(b,c),紧贴斜裂胸膜,部分病灶边缘可见点状钙化。动脉期(d,e)病灶明显均匀性强化,CT值约80HU,静脉期(f)持续强化,CT值约59HU,可见贴肿瘤边缘走行的小血管影,即"血管贴边征"。

【手术与病理】

手术记录:在全麻下行经VATS左肺上叶切除术,术中见左肺上叶多发结节、肿块,质硬,左肺下叶受压萎缩,切除左肺上叶。

免疫组化染色:肿瘤由表面细胞和圆形间质细胞构成,CK8/18(+)、CK7(+)、EMA(+)、TTF-1(+)、CR(+);表面细胞示CK广(+++)、间质圆形细胞(+);表面细胞示CK20(+/-)、间质圆形细胞(+);表面细胞示Vimentin(-)、PR(-)、间质圆形细胞(+);表面细胞和间质圆形细胞S-100(-)、CgA(-);Ki67阳性细胞数>10%。

病理诊断:硬化性肺泡细胞瘤。

【讨论与分析】

硬化性肺泡细胞瘤即肺硬化性血管瘤(pulmonary sclerosing hemangioma,PSH)是一种较为少见的肺部良性肿瘤,存在潜在恶性,由于组织形态类似于皮肤组织中的硬化性血管瘤,故命名为PSH。PSH在1999年和2004年WHO分类中归类为"其他肿瘤"。多年前已经意识到PSH并不是一种血管源性肿瘤,有研究表明,该肿瘤实际上源于原始呼吸道上皮细胞,肿瘤细胞表面表达TTF-1。2015年肺肿瘤的WHO组织学分类中将其命名为硬化性肺泡细胞瘤,将其归为"腺瘤"。

组织病理学上主要为圆形间质细胞和表面细胞,形成乳头状结构、硬化性结构、实性结构及出血区,分别表现为:复杂的乳头被覆立方上皮细胞;在出血区的周围、乳头的蒂内或实性区内可见到致密的透明变性胶原灶;圆形细胞呈片状分布,有立方状表面细胞形成小管散在;充满血液的腔隙被以上皮细胞,或出血灶及含有含铁血黄素沉积物碎片,泡沫状及巨噬细胞及胆固醇裂隙。光镜下肿瘤表面细胞主要表达CK-L、CK-H、CEA、EMA、SSP-B、TTF-1,多角形细胞(圆形间质细胞)vimentin和TTF-1阳性,少数EMA阳性,表明硬化性肺泡细胞瘤来源于肺泡Ⅱ型上皮细胞。

临床上硬化性肺泡细胞瘤中年女性多见,常无症状而经体检发现,可有咳嗽、咳痰、痰中带血、发热、胸痛等非特异症状。

硬化性肺泡细胞瘤的MSCT表现具有一定的特征性，具有肺良性肿瘤的特征，多数表现为肺内单发实性球形结节或肿块，边缘清楚、光滑锐利，可有分叶，多靠近胸膜下，可发生于叶间裂内，直径以3~5cm多见，增强扫描小于3cm的病变多显著均匀强化，大于3cm的肿瘤呈不均匀强化。病灶密度均匀，内部见点状或斑片状钙化，为瘤体内硬化钙盐沉着所致。囊性变多为陈旧性出血。"血管贴边征"，即肿瘤生长过程中压迫、推挤周围血管产生包绕和贴边现象；"空气新月征"，即肿块边缘新月状的空气滞留，为瘤周出血经气道清除后所形成的空腔；"晕征"，即环绕肿块的磨玻璃影；"尾征"，即肿瘤边缘肺门侧与肺门血管分支的尾状突起，推测可能与肿瘤对肺门血管有生长趋向性；"肺动脉为主征"，表现为与健侧相同位置肺动脉比较，患侧病灶近肺门端的肺动脉管径明显增粗，可能与该类富血供肿瘤在生长过程中需要更多的肺动脉供血有关；PET/CT显示18F-FDG随肿瘤的增大而摄取增加。

本例患者为18岁青年男性，病程较长（4年多），左肺上叶弥漫分布大小不等结节样、肿块影，密度较均匀，部分融合成团，边缘见斑点状钙化，周围肺组织无炎性渗出改变，由于病灶多发、部分融合，符合良性或低度恶性肿瘤特征；增强后动脉期病灶呈明显均匀性强化，静脉期持续强化，考虑富血供相关的良性或低度恶性肿瘤；可见血管贴边征，符合硬化性肺泡细胞瘤，当病灶多发且融合时，也要想到该肿瘤的可能性。

【鉴别诊断】

1. 错构瘤：肺的一种缓慢生长的良性肿瘤，多位于肺外周，30~60岁，男＞女，肿瘤内含脂肪密度及爆米花样钙化是其特征性表现，强化幅度较硬化性肺泡细胞瘤低。硬化性肺泡细胞瘤粗大点状钙化，实性部分强化明显。

2. 结核瘤：又称肺结核球，它不是一种肿瘤，只是肺结核的一种特殊形态，好发于上叶尖后段或下叶背段，形态欠规则，密度不均，中央可以有干酪坏死区，也可有斑点状钙化或完全钙化结节，周围有卫星病灶及纤维索条影，强化幅度低或环形强化，其中的干酪坏死区不强化；纵隔肺门多见增大钙化的淋巴结。

3. 肺炎性假瘤：好发于中下肺叶、肺外周部分，大部分由慢性感染引起，邻近胸膜常出现炎症反应，表现为胸膜粘连、增厚，其边缘由于包膜粘连、牵拉，形成"桃尖"状突起，大小可以从1cm到16cm，多数在4cm以下，增强后肿块常呈明显均匀性强化。

【参考文献】

[1] 罗永军, 周俊林, 牛茜等. 肺多发性硬化性血管瘤1例 [J]. 中国医学影像技术, 2013(12): 2060.

[2] He C, Fang H, Liu Y, et al. Pulmonary sclerosing hemangioma: report of two cases. World-journal of surgical oncology, 2012, 10:182.

[3] 罗永军, 柴彦军, 周俊林等. 不典型肺硬化性血管瘤的CT表现 [J]. 中国介入影像与治疗学, 2014(8):493-496.

[4] Kalhor N, Staerkel G A, Moran C A. So-calledsclerosing hemangioma of lung: current concept. Annals of diagnostic pathology, 2010, 14: 60-67.

[5] Baysak A, Oz AT, Mo?ulkoç N, et al. A rare tumor of the lung: Pulmonary sclerosing hemangioma (pneumocytoma). Respiratory medicine, 2013,107:448-450.

（罗永军　赵建洪）

病例006 百草枯中毒肺内表现
(Imaging Findings of Lung in Paraquat Poisoning)

【临床资料】

患者,女,28岁。口服"百草枯"约20ml,间断呕吐9h,呕吐物为胃内容物,呕吐物为黄色,有明显特殊气味,量多。四肢末端麻木及烧灼感。

专科检查:胸廓对称无畸形,双侧呼吸动度一致,触觉语颤无增减,双肺呼吸不清,可闻及湿啰音。

【影像学检查】

CT检查:口服"百草枯"3天后,双肺中下叶可见斑片状磨玻璃影;10天后,双肺纤维条索影,部分呈小片状实变影;16天后,双肺纤维条索影,部分小片状实变影,较10天前无明显变化。

CT诊断:渗出性病变。

【图片】

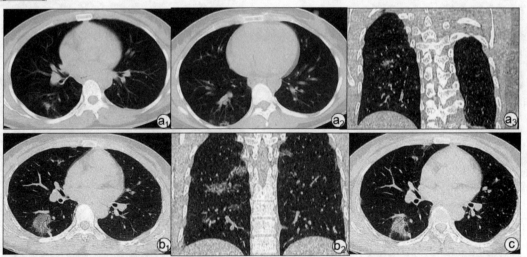

图3-006 百草枯中毒肺内表现

女性,28岁。口服"百草枯"约20ml,3天后胸部CT(a)示双肺散在斑片状磨玻璃密度病灶。第10天胸部CT(b)双肺磨玻璃病灶演变为散在小片状实变样密度增高影及纤维索条影。第16天CT片(c)同第10天CT片对比肺内表现无明显变化。

【讨论与分析】

　　百草枯(paraquat，PQ)，化学名称是1-1-二甲基-4-4-联吡啶阳离子盐，口服中毒死亡率可达75%~80%；已成为继有机磷农药中毒之后的第二位农药中毒。临床表现：消化系统早期出现恶心、呕吐、腹痛、腹泻及血便，数天(约3~7天)后出现黄疸、肝功能异常等肝损害表现，甚至出现肝坏死。泌尿系统可见尿频、尿急、尿痛等膀胱刺激症状，尿检异常和尿量改变，甚至发生急性肾功能衰竭，多发生于中毒后的2~3天。循环系统重症可有中毒性心肌损害、血压下降、心电图S-T段和T波改变，或伴有心律失常，甚至心包出血等。神经系统包括精神异常、嗜睡、手震颤、面瘫、脑积水和出血等，可见于严重中毒者。

　　百草枯中毒患者呼吸系统最为明显，肺部病理改变与中毒剂量有关。大剂量摄入(>40mg/kg)，引起出血、水肿、低氧血症和肺泡间质大量炎症细胞浸润，肺泡上皮细胞和细支气管细胞损伤。中等剂量摄入(20~40mg/kg)，进展性的肺纤维化(胶原沉积和成纤维细胞增殖)和呼吸衰竭，2~3周内死亡。小剂量下(<20mg/kg)，最初肺部表现为对损伤的修复，后转化为纤维化过程。早期影像表现(3天内)：部分轻症患者可不出现肺部异常改变；中、重度患者可显示为以肺通气过度、磨玻璃样密度为主的影像学特征，以中下肺野为著。中晚期影像表现(4~14天内)：可以显示两肺中下野线状、条状密度增高影，两肺血管模糊、肺门阴影显示不清、心影稍有增大，以及出现广泛磨玻璃样密度、肺气肿、肺间质改变、肺实变和渗出性病变。肺实变大部分发生于2周内，2周后以肺纤维化及支气管扩张、肺小囊性变为主。可以出现胸腔积液等渗出性病变及纵隔气肿的发生。晚期表现(14天以上)：X线、CT可显示病变呈迁延性改变，肺渗出实变、肺纤维化为主要影像学表现。

　　本例患者为年轻女性，服毒病史明确，可以诊断"百草枯"肺损伤。

【鉴别诊断】

　　本病有明确的中毒病史，肺部病变有典型的动态演变过程，一般不需与其他疾病鉴别。

【参考文献】

[1] 郑历明，耿左军，吴艳凯等.百草枯肺损伤MSCT征象与中毒机制的对照研究[J].河北医药，2007，29(11):1172-1174.

[2] 金丹，包权，王辉等.百草枯中毒肺损害的高分辨力CT表现分析[J].医学综述，2011，17(10): 1580-1581.

[3] 高兴军，王春红，李建红等.百草枯中毒肺损伤的MSCT评价[J].医学影像学杂志，2009，19(8):959-961.

[4] 韩东明，王清华，孙建明等.百草枯中毒14例肺部X线与CT表现[J].郑州大学学报(医学版)，2004，39(1):162-163.

(李文一　赵建洪)

病例007 纵隔支气管囊肿
(*Mediastino-bronchial Cyst*)

【临床资料】

    患者,女,36岁。无明显诱因间断性气短,劳累后加重,休息后可缓解。

    专科检查:胸廓对称无畸形,双侧呼吸动度一致,触觉语颤无增减,双肺呼吸音清,未闻及干湿性啰音。

【影像学检查】

    CT检查:平扫示中纵隔气管隆突下、左心房上方、主动脉弓以内不规则等密度肿块影,大小约7.0cm×6.3cm×6.1cm,病灶边界欠清,密度均匀,较心腔内血液密度略高,平扫CT值约64HU,后壁可见弧形钙化,增强后病灶未见强化。矢状位及冠状位可见病灶从后方包绕肺动脉,病灶上方可见细蒂样结构与右侧主支气管壁起始部连接,上下腔静脉、肺动脉不同程度受压、推挤,心脏向左下方移位。纵隔未见增大淋巴结。

    CT诊断:纵隔神经源性肿瘤。

    MRI检查:表现为短T1、不均匀长T2信号,T2WI病灶内部可见条状低信号。

    MR诊断:纵隔囊性占位。

【图片】

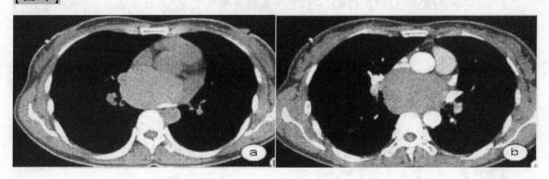

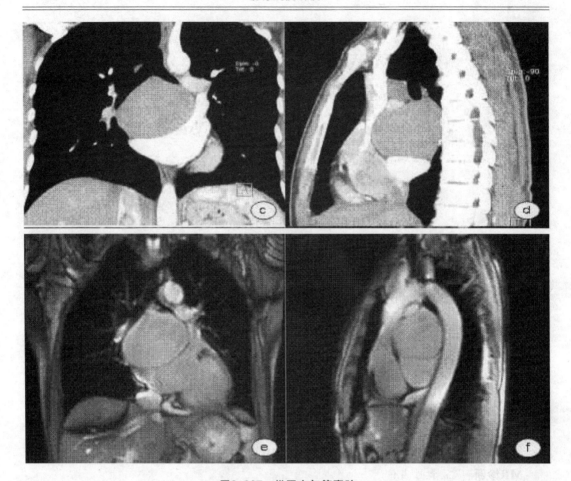

图3-007 纵隔支气管囊肿

女性,36岁。CT平扫(a)及T2WI(e,f)见中纵隔气管隆突下、左心房上方、主动脉弓以内不规则等密度或长T2肿块,后壁可见弧形钙化,CT增强后(b-d)病灶未见明显强化。MRI冠状位及矢状位(e,f)可见病灶从后方包绕肺动脉,病灶上方可见细蒂样结构与右侧主支气管壁起始部连接,呈"水滴样"悬吊状改变;上下腔静脉、肺动脉不同程度受压、推挤。

【手术与病理】

手术记录:术中见肿块为囊性,与右侧支气管、右侧肺动脉粘连;电离切开包膜,游离肿块,吸出约200ml乳白色胶冻样液体,肿块明显变小,切除肿块。

镜下表现:囊壁组织由纤维组织及少量平滑肌构成,衬覆假复层纤毛柱状上皮。

病理诊断:中纵隔支气管囊肿。

【讨论与分析】

纵隔支气管囊肿(mediastinal bronchogenic cyst)属先天性异常,为来源于气管或支气管芽的气管和支气管囊肿,儿童和青少年较多见,多见于气管旁、气管分支下、后纵隔等部位。

气管支气管囊肿是纵隔先天性发育异常性囊肿中最常见的一种,占40%~50%。大多数气管支气管囊肿发生于受孕后第26~40天,发生较早者多形成纵隔内肿物,而发生较晚者多形成肺内肿物,个别病例亦有见于横膈内或横膈下者。纵隔气管支气管囊肿依其所在部位可分为气管旁、隆突周围、肺门旁、食管旁和其他部位等5组,其中大多数位于隆突周围,多有蒂与大气道相连。

临床症状主要与囊肿大小和周围结构受压程度相关,病灶典型者CT值近似于水密度,均匀,形态呈"泪滴状";引起CT值增高的主要原因为囊液蛋白含量高、出血或钙乳沉积,囊内可以出现斑点、片状钙化,部分病例囊壁出现钙化。囊壁有时出现轻度强化。纵隔支气管囊肿典型MR表现为长T1、长T2信号,但T1信号随囊肿内成分不同呈现不同的信号强度,蛋白含量越高,信号越高。而T2WI无论囊肿内成分如何,均表现为高信号,且随回波时间的延长信号一般不衰减,在水成像时仍呈高信号是其特点。

本例患者为中青年女性,CT(平扫+增强)与MRI明确显示为中纵隔良性、囊性病变,符合气管支气管囊肿经典发病部位;冠状位可以观察到气管隆突下边界清楚的"水滴样"的囊性病灶上方有细蒂样结构与右侧主支气管壁起始部连接的关键征象,完全符合纵隔气管支气管囊肿的特征。

【鉴别诊断】

1. 心包囊肿:少见,多无临床症状,常位于前心膈角处且以右侧多见,也可位于主肺动脉近端的心包隐窝,常见表现为紧贴心包的单房无分隔囊性占位,CT值0~20HU,囊肿张力较低,呈长椭圆形或扁圆形,壁薄而光滑,以宽基底与心包相连,增强后无强化。

2. 食管囊肿:临床少见,可发生于任何年龄,以男性居多。临床表现取决于病变的位置、大小和范围,多位于后纵隔前部食管旁,表现为与食管关系密切的圆形或类圆形轮廓光滑的囊性肿物,囊壁相对较厚。

【参考文献】

[1] Georges SR, Declarers J, Durance A, et a1.Clinical spectrums of bronchogenic cysts of mediastinumandlung in adult[J].Ann Thorpe Surge, l991, 52(1):6-l3.

[2] 张永, 杨绍荣, 程德云等.先天性支气管囊肿的临床与病理分析[J].中华结核和呼吸杂志, 2003, 26(10):619-622.

[3] MeAdams HP.Kiyeezyk wM.Resado de Christenson ML.et a1.Bronechogen1c eyst:imaging features with elinical andhistopatho-logic correlation[J].Radiology, 2000, 217(2):441 446.

[4] 董永兴, 孙鹏飞. 纵隔支气管囊肿1例.中国介入影像与治疗学.2013.10(7):448.

(董永兴 王 刚 赵建洪)

病例008 不典型支气管扩张并肺不张
(*Atypical Bronchiectasis with Atelectasis*)

【临床资料】

　　患者,女,7岁。两年前无明显诱因出现间歇性咯血、咳痰,呈粉红色泡沫状,给予对症治疗后症状好转。于入院前4天上述症状加重。

　　专科检查:右肺呼吸音低,未闻及干、湿性啰音,左肺呼吸音清。

【影像学检查】

　　CT检查:平扫见右侧中间段支气管及下叶支气管阻塞,下叶不张、实变。增强后实变的肺组织不均匀明显强化。

　　CT诊断:右肺支气管肿瘤性病变。

【图片】

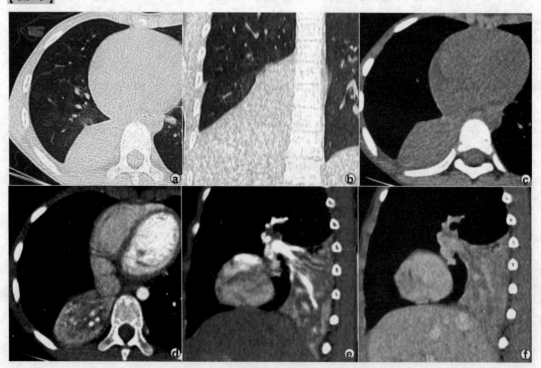

图3-008　不典型支气管扩张并肺不张

　　女性,7岁。CT平扫肺窗(a,b)示右肺下叶支气管阻塞,下叶不张、实变。增强后(d-f)实变的肺组织不均匀明显强化,其内见肺动脉分支穿行,血管未见狭窄及充盈缺损。平扫纵隔窗轴位图(c),动脉期轴位图(d),动脉期矢状位图(e),静脉期矢状位图(f)。

【手术与病理】

手术记录:患儿于全麻下行右肺下叶切除术,切除肺组织送病理检查。

镜下表现:支气管数量增多,管腔扩张,气管壁较多慢性炎症细胞浸润,周围肺组织肺泡壁水肿,血管扩张充血伴炎细胞浸润,肺泡腔内充满红细胞、吞噬含铁血黄素的巨噬细胞、炎症细胞及纤维素;部分区域肺泡间隔中断,肺泡融合扩张。

病理诊断:(右肺下叶)支气管扩张症,合并慢性支气管炎及大叶性肺炎、肺气肿改变。

【讨论与分析】

支气管扩张症(bronchiectasis)是支气管慢性化脓性疾病,由于支气管壁的弹力纤维被破坏而导致的支气管树的不可恢复性的异常扩张,简称支扩;以咳嗽、咳痰、咯血为主要临床表现。分为先天性和后天性。先天性疾病包括:①大的结构缺陷:气管、支气管巨大症,支气管软化,肺隔离症等;②超微结构的缺陷:纤毛不动综合征、Kartargener综合征、Young综合征;③新陈代谢缺陷:囊性纤维化、$\alpha 1$抗胰蛋白酶缺乏症。获得性疾病包括:①原发感染(常在儿童时):麻疹、百日咳、细支气管炎、支气管炎、肺炎、结核;②支气管堵塞的继发感染:异物、肿瘤;③免疫病的伴随紊乱;④自身免疫性疾病:溃疡性结肠炎、类风湿病、系统性红斑狼疮、特发性纤维化肺泡炎、甲状腺炎、恶性贫血;⑤过敏性病:支气管霉菌病、肺霉菌病等。

发病年龄以儿童及青年为多,又以扩张支气管的形态分为:①柱状扩张;②囊状扩张;③混合性扩张;④静脉曲张型。

X线片在粗乱的肺纹理中如见杵状、囊肿、或蜂窝状影,为支气管扩张较为特征的表现。CT表现:①柱状型支扩:为支气管管腔增宽,管壁增厚,病变支气管的纵切面呈"轨道征"改变,可直达肺周边部,横切面则为圆形或卵圆形,与伴行肺动脉呈"印戒征"改变。②囊状型支气管扩张:为一组或一束多发性含气囊腔,大小不等,壁增厚,若囊内充满液体时则呈一串葡萄状致密影,囊内见到气液平面,是囊状支扩最具特异性的征象。③有一定的好发部位:即下叶多于上叶,左侧多于右侧,这与左肺下叶支气管细长且易受左心缘压迫有关。④常可见某些伴随病变:如支气管黏液栓、感染、节段性肺不张、局限性肺气肿等。病变广泛者常可见到各型支扩同时并存。

本例为7岁儿童患者,两年多咳血、咳痰慢性病史,CT表现为右肺下叶的不张、实变,可以考虑右肺下叶大叶性肺炎伴膨胀不全。尽管为支扩的好发年龄和有慢性呼吸道病史,但CT未能直接观察到扩张的支气管,直接诊断慢性炎症并支气管扩张有些难度,但当表现为以支气管阻塞为主的不典型表现时,要考虑到此种疾病的可能。

【鉴别诊断】

1. 肺不张:多见于金黄色葡萄球菌肺炎,呈多个类圆形的囊壁空腔,其变化快,常伴有肺内浸润病灶或脓肿,且常炎症吸收而消退。

2. 支气管内膜结核:肺结核所致支扩一般在结核好发部位的右上叶或左上叶尖后段,结核需严重至相当的程度才能出现支扩,同时出现结核的结节灶、纤维条索灶、钙化和干酪灶等。

3. 肺隔离症:是一部分肺组织的先天发育异常,正常肺支气管动脉和静脉束远离或围绕在隔离肺叶外周,偶见钙化。如与支气管束交通造成感染,其表现为含气囊肿,有或无液平,周围可见炎性浸润,也可呈囊肿样表现,可有气液平。CT增强后血管重建可见到由主动脉直接供血的粗大动脉。

4、支气管肿瘤:表现为支气管管壁增厚,可有支气管腔内结节,可引起管腔狭窄或阻塞,引起阻塞性肺不张时,肺门部可见肿块影突出于肺不张的边缘,增强扫描可见肺不张内的肿块轮廓,其密度较不张肺的密度低。

【参考文献】

[1] 熊志安, 蒲红. 支气管扩张症的影像诊断[J]. 四川医学, 2011, 32(9): 1477–1478.

[2] Grenier PA, Beiqelman–Aubry C, Brillet PY, et al.Bronchial disease:CT imaging features[J]. Radiol, 2009, 90(11):1801–1818.

[3] 胡凯, 陈俊, 张福洲等. CT 及多层螺旋 CT 在支气管扩张症诊断中的意义分析[J].当代医学, 2012, 18(27): 4–5.

[4] 韦大忠, 吴书信. 以咯血为主症的支气管扩张症 CT 诊断 [J]. 当代医学, 2011, 17(12): 70–71.

(魏晋艳   颉克蓉   赵建洪)

病例009 侵袭性肺部真菌感染合并细菌感染
(Invasive Pulmonary Fungal Infections with Bacterial Infections)

【临床资料】

　　患儿,男,9岁。主因"间断咳嗽、咳痰一月余,加重伴发热1周"于2012年6月26日入院。

　　专科检查:重度贫血貌,双侧颈部可触及多个黄豆大小肿大淋巴结,余全身浅表淋巴结未触及。胸骨中下段无压痛,双肺呼吸音粗,未闻及干湿性啰音。肝肋下未及,脾脏可达脐,质韧,无明显触痛。

　　实验室检查:血常规:WBC $105.7×10^9$/L,细胞无法分类,HGB 56g/L,PLT $32×10^9$/L。外周血涂片:有核细胞多见,原始细胞92%。骨髓形态学:B-ALL骨髓象,原始细胞占98%。FCM:B-ALL染色体:t(8;14)(q11.2;q32);相关基因:阴性。

　　入院诊断:急性淋巴细胞白血病(B细胞,高危)。

　　现患儿正规化疗后,血象恢复正常,于昨日出现高热,体温38℃~40℃。

【影像学检查】

　　CT检查:第一次CT示双肺可见以肺间质为主、为基础的对称性磨玻璃影征象,且有胸膜下、不贴边"正常肺组织带",左肺下叶前基底段可见段性的尖端指向肺门的"三角形"渗出实变影,不贴边;经抗细菌治疗后,发热依旧未退,第二次复查CT示左肺下叶前基底段病灶完全吸收,但双肺不贴边的、以肺间质为主的对称性磨玻璃影明显加重;临床改用抗真菌治疗,用伏立康唑,静脉滴注六天后患儿再无发热,改用口服伏立康唑;第三次复查CT示双肺不贴边的、以肺间质为主的对称性磨玻璃影明显吸收好转;患儿病情稳定,出院后继续口服伏立康唑,第四次外院复查CT示双肺病灶吸收干净,恢复正常。

　　CT诊断:白血病肺侵润。

【图片】

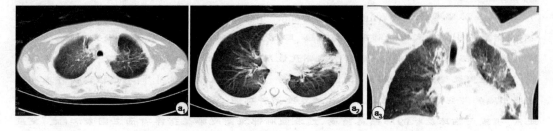

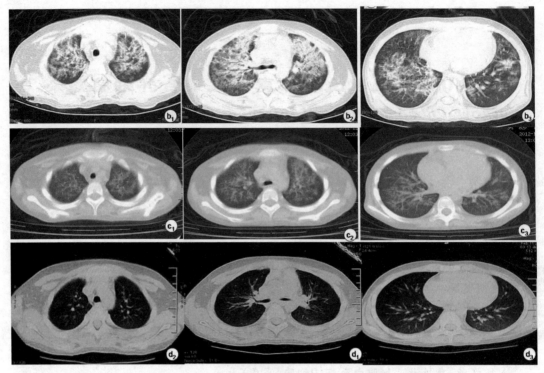

图3-009　侵袭性肺部真菌感染合并细菌感染

男性,9岁。第一次(2012.11.28,a)CT示双肺可见以肺间质为主、为基础的对称性磨玻璃影征象,且有胸膜下、不贴边"正常肺组织带",左肺下叶前基底段可见段性的尖端指向肺门的"三角形"渗出实变影,不贴边。第二次(2012.12.12,b)复查CT示左肺下叶前基底段病灶完全吸收,但双肺不贴边的、以肺间质为主的对称性磨玻璃影明显加重。第三次复查CT(c)示双肺不贴边的、以肺间质为主的对称性磨玻璃影明显吸收好转。第四次外院复查CT(d)示双肺病灶吸收干净,恢复正常。

【治疗与结果】

1. 抗细菌治疗后,左肺下叶前基底段大叶性肺炎(细菌感染)完全吸收。

2. 抗真菌治疗后,多次CT复查,最终患儿肺部侵袭性真菌感染完全吸收痊愈。

最终诊断:侵袭性肺部真菌感染合并细菌感染。

【讨论与分析】

侵袭性肺部真菌感染(invasive pulmonary fungal infections,IPFI),侵袭性肺部真菌感染,是指真菌引起的支气管肺部真菌感染,即真菌对气管支气管和肺部的侵犯,引起气道黏膜炎症和肺部炎症肉芽肿,严重者引起坏死性肺炎,或血行播散到其他部位,如真菌性食道炎、真菌性胃炎、真菌性腹膜炎、真菌性脑炎等。但需要注意的是,IPFI不包括真菌寄生和过敏所引起的肺部改变。分为原发性和继发性两种类型。原发性肺部真菌感染是指免疫功能正常、有或无临床症状的肺部真菌病;继发性肺部真菌感染是指伴有宿主因素和(或)免疫功能受损的真菌感染,后者在临床上常见。IPFI常见的真菌主要是曲霉属、隐球菌属、接合菌(主要指毛霉)和肺孢子菌等。

　　真菌是一类有细胞壁和典型细胞核结构,能进行有性或无性繁殖的一类真核细胞型微生物。真菌成分与细菌不同,多糖占$80\%\sim90\%$,有少量蛋白质、脂质和无机盐类。细胞壁由几丁质微细纤维骨架和其缝隙中的基质组成。几丁质是N-乙酰-D氨基葡萄糖的直链多聚体。丝状真菌的几丁质含量较多,这有利于菌丝的生长。基质由多种多糖组成,大多与蛋白质构成复合物;其中以甘露聚糖蛋白复合物最多。细胞壁内层含有麦角固醇的细胞膜是两性霉素、丙烯胺类和咪唑类抗真菌药物作用的场所。

　　IPFI占深部真菌感染的60%以上,且该病发生率不断增加;引起IPFI常见原因如下:①糖尿病、慢性肾衰、慢支肺气肿、支气管扩张、肺结核和其它慢性严重基础疾病;②恶性肿瘤的放、化疗的患者;③ICU患者支持治疗手段进展——患者生存期延长,留置静脉导管、呼吸机等有创手段的应用;④长期或不正确使用抗生素;⑤器官移植患者,如肾移植患者长期使用免疫抑制剂;⑥人群老龄化趋势;⑦艾滋病的流行。其中存在真菌血症的患者50%以上直接死于感染或基础疾病;我国以隐球菌和曲霉菌肺部感染最多见;真菌感染症状的非特异性和临床表现的多变性,给诊断带来了很大困难,肺部真菌感染的诊断更为困难。

　　IPFI的影像学表现大致可分为以下几种类型:①肺炎型,显示中下肺野小片或大片状阴影,可累及多个肺段或肺叶,如果出现多肺段(叶)、多灶、多形态,亦有小空洞具有一定特征性,多见于白色念珠菌和曲霉感染;②肿块型,显示炎性肿块、呈孤立病灶、类似肿瘤,如果"肿块"周围出现"晕征"有一定特征性,多见于隐球菌、组织胞浆菌等;③空洞或空腔内曲霉球,由寄生在肺空洞内或囊状扩张的支气管内的曲霉菌丝和纤维粘液混合而成,呈圆形或椭圆形,曲霉球与空洞或囊腔之间形成半月形或新月形的透亮区,即"空气新月征"为慢性曲霉感染的经典影像学表现;④胸膜炎型,指病灶靠近胸膜或经血行播散侵犯胸膜所致,有胸腔积液和(或)胸膜增厚等表现,主要为白色念珠菌,其次为热带念珠菌感染;⑤粟粒型,X线或CT表现粟粒样改变,多以中下肺为主,大小不等,多见于组织胞浆菌、隐球菌和念珠菌等感染;⑥两肺出现以肺间质为主、为基础的对称性磨玻璃影征象,且有胸膜下、不贴边"正常肺组织带"。从以上影像学表现可以看出,IPFI的改变并没有绝对的特异性(除第3种外)。但IPFI还是有一定特点的,考虑患者的患病高危基础因素(血液恶性肿瘤、造血干细胞移植患者、慢性肾病、肾移植等),结合相对典型的影像学改变,如多肺段(叶)、多灶、多形态、亦有小空洞;晕轮征、空洞或新月征、不贴边的对称性磨玻璃影等可以诊断IPFI。

　　该患儿为急性淋巴细胞白血病(B细胞,高危)的患者,第一次胸部CT检查时患儿已经经过正规、规范的化疗,血像已经完全恢复正常,血液中没有白血病细胞,因此,影像医生如果了解或知道这些关键的临床信息,就不会诊断白血病肺侵润,而是要考虑化疗后继发肺部感染,左肺下叶为典型的大叶性肺炎表现,而双肺不贴边的、对称性间质性的磨玻璃影应该是继发真菌感染典型表现,因为有真菌感染的发病高危因素——血液恶性肿瘤化疗病史;因此,对于有高危因素的患者,继发肺部感染,结合影像的相对典型特征,排除细菌、结核及病毒等感染外,影像可以考虑侵袭性肺部真菌感染,为临床医生给出指导意见。

【参考文献】

[1] 张志强, 李孟云. 侵袭性肺部真菌感染CT表现[J]. 中国现代医生, 2014, 52(15):55-57.[J]. 医学影像学杂志, 2013, 23(11):1707-1709.

[2] 孙龙伟, 龙莉玲, 黄仲奎. 侵袭性肺部真菌感染的CT表现与临床特点分析 [J]. 实用放射学杂志, 2009, 25(2):180-183.

[3] 孙献勇, 鲁珊珊, 时维东等. 侵袭性肺真菌感染性空洞CT特点分析 [J]. 临床放射学杂志, 2015, 34(8):1229-1232.

[4] 冯解傻, 陀子能, 梁汉欢. 64层螺旋CT在侵袭性肺部真菌感染诊断中的临床应用 [J]. 医学影像学杂志, 2013, 23(6):948-950.

（张培丽　柴彦军　赵建洪）

病例010 不典型胸腺瘤
(Atypical Thymoma)

【临床资料】

患者,男,35岁。患者自觉胸部不适,主要的临床表现特征是活动中略有气急,但无明显呼吸困难。无胸痛、咳痰及咯血,也无紫绀、发热和盗汗等症状。

专科检查:胸廓对称无畸形,双侧呼吸动度一致,触觉语颤无增减,双肺呼吸音清,未闻及干湿性啰音。

【影像学检查】

CT检查:胸骨后前中纵隔、主动脉起始部偏前右侧可见一类圆形肿块,大小约3.7cm×2.7cm×4.8cm。肿块边缘见环形钙化,内密度基本均匀,CT值约47HU,增强后病灶未见明显强化,动脉期CT值约46HU,静脉期CT值约41HU,肿块与周围大血管分界清楚。

CT诊断:前中纵隔畸胎瘤。

【图片】

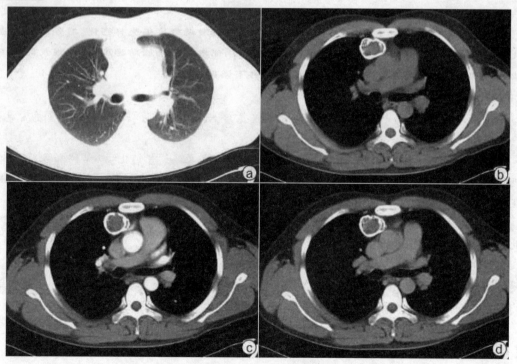

图3-010 不典型胸腺瘤

男性,35岁。CT横轴位示胸骨后方、主动脉起始部前偏右侧可见大小约3.7cm×2.7cm×4.8cm肿块影,边缘环形钙化,内部密度基本均匀(a-b),CT值约47HU;增强后未见明显强化(c-d),动脉期CT值约46HU,静脉期CT值约41HU,肿块与周围大血管分界清楚。

【手术与病理】

手术记录:在全麻下进行"胸腔镜下纵隔肿瘤切除术"。

镜下表现:肿瘤成分类似于胸腺上皮细胞和大量未成熟淋巴细胞,瘤细胞圆形、卵圆形,核染色淡,可见小核仁。

免疫组化染色:肿瘤细胞示CK19(+),CK广(+);幼稚T细胞示CD3(+)、CD99(+)、TdT(+)、CD1a(+)、CD20(+)、EMA(-)、Ki67阳性细胞数大于70%,支持上述诊断。

病理诊断:胸腺B1型胸腺瘤。

【讨论与分析】

胸腺瘤(thymoma)起源于胸腺上皮,好发于中年人,45~60岁,占前纵隔肿瘤50%;胸腺瘤特有的表现是合并某些综合征, 如重症肌无力(MG)、单纯红细胞再生障碍性贫血(PRCA)、低球蛋白血症、肾炎肾病综合征、类风湿性关节炎、皮肌炎、红斑狼疮、巨食管症等。

2004年WHO对其组织学分型进行了最新修订, 将其分为两个主要类型: 五类胸腺瘤(A、AB、B1、B2、B3型)和(C型)胸腺癌。非侵袭性胸腺瘤CT征象:多表现为肿瘤密度均匀、边缘光整、包膜完整、与周围组织分界清楚、无邻近组织侵犯及种植转移等,增强扫描呈均匀强化。侵袭性胸腺瘤或胸腺癌CT征象:多表现为肿瘤密度不均匀,不规则浸润性生长;包膜不完整,纵隔胸膜、瘤体邻近心包受累,心包膜或胸膜种植,侵及大血管,增强扫描肿块呈不均匀强化。

本例肿瘤位于前中纵隔,是畸胎瘤的好发部位,肿瘤边缘呈蛋壳样钙化,增强后又无强化表现,的确表现为较典型的畸胎瘤改变;但肿瘤内部未见明确脂肪密度影,提醒我们应该进一步做MRI检查以获取更多影像信息,然后再下影像诊断。

【鉴别诊断】

1. 畸胎瘤:位于前中纵隔,肿瘤内成分比较复杂,如钙化、脂肪、软组织等,囊变更常见;而且畸胎瘤发病年龄普遍小于胸腺瘤。

2. 淋巴瘤:通常累及多组淋巴结,且有融合成团征象,少有钙化,以纵隔和气管旁淋巴结肿大常见。双侧分布分叶更常见、更明显,增强扫描呈不均匀结节样强化或环状强化。

3. 胸腺增生:表现为胸腺弥漫性增大,其外形、轮廓多保持正常,无结节和肿块形成,钙化少见;发病年龄多为20岁以下,女性多见。

4. 包虫病:纵隔包虫病较少见,病灶多表现为单发或多发的囊性病灶,比较典型的征象是囊内子囊,囊壁可见弧形或蛋壳状钙化,囊内可见"双边征"、"飘带征"等,合并感染时囊内密度不均匀增高,增强扫描囊壁可强化,囊内无强化。

【参考文献】

[1] 管文举,袁雁雯,刘昕.不同CT征象对胸腺瘤与常见纵隔恶性肿瘤的诊断及鉴别诊断[J].

现代肿瘤医学, 2015(17):2481-2484.

[2] T黄晓辉, 郑汉朋, 滕陈迪等. 侵袭性胸腺瘤CT表现与诊断价值 [J]. 医学影像学杂志, 2013, 23(11):1707-1709.

[3] 富宏. 65例胸腺瘤CT表现分析[J]. 中华现代影像学杂志, 2012(8):77-78.

[4] Sakai F, Sone S, Kiyono K, et al. MR imaging of thymoma: radiologic-pathologic correlation [J]. AJR. American journal of roentgenology, 1992, 158(4): 751-756.

(翟永川　赵建洪　颉克蓉)

病例011　前纵隔淋巴瘤
(*Anterior Mediastinal Lymphoma*)

【临床资料】

　　患者,男,22岁。气短、右侧胸痛半月余。

　　专科检查:胸廓对称无畸形,右侧压痛及叩击痛阳性;右侧胸廓呼吸运动明显受限,右肺触觉语颤减弱;右肺叩诊音变浊;左肺如常;右肺呼吸音减弱,左肺无明显异常。

【影像学检查】

　　CT检查:平扫示上纵隔不规则蔓延生长的软组织密度影,大小约9.5cm×9.3cm×12.8cm,密度不均匀,与周围组织界限不清,CT值29~49HU之间。增强呈不均匀强化,动脉期CT值约57HU,静脉期CT值约61HU;右肺门、纵隔内见增大的淋巴结;右侧胸膜增厚、胸腔积液。

　　CT诊断:前纵隔侵袭性胸腺瘤,右肺门、纵隔淋巴结增大,侵犯右侧胸膜。

【图片】

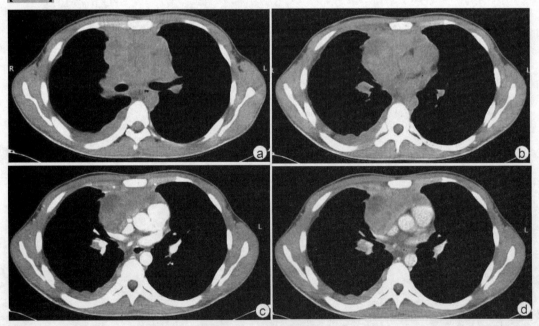

图3-011　前纵隔淋巴瘤

　　男性,22岁。前纵隔不均质占位,CT平扫(a,b)于前纵隔见形态不规则软组织影,密度不均匀,CT值约29~49HU,病灶边界不清,与邻近组织分界不清,增强扫描(c,d)后呈不均匀强化。动脉期CT值约57HU,静脉期CT值约61HU;右肺门、纵隔内见增大的淋巴结;右侧胸膜增厚、胸腔积液。

【手术与病理】

手术记录：纵隔镜活检。

镜下表现：镜下见瘤细胞弥漫性排列，细胞小至中等大小，染色质细腻，核分裂像易见，瘤组织出现坏死明显，可见瘤组织侵及周围脂肪和肌肉。

免疫组化染色：CD3(+)，CD43(−)，Ki67大于70%，CK广(−)，CK19(−)，TDT(−)。

病理诊断：前体T细胞淋巴母细胞淋巴瘤/白血病。

【讨论与分析】

纵隔淋巴瘤多与颈部或全身淋巴结增大同时出现，亦可首先发生于纵隔。淋巴瘤发病有特殊的年龄段，淋巴瘤发病有两个高峰期，第一高峰期20~30岁，第二高峰期60~80岁，男性略多于女性，纵隔发生率为15%~40%。很少有肺实质侵犯，其肺部改变多为纵隔或肺门淋巴结转移所致，其中约占25%患者中可发生胸腔积液，除肿瘤浸润以外也可能因累及纵隔淋巴致回流受阻所致。

与其他部位的淋巴瘤不同，前纵隔淋巴瘤常见低密度坏死、囊变灶，有文献报道发生率达21%。淋巴瘤在放疗或化疗前罕见钙化，治疗后约1%可出现钙化。

本例患者的肿瘤位于前上纵隔，边界不清，首先要考虑侵袭性胸腺瘤，但前纵隔肿瘤有明显的坏死和囊变，伴纵隔和(右)肺门的淋巴结肿大、(右侧)胸膜增厚、胸腔积液，22岁男性(淋巴瘤发病的第一高峰期20~30岁)等条件时，符合前纵隔淋巴瘤的特征，因此首先要考虑胸腺起源的前纵隔淋巴瘤，再鉴别侵袭性胸腺瘤。

【鉴别诊断】

1. 恶性畸胎瘤：好发于前中纵隔，成分混杂，可见脂肪和钙化密度，实性软组织成分可强化。

2. 侵袭性胸腺瘤：好发于中年人，45~60岁，占前纵隔肿瘤50%，易合并某些综合征，胸腺起源的淋巴瘤鉴别较困难，肿瘤范围相对局限，多见于侵袭性胸腺瘤，胸腺瘤常见囊变、出血、坏死和钙化，因此治疗前出现钙化的肿块几乎可排除淋巴瘤。

【参考文献】

[1] HUssain SM, Zondervan PE, Ijzermans JN, et al. Benign versus malignant hepatic nodules MR imaging findings with pathologic correlation. Radio graphics, 2002, 22(5):1023−1039.

[2] 颜有霞, 张金娥, 陈小聪等.前纵隔淋巴瘤的影像学分析.实用放射学杂志, 2008, 13(7): 203−204.

[3] 张金娥, 赵振军, 黄飚等. 前纵隔淋巴瘤的影像分析. 中国医学影像技术, 2009, 25:84− 86.

（董永兴　赵建洪）

病例012　获得性胸腺囊肿
(Acquired Thymic Cyst)

【临床资料】

患者,男,12岁。体检时发现纵隔肿物一月余;心电图正常;以"纵隔良性肿瘤"收住院。

专科检查:胸廓对称无畸形,双侧呼吸运动一致,触觉语颤无增减,叩诊双肺清音,双肺未闻及干、湿性啰音。

【影像学检查】

心脏彩超检查:右心房右上方可探及混合回声,大小约10.2cm×7.7cm,边界清楚,内探及多个大小不等的高回声团块,右心房受压变形变小。

超声诊断:心脏良性肿瘤。

CT检查:前上纵隔囊性占位,CT值约20HU,大小约5.9cm×8.9cm×10.1cm,周围可见壁结节,边界清晰,邻近大血管受压移位;瘤肺界面清晰。增强后壁结节强化,动脉期CT值约54HU,静脉期CT值约41HU。

CT诊断:前上纵隔畸胎瘤。

【图片】

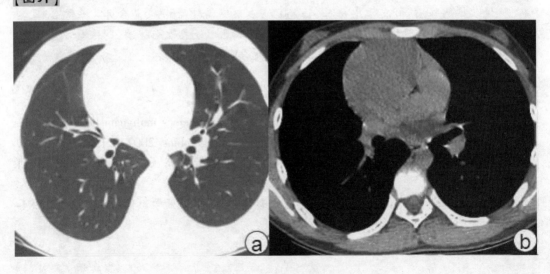

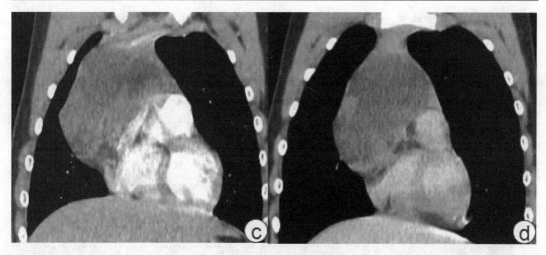

图3-012　获得性胸腺囊肿

男性,12岁。前上纵隔囊性占位,病灶可见多发软组织壁结节(a,b),边界清晰,邻近大血管受压移位,瘤肺界面清晰。增强后(c,d)边缘及壁结节明显强化,动脉期CT值约54HU,静脉期CT值约41HU。

【手术与病理】

手术记录:在全麻下行"胸腔镜下纵隔肿瘤切除术"。

镜下表现:纵隔囊肿壁纤维、脂肪组织淤血明显,伴出血,囊壁见残余胸腺组织。

免疫组化染色:增生细胞示Ckpan(+),CK19(+)、CD57、CK7、CK20、Syn、EMA、Vimentin均(−);淋巴细胞示CD3(+)、CDla(+)、TDT(+)、CD99(+)、CD5(+)、CD79散(+)、CD10散(+)、CD20、MPO、CD30均(−);CD68灶(+)。

病理诊断:胸腺囊肿。胸腺囊肿中的结节考虑为:①B2型胸腺瘤;②胸腺上皮细胞增生。

【讨论与分析】

胸腺囊肿(thymic cysts)是一种少见的占位性疾病,国内外文献报告其占纵隔肿瘤的1%~3%;男女发病率差别不大,常见于前上纵隔(可见于中纵隔),成人(30~60岁)多见;颈部胸腺囊肿多见于10~20岁的患者。

根据病因分为先天性与获得性。先天性胸腺囊肿为胚胎时期胸腺导管或胸腺咽导管的发育异常,咽导管未闭,导管上皮渗液或出血逐渐扩张而形成囊肿;可以发生在胚胎胸腺形成途径上的任何部位,主要是纵隔和颈部侧方;获得性胸腺囊肿,常与感染、放射治疗及创伤等有关,成人多见。根据病理分为先天性胸腺囊肿、获得性胸腺囊肿和囊性胸腺肿瘤(胸腺肿瘤囊性变)。

镜下见囊壁为纤维结缔组织,内衬单层扁平上皮、柱状上皮、复层鳞状上皮等,周围可见正常或萎缩的胸腺组织。先天性胸腺囊肿多为单房,囊壁薄,覆以上皮细胞并含有正常胸腺组织;后天性胸腺囊肿多来自炎症,常为多房性,故也称为多房性胸腺囊肿,壁较厚,有炎症及纤维化,囊肿内含混浊液体或凝胶样物质。

临床上胸腺囊肿多生长缓慢,无症状,有症状者多与囊肿压迫有关。影像学上先天性胸腺囊肿囊壁菲薄或常无可见的壁,边缘清晰、密度(信号)均匀、单房或多房囊性肿块,以单房者多见，无明显壁结节，一般无增强效应；获得性胸腺囊肿边缘清晰、密度（信号）不均、单房或多房囊性肿块，以多房者为多，囊壁较厚，囊内有分隔，可见壁结节（小、较规则，为正常胸腺组织），有强化效应；合并感染或出血时囊内密度均匀增高（T1WI、T2WI可均呈高信号）时易误诊，囊壁较厚，囊内有分隔，增强有强化效应。胸腺瘤囊变，前纵隔肿物，以低密度为主，可见较大、欠规则、有强化的壁结节（为瘤组织）。胸腺囊肿在术前难以确诊，因其位置及形态可误诊为"胸腺瘤"，又可因有钙化而误诊为"畸胎瘤"，贴近心包时可误诊为心包囊肿。

　　本例患者为体检发现肿块，肿块为前上纵隔，首先考虑胸腺来源肿瘤，肿瘤以囊变为主，且为12岁儿童，因此可以考虑先天性的胸腺来源的肿瘤，最常见的为胸腺囊肿；但肿瘤具有附壁强化的壁结节，符合获得性胸腺囊肿的特征，但缺乏相应临床病史，有一定的诊断难度。

【鉴别诊断】

　　1. 囊性胸腺瘤或胸腺瘤囊变：多见于放疗或化疗后，也可见于治疗前，囊壁薄厚不均，可见欠规则且有强化的壁结节，囊内可见分隔。

　　2. 纵隔囊性畸胎瘤（皮样囊肿）：最常见于前纵隔，成熟型囊性畸胎瘤为球形或分叶状的多囊肿瘤，内含富脂质液体，可出现脂液平面，干酪样物及成形组织，如毛发及牙齿等。表现为单发，边缘锐利，有清晰的壁："称显壁囊肿"，球形或分叶状，密度不均匀。

　　3. 囊性淋巴管瘤：好发于前纵隔及中上纵隔，少数位于后下纵隔，胸部影像表现为囊性圆形、类圆形或不规则形肿块，较少有钙化及纵隔移位，部分病灶包绕邻近结构，而无恶性浸润，不具有特异性。颈纵隔型具有典型影像表现：颈部囊性肿块并与纵隔或胸腔肿块相贯通。分隔轻度强化。

　　4. 心包囊肿：大多数为先天性疾病，多位于心膈角；个别病例因患急性心包炎多年后发生心包囊肿。心包囊肿一般呈梭形或卵圆形，壁菲薄，内含清亮的或草黄色的液体，囊壁由单层扁平或柱状细胞覆盖，细胞形态极似间皮细胞，囊壁不强化。

【参考文献】

[1] 张谷青, 张新东, 陈月芹等. 胸腺囊肿的 CT 诊断 [J]. 临床放射学杂志, 2013, 32(007): 1049-1052.

[2] Ichiki Y, Kajiwara Y, Hamatsu T, et al. Multilocular Thymic Cysts with Follicular Hyperplasia: Report of a Case[J]. Open Journal of Thoracic Surgery, 2013, 3: 111.

[3] Ueda Y, Omasa M, Taki T, et al. Thymic Neuroblastoma within a Thymic Cyst in an Adult [J]. Case reports in oncology, 2012, 5(2): 459-463.

[4] 赖繁彩, 李剑锋, 杨帆等. 胸腺囊肿的诊断及胸腔镜手术治疗 [J]. 中华胸心血管外科杂志, 2010(2): 125-126.

[5] 滕洪, 王述民, 曲家骐等. 电视胸腔镜手术治疗胸腺疾病 58 例 [J]. 中国微创外科杂志, 2011, 11(5): 426-427.

（罗永军　赵建洪）

病例013 原发性纵隔囊肿
(*Primary Cyst of Mediastinum*)

【临床资料】

患者,女,54岁。3月前无明显诱因出现上腹部疼痛不适,呈间歇性,以剑突下及左腹为著,无放射痛,无恶性、呕吐等,就诊于当地医院,给予对症处理(具体不详),现为进一步治疗遂来我院就诊。

专科检查:双侧胸廓对称,无压痛及叩击痛;双侧呼吸动度一致,触觉语颤如常,双肺呼吸音清,未闻及干湿性啰音。

【影像学检查】

CT检查:后纵隔脊柱左旁见一椭圆形软组织肿块,大小约1.5cm×2.8cm×3.0cm,边界清楚,内部密度均匀,CT值约27HU,邻近椎间孔未见扩大,增强扫描病灶轻微强化,动脉期CT值约为32HU,静脉期CT值约为37HU。

CT诊断:神经源性肿瘤。

MRI检查:胸11~12椎体左侧近同侧膈肌角处一椭圆形占位,大小约3.4cm×1.4cm×1.6cm,呈等T1、稍高T2信号,信号均匀,边缘清楚,紧贴膈肌,宽基底紧贴于同侧脊椎生长。

MRI诊断:神经纤维瘤。

【图片】

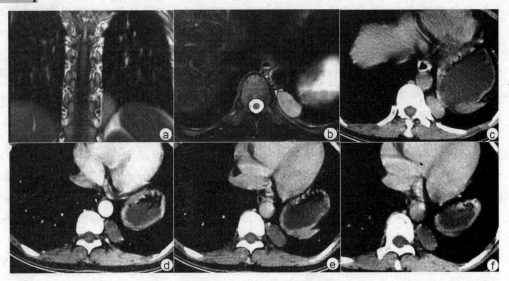

图3-013 原发性纵隔囊肿

　　女性,54岁。后纵隔占位病变。MRI示病变位于左后纵隔,T1WI呈均匀等信号(a),T2WI呈均匀稍高信号(b),边缘光整。CT平扫(c)见肿块边界清楚,邻近椎间孔未见扩大,平扫CT值约27HU,增强扫描(d-f)病灶轻微强化,动脉期CT值约为32HU,静脉期CT值约为37HU。

【手术与病理】

　　手术记录:全麻下行"胸腔镜下纵隔肿物切除术",见肿物位于左后纵隔近脊柱旁,有蒂与纵隔相连,完整取出肿瘤。

　　镜下表现:肿物包膜由薄层纤维组织构成,未见明显内衬上皮,肿物实质为红染均质样物,无细胞成分。

　　病理诊断:原发性纵隔囊肿。

【讨论与分析】

　　原发性纵隔囊肿(primary cyst of mediastinum)多为先天性胚胎发育异常引起,约占纵隔肿块的20%,种类繁多,如来源于气管或支气管芽的气管和支气管囊肿,来源于前肠芽的胃囊肿和胃肠囊肿以及由于中胚层组织发育异常所致的心包囊肿和囊性淋巴管瘤等。各种囊肿都按照其在纵隔相关器官而发生,如胸腺囊肿多发生在胸腺部位;气管支气管囊肿以气管旁及支气管分叉部为最多见;食管囊肿大多位于中后纵隔贴近食管。这类发育异常的囊肿不发生恶变;此外,纵隔囊肿尚包括寄生虫性(如包虫性)囊肿、血肿囊性变和胰腺假性囊肿等。

　　1. 气管支气管囊肿:是纵隔先天性发育异常性囊肿中最常见的1种,占40%~50%。大多数气管支气管囊肿发生于受孕后第26~40天,发生较早者多形成纵隔内肿物,而发生较晚者多形成肺内肿物,个别病例亦有见于横膈内或横膈下者。纵隔气管支气管囊肿依其所在部位可分为气管旁、隆突周围、肺门旁、食管旁和其他部位等5组,其中大多数位于隆突周围,多有蒂与大气道相连。位于隆突周围的囊肿易因压迫邻近组织而引起临床症状。

　　2. 食管囊肿:来源于胚胎期前肠,为食管发育过程中未能形成正常管腔的结果,大多位于中后纵隔紧贴食管。

　　3. 胃肠囊肿:较罕见,关于其起源有数种学说解释,多认为胚胎早期内胚层与脊索未完全分离所致。胃肠囊肿的内衬细胞包括胃黏膜上皮细胞、小肠上皮细胞和纤毛柱状上皮细胞等,其中胃黏膜上皮细胞可具有分泌功能,导致消化性溃疡发生。

　　4. 心包囊肿:大多数为先天性疾病,多位于心膈角(右侧多见);个别病例因患急性心包炎多年后发生心包囊肿。心包囊肿一般呈梭形或卵圆形,壁菲薄,内含清亮的或草黄色的液体,囊壁由单层扁平或柱状细胞覆盖,细胞形态极似间皮细胞。

　　5. 胸腺囊肿:较为罕见,仅占全部纵隔肿物的1%~2%。大多数为来自胸腺咽导管上皮的先天性囊肿,可发生于从颈部到前纵隔的胸腺下降线的任何地方;也有个别报道与手术创伤、炎症等有关者。病理学上胸腺囊肿应与胸腺瘤、霍奇金病等形成的假性囊肿相鉴别,假性囊肿壁一般较厚,在其纤维性壁内可找到残余的瘤组织。

　　各种不同起源的纵隔囊肿在影像学表现上有共性:形态多为圆形、椭圆形,质地柔软,发生在器官间隙中,形态对邻近结构有一定的顺应性,轮廓光整。囊壁菲薄,常不可见,囊内呈均匀一致的水样密度,CT扫描为特征性的液体CT值。MRI的SE序列扫描呈特征性的T1WI低信号、T2WI高信号。

　　本例患者为中老年女性,因上腹部不适体检发现后纵隔肿物,肿物椭圆形,边界清楚呈典型均匀水样密度和信号,邻近椎间孔无扩大,与食管、气管及心包有距离,增强后未见明显强化,因此可以考虑单纯性囊肿。

【鉴别诊断】

　　1. 神经源性肿瘤:好发于20~40岁成人,生长缓慢,肿瘤形态规则,边界清晰,多呈卵圆型或梭形,肿瘤主体贴近脊柱,且长轴与脊柱平行。常伴肿块邻近的骨质吸收及椎间孔扩大。增强后肿瘤轻中度强化。

　　2. 孤立性纤维瘤:常表现为圆形、梭形或不规则形,边缘光滑清楚的单发肿块,常以宽基底附着于胸膜表面,较小的肿瘤可以呈均匀软组织密度,肿块较大时可因黏液变性、出血、坏死、囊变而表现为混杂密度。常可见假包膜,边缘光滑,与周围肺组织分界清楚,动态增强多呈持续强化或进行性延迟强化,可见典型的"地图样"强化。

　　3. 气管支气管囊肿:是纵隔先天性发育异常性囊肿中最常见的1种,占40%~50%。气管支气管囊肿位于隆突周围,多有蒂与大气道相连;个别病例亦有见于横膈内或横膈下者。

　　4. 食管囊肿:来源于胚胎期前肠,为食管发育过程中未能形成正常管腔的结果,大多位于中后纵隔紧贴食管。

【参考文献】

[1] 杨瑾, 谢昌林, 辛恒兴等. 原发性上纵隔占位性病变的CT分析与鉴别诊断 [J]. 中国中西医结合影像学杂志, 2011, 09(5):457-459.

[2] 陈识, 程瑾, 洪楠. 前纵隔孤立性纤维瘤1例 [J]. 中国医学影像技术, 2011, (6):1309-1309.

[3] 严循成. 原发性前纵隔肿瘤73例CT分析[J]. 医学影像学杂志, 2013, 22(10):1673-1676.

（马来阳　颉克蓉　赵建洪）

病例014　纵隔淋巴瘤
(*Mediastinum Lymphoma*)

【临床资料】

　　患者,男,40岁。于五天前无明显原因出现间断性干咳,无痰,无咯血。外院X线片示:左侧胸腔积液。

　　专科检查:胸廓对称无畸形,无压痛及叩击痛,双肺呼吸活动度正常,左肺下叶语颤增强,左肺下叶叩诊呈浊音,呼吸音低;右肺呼吸音清。

【影像学检查】

　　CT平扫:前中上纵隔区可见巨大软组织肿块影,边界不清,大小约14.0cm×9.5cm×14.3cm,CT值约43HU,其内可见点状钙化灶,中心见不规则较低密度区,增强扫描病灶不均匀轻度强化,中心低密度区未强化,病变包绕挤压邻近大血管及心脏,上腔静脉内见充盈缺损影。肺窗示瘤肺界面清楚。

　　CT诊断: 侵袭性胸腺瘤。

【图片】

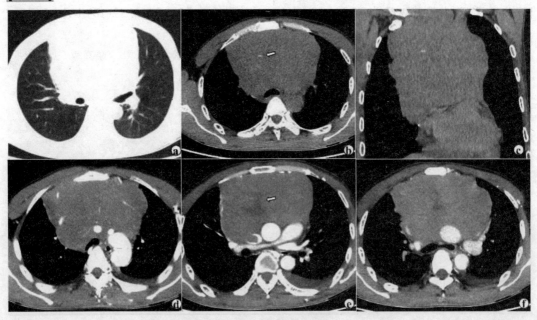

图3-014　纵隔淋巴瘤

男性,40岁。CT示前中上纵隔区巨大占位,肺窗(a)瘤肺界面清晰,肺内未见异常密度影。平扫纵隔窗(b-c)示病灶呈软组织密度,CT值约43HU,其内可见点状钙化灶(图b箭号示),边缘略呈分叶状,且似呈多结节融合征象。增强后(d-f)肿块呈不均匀轻度强化,中心见不规则较低密度区(e箭号头示),病变包绕挤压邻近大血管及心脏,上腔静脉内见充盈缺损(e),静脉期(f)病灶继续强化。

【手术与病理】

手术记录:开胸置入纵隔镜,探查可见气管周围肿瘤,用活检钳咬出部分肿瘤组织送冰冻,回报为:恶性病变。

镜下表现:瘤细胞弥漫性增生,细胞间不同程度纤维化。

免疫组化染色:瘤细胞示:CD20(+++),CD79α(++),BCL-2(+),CD5(+),CD10(-),BCL-6(-),MuM-1(-),CyClinD1(+/-),CD1α(-),TdT(-),CD99(+/-),反应性T淋巴细胞示CD3(+),CD38(-),Vimentin(+/-),CK广(-),CK7(-),CK20(-),CK19(-),CK5/6(-),EMA(-),Syn(-),CgA(-),CD57(+/-),Ki67阳性细胞数>30%。

病理诊断:(纵隔)非霍奇金B细胞淋巴瘤。

【讨论与分析】

原发性纵隔非霍奇金淋巴瘤(primary mediastinal non-hodgkin′s lymphoma),发病率小于20%。纵隔肿块巨大,浸润性生长,生长速度快,可侵及胸膜、心包及肺组织,表现为胸腔积液、胸膜结节、心包积液、肺内浸润灶、气道阻塞;上腔静脉梗阻较常见于纵隔非霍奇金淋巴瘤;肿块较大时中心可发生坏死、钙化,增强呈轻度强化;其他局部表现同纵隔霍奇金淋巴瘤。原发性纵隔非霍奇金淋巴瘤全身症状少,无特异性,还有值得注意的是非霍奇金淋巴瘤起病较急,平均出现症状时间为1~3个月,就诊时往往已有结外转移,表现为该部位相应的症状。

纵隔淋巴瘤的发病因素可能与病毒感染、遗传因素和免疫缺陷病有关。

伴有硬化的滤泡中心细胞瘤有别于全身性滤泡中心细胞淋巴瘤,它是B细胞表现型,伴有局限性硬化区。这种肿瘤更常见于女性,好发于30岁左右(许多非霍奇金淋巴瘤好发于50~60岁),常伴有上腔静脉梗阻及淋巴瘤症状,易在纵隔内向周围浸润。细胞谱系为B细胞型,分化明显不同,从表面免疫球蛋白阴性的早期B细胞,到分化末期的浆细胞型,实际上这种肿瘤有些是原发性胸腺B细胞淋巴瘤,常引起上腔静脉综合征。B细胞型有侵犯性,有更广泛的胸腔内外侵袭。尽管非霍奇金淋巴瘤出现于任何年龄组,但纵隔占位多见于年轻人,大多<35岁。

本例患者为前中上纵隔巨大肿块,压迫气道致干咳,侵及左侧胸膜产生胸水;前上纵隔考虑胸腺瘤,前中上纵隔要考虑淋巴瘤;本例病变包绕纵隔内大血管结构,呈浇筑性生长,侵袭性强,致上腔静脉栓子形成,以及增强后的轻度强化表现,都更符合淋巴瘤的特征。淋巴瘤一般少有钙化,本例肿瘤中钙化多考虑为纵隔内淋巴结钙化被肿瘤包埋其中的表现。

【鉴别诊断】

1. 胸内甲状腺肿(intrathoracic goiter):多位于气管前方或侧方,多与颈部甲状腺相连,病变呈稍高密度,常见囊变、坏死、钙化,CT和MRI增强检查实质明显强化,多数病灶可随吞咽上下移动。

2. 胸腺瘤(thymoma):位于前纵隔中部,主动脉弓前方,分为侵袭性与非侵袭性。非侵袭性胸腺瘤包膜完整,与周围组织分界清楚。侵袭性胸腺瘤包膜不完整,向邻近结构侵犯,一般不会侵及较远的结构,侵及胸膜可引起胸腔积液,侵及心包可引起心包积液。增强扫描呈均匀性明显强化。临床表现比较典型,与重症肌无力有明显关系。

3. 畸胎瘤(teratoma):多位于前中纵隔,良性畸胎瘤密度不均匀,瘤灶内出现钙化、畸形骨骼或牙齿及脂肪等多种组织成分,影像表现典型,可明确诊断。恶性畸胎瘤呈均一软组织密度,呈浸润性生长,可侵及胸膜产生胸水,增强扫描呈一过性显著强化提示恶性。

【参考文献】

[1] 张星,何国祥. 纵隔肿瘤影像学特点的探讨 (附 58 例分析)[J]. 实用放射学杂志, 2004, 10: 907-909.

[2] 王盛锦,吴卫忠. 纵隔肿瘤的 CT 诊断与探讨[J]. 中外医用放射技术, 2000 (3): 85-85.

[3] 郭盛仁,沈均康,陆之安. 巨大纵隔肿瘤的影像诊断及临床意义[J]. 实用放射学志, 2000, 16(10): 597-599.

[4] 李占吉,徐山淡,张永红等. 纵隔胸腺瘤和淋巴瘤的影像特征及鉴别诊断 (附 65例分析)[J]. 实用放射学杂志, 2006, 22(6): 671-674.

(魏晋艳　王　刚　赵建洪)

病例015 后纵隔血管瘤
（*Posterior Mediastinum Hemangioma*）

【临床资料】

患者,男,64岁。体检透视时发现上纵隔影增宽,遂行胸椎MR检查进一步明确;患者既往身体健康,无特殊病史,没有任何不适症状。

专科检查:胸廓对称无畸形,双侧无压痛及叩击痛,双肺呼吸运动一致,触觉语颤无增减,双肺呼吸音清,未闻及干湿啰音。

【影像学检查】

MRI检查:平扫于胸3~5椎体左旁见不规则形等T1、长T2信号影,信号较均匀,边界清晰,病变呈伪足样改变,见叁处棘样突起与相应胸2/3、3/4、4/5椎间隙关系密切,胸3~4左侧椎间孔扩大。增强后病变呈明显强化,强化欠均匀,可见流空血管影。

MRI诊断:胸3~5椎体左旁占位,多考虑良性肿瘤性病变,神经鞘瘤可能性大,孤立性纤维瘤待排。

【图片】

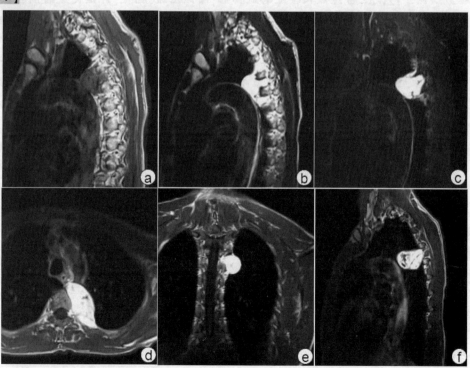

男性,64岁。左侧后纵隔占位。胸3~5椎体左旁、后肋骨前见一梭形(轴位)等T1、长T2较均匀信号影(a,b),边界清晰,前方紧邻主动脉弓。T2-STIR冠状位(c)仍呈高信号。增强后(d-f)呈显著不均匀强化。

【手术与病理】

手术记录:后纵隔肿物切除术。后纵隔见大小约5.0cm×2.5cm×1.0cm肿物。

镜下表现:肿瘤由大小不一的薄壁血管构成,部分区域瘤细胞生长较密集。

病理诊断:后纵隔血管瘤。

【讨论与分析】

纵隔血管源性肿瘤罕见,约占纵隔肿瘤的1%。肿瘤起源由血管增生形成或血管外、中、内膜细胞增生形成。按肿瘤性质可分为良性和恶性,可见于任何年龄段,以40岁以前居多,高发年龄<10岁且无明显性别差异。肿瘤好发于前纵隔,后纵隔次之,中纵隔罕见。

纵隔血管瘤患者多数无明显症状,症状的出现与肿瘤的部位、大小、邻近组织器官有无受侵以及有无出血或炎症变化等有关。一般无临床表现,体检发现。

常见为海绵状血管瘤,组织学上瘤体内血管间隙扩大,某些区域有间质性炎症浸润、纤维组织增生。还可有一些平滑肌增生。

纵隔血管瘤影像学诊断困难,CT平扫表现为界限清楚的类圆形、分叶状纵隔肿块,密度较低且多不均匀,内可见钙化或静脉石;增强后强化方式多样,可类似于肝血管瘤呈结节样强化或中心强化,亦可不强化或强化延迟(肿瘤中心因瘢痕或血管内血栓形成而表现为延迟强化)。

MRI:T1WI多呈等或稍低信号,T2WI多呈高信号,T2WI-STIR呈明亮高信号,即"灯泡征",部分病例于T2WI上可见点状流空的血管影,瘤内出血、钙化、纤维化或瘤周含铁血黄素沉积,常致T1WI、T2WI信号混杂不均。增强扫描病灶明显强化,强化可均匀或不均匀。

椎管内硬膜外海绵状血管瘤(spinal epidural cavernous angioma,SECA)非常少见,约占硬膜外肿瘤的4%,脊柱血管瘤的12%,好发部位依次为胸段、颈胸交界、颈段,累及后纵隔的SECA更为罕见。缓慢起病,表现为受累平面以下的肢体麻木、疼痛、无力及感觉运动障碍,影像学可评价骨质慢蚀程度及向椎间孔延伸的范围,其特征为肿瘤压迫、包绕脊髓,呈"钳状"或导致椎间孔扩大呈"哑铃状"。

本例患者为老年男性,体检发现,胸3~5椎体左旁见匍行生长的肿瘤,边界清晰,因肿瘤生长呈伪足样改变,并见叁处棘样突起与相应胸2~3、3~4、4~5椎间隙关系密切,且胸3~4左侧椎间孔扩大,要考虑神经源性肿瘤。但肿瘤T2WI-STIR上信号明亮,呈"灯泡"征,增强后病变呈明亮强化,又可见血管流空影,符合血管源性肿瘤的特征,因此更是要考虑血管瘤。

【鉴别诊断】

1. 神经鞘瘤:后纵隔神经组织丰富,神经源性肿瘤占后纵隔肿瘤的15%~20%。神经鞘瘤大体表现为圆形或卵圆形软组织肿块,境界清晰,有包膜,肿瘤大小不一,常可伴有出血和囊变;肿瘤多呈实质性肿块,位于脊柱周围,MR的T1WI上肿块信号与邻近肌肉大致相仿,呈等信号。T2WI上呈高于肌肉、低于纵隔脂肪的高信号,信号不均,可沿椎间孔延伸;增强后呈轻至中度强化。椎间孔可扩大或无扩大,脊髓可受压向对侧移位,对邻近骨质的压迫性破坏改变,通常境界锐利清楚。

　2. 孤立性纤维瘤：(solitary fibrous tumor, SFT)是一种较为罕见的梭型细胞肿瘤，起源于一种CD34阳性的树突状间叶细胞，几乎弥漫分布于人体结缔组织中。具有向纤维母细胞、肌纤维母细胞、血管外皮细胞及血管内皮细胞分化的特性，可发生于身体多处部位，脏层胸膜发生率最高。SFT任何年龄段均可发病，多见于20~70岁，无明显性别差异。CT、MR表现为圆形、卵圆形肿块，边界较清楚，无明显分叶征象；密度或信号均匀或不均匀，动态增强多呈持续强化或进行性延迟强化，可见典型的"地图样"强化。不均匀强化时需考虑恶性可能。

【参考文献】

[1] 袁君，宗振峰，杨博等. 后纵隔血管瘤一例. 中华心胸外科杂志. 2012, 28(10):635.

[2] 何其舟，唐烨真，涂永波等. 后纵隔海绵状血管瘤1例. 中国临床医学影像杂志. 2011, 22(2):149–150.

[3] 王关顺，李卓琳，杨光军. 椎管及后纵隔海绵状血管瘤的CT和MRI表现. 放射学实践. 2012, 27(1):112–113.

[4] 赵伟刚，石维平，陆世春. 后纵隔原始神经外胚层肿瘤一例. 中国胸心血管外科临床杂志. 2013, 20(1):122.

[5] 钱民，陈晓东，郭元星. 胸膜外孤立性纤维瘤CT和MR表现. 临床放射学杂志. 2008, 27(7): 936–939.

（蒋　健　赵建洪）

病例016   囊性成熟性畸胎瘤
(*Cystic Mature Teratoma*)

【临床资料】

患者,女,53岁。主因"右侧胸部胀痛半月余"收住入院。入院前半月余自觉右侧胸部肿痛,为持续性,咳嗽及活动后自觉加重,疼痛时略有气短。

B超示:纵隔肿瘤,建议进一步检查。

实验室检查:未见异常阳性结果。

专科检查:双侧胸廓对称无畸形,右侧前胸叩击痛阳性;双肺呼吸音清,未闻及干湿性啰音。

【影像学检查】

CT检查:纵隔内右前方可见大小约8.1cm×5.5cm×5.2cm囊性肿块,边界清晰,内部密度不均,可见呈线条状或漩涡状的软组织密度影,局部似形成分隔,内部可见更低密度,CT值约-45HU,增强后软组织密度分隔略强化,内部低密度无强化。肺窗示瘤肺界面清楚。

CT诊断:纵隔内囊实性肿块,结合强化特点,多考虑畸胎瘤或胸腺瘤。

【图片】

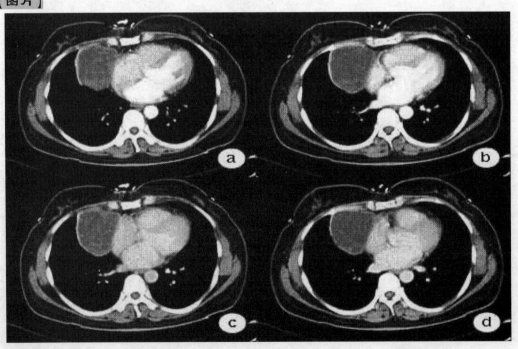

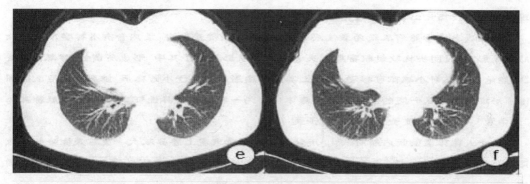

图3-015 囊性成熟性畸胎瘤

女性,53岁。CT动脉期增强(a-b)示病灶呈类圆形囊性病灶,边界清晰,内部密度不均匀,可见多发小类圆形更低密度影,最低CT值约-45HU,增强后软组织密度分隔略强化,内部低密度无强化;静脉期(c-d)示病灶强化不明显;肺窗(e-f)示右肺中叶受压,瘤肺界面清楚。

【手术与病理】

手术记录:纵隔病变位于中纵隔心包旁,包膜完整,与肺组织无粘连。

镜下表现:瘤组织由分化成熟的皮肤及其附属器构成。

病理诊断:(上纵隔):形态学支持成熟性囊性畸胎瘤。

【讨论与分析】

畸胎瘤(teratoma)是最常见的一种生殖细胞肿瘤,多发生在女性卵巢。因胚胎发育时期生殖细胞沿胚胎中线移行,所以也可见于沿身体中轴线分布的器官和脏器,如头颅、纵隔、颈部、后腹膜、骶尾部等处。起源于生殖细胞,由两个或三个胚层成分构成。根据分化程度分为成熟性畸胎瘤、未成熟性畸胎瘤与畸胎瘤恶变。多数患者无临床症状,在体检过程中发现。肿瘤体积较大时,可有肿瘤压迫邻近脏器而产生不适症状。

成熟性畸胎瘤(mature teratoma):即含三个胚层的各种成熟组织构成,常见有油脂、毛发、皮肤、骨骼等;成熟性畸胎瘤属良性,生长缓慢。未成熟性畸胎瘤:在成熟性畸胎瘤组织结构相似的背景上可见未成熟神经组织构成的原始神经管,偶见神经母细胞瘤的成分,还可见未成熟的骨或软骨,常为恶性。成熟囊性畸胎瘤几乎所有病例均含有外胚层和中胚层组织,有时可见内胚层组织。如仅含外胚层成分则称为皮样囊肿。

畸胎瘤的CT表现为:①密度不均的囊性包块,病灶可为单侧,亦可为双侧性。②囊壁的厚薄不均匀,边缘光滑整齐。③包块内含脂肪密度和发育不全的骨骼及牙齿影,也可以见到自囊壁向包块内突起的实质性结节影。若包块内同时含有脂肪和液体,则可见到上脂肪下液体的液-脂界面,并可随患者的体位变动而改变位置是畸胎瘤的特异性表现。④若为皮样囊肿时,CT仅表现为含液体的囊性占位病灶,但是囊壁可发现蛋壳样钙化灶。⑤当恶性畸胎瘤侵犯了邻近的组织,CT图像则表现为肿瘤边界与周围器官的脂肪间隙消失;若肿瘤侵及膀胱、盆腔肌肉或肠管,CT图像则表现为肿块与它们之间的边界不清晰。

文献报道瘤体内可见脂肪密度组织是最常见的CT征象,也是特征性的CT表现,约占畸胎瘤的93%~96%。瘤体内脂肪存在对诊断成熟囊性畸胎瘤具有特异性。瘤内的钙化、牙齿或骨骼和其他钙化出现率约为56%。

囊性成熟性畸胎瘤表现为囊性或囊实性肿块,囊壁多光滑,囊内含有水样密度影和脂肪密度影,常见团块状软组织密度影夹杂脂肪密度影悬浮于其中,形成所谓的"浮球征"或"畸胎结节"。这种小球体可移动,病理上其主要由脂肪聚集于小片碎屑、鳞屑或细毛发团周围而形成,小球以一定的形状分散于瘤体内,为一种相对特异性征象。部分文献称其为"囊中囊",包括水密度子囊和脂密度子囊。

由于人体体温使囊内脂肪液化,所以脂肪在影像表现上差异较大。成熟囊性畸胎瘤大体病理表现具有特征性,大多数病例含有脂质成分,在人体温度下为液态,室温下为半固态。

本例CT示前纵隔囊实性肿物,壁光滑、边界清楚,考虑为前纵隔起源的良性肿瘤;肿物内密度不均,密集分布呈"莲蓬"样改变,其内可见特征性脂肪成分(CT值约-45HU),可明确提示畸胎瘤诊断。

【鉴别诊断】

1. 心包囊肿合并感染:心包囊肿大多数为先天性疾病,多位于心膈角(右侧多见);个别病例因患急性心包炎多年后发生心包囊肿。心包囊肿一般呈梭形或卵圆形,壁菲薄,内含清亮的或草黄色的液体,囊壁由单层扁平或柱状细胞覆盖,细胞形态极似间皮细胞。合并感染后,囊内密度增高,囊壁强化。

2. 胸腺瘤(thymoma):起源于未退化的胸腺组织,有良性及恶性之分,多位于前纵隔的中部。增强检查病灶均匀性强化。恶性胸腺瘤浸润性生长,边缘不规则,侵及胸膜可见胸膜结节形成及胸腔积液。

【参考文献】

[1] 陈文, 吴健.纵隔畸胎瘤的CT诊断[J].实用放射学杂志, 2006, 22(6): 675-678.

[2] 仇五七, 李俊成, 王颖. CT对纵隔畸胎瘤的诊断价值 [J]. 现代医用影像学, 2005, 14(1): 10-12.

[3] 覃峰, 陈巨坤, 龙行安等.纵隔良性畸胎瘤的CT诊断 (附29例分析)[J]. 中国医学影像学杂志, 2003, 11(4):278-279.

[4] 虞辛强, 金莉莉, 杨光钊.纵隔畸胎瘤:CT与病理对照分析 [J]. 中国临床医学影像杂志, 2001, 12(6):419-421.

(王莉莉　王　刚)

第四部分　腹　部

病例001 肝脏多形性未分化肉瘤
(Hepatic Undifferentiated Pleomorphic Sarcoma)

【临床资料】

患者，男，49岁。因"间断性右上腹疼痛10天"入院。患者于入院前10天无明显诱因逐渐出现右上腹疼痛不适，呈间断性，休息后可自行缓解，无恶心、呕吐，无明显反酸、嗳气，无黑便、无发热、寒战，无咳嗽、咳痰，无心慌气短，无头晕等症状。无传染病史。

实验室检查，血生化示：r-GGT 171U/L，ALP 143U/L，传染病全套示：乙肝表面抗原阳性，乙肝核心抗体阳性；血常规示：WBC 13.5×10⁹/L，血小板压积 PCT 0.10%，甲胎蛋白1.98ng/ml。

专科检查：腹部平坦，腹壁浅静脉无曲张，未见肠形及蠕动波，可见肝掌，未见明显蜘蛛痣；右上腹明显触痛及压痛，肝脏肋下3横指，脾脏未触及；浅表淋巴结未触及肿大；双肺呼吸音请，心音有力；移动性浊音阴性，肠鸣音正常，双下肢无水肿。

【影像学检查】

CT检查：肝右叶巨大椭圆形混杂密度占位，大小约12.0㎝×10.0㎝×9.0㎝，边界尚清楚，中央可见大片状液化坏死区，病灶周边部见多发软组织结节影，CT值约38HU，增强扫描见肿瘤实质大部分位于肿瘤周边，小部分呈伪足样、间隔样伸入肿瘤坏死灶内，病灶实性成分呈持续性强化，三期CT值分别为41HU、58HU、61HU，中央坏死区不强化。肝门部及腹膜后未见明显增大淋巴结影。

CT诊断：血管肉瘤。

【图片】

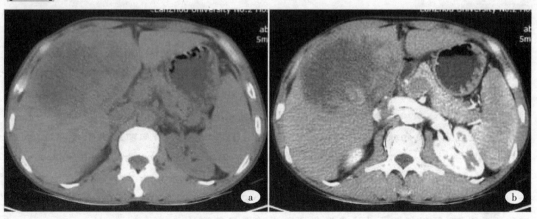

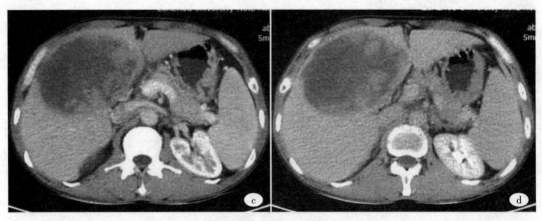

图4-001　肝脏多形性未分化肉瘤

男性,49岁。肝右叶巨大椭圆形混杂密度占位,大小约12.0cm×10.0cm×9.0cm,边界尚清楚,病灶周边部见多发软组织结节影,平扫(a)密度约38HU,中央为低密度囊变坏死区;增强动脉期(b)病灶周边部实性结节强化明显,CT值约41HU,门脉期(c)进一步强化CT值约58HU,延迟期(d)强化程度持续轻度增加,CT值约61HU(d),坏死囊变区无强化,病变边界显示清楚,肝门部及腹膜后未见明显增大淋巴结影。

【手术及病理】

手术记录:术中见有一占据肝脏左内叶和右前叶的巨大占位性病变,大小约15cm×12.0cm,明显隆起,表面呈淡褐色,触之囊性感,探查余肝大小质地色泽未见明显异常,随用电刀切取肿块表面肝组织两块送术中快速冰冻病理检查,肿块内可见巨大空腔,含大量咖啡色液体及鱼肉状坏死组织,术中病理回报低分化肝癌。

镜下表现:瘤细胞呈梭形、不规则形,单核或多核、易见病理性核分裂,核仁明显、伴大片状坏死,瘤细胞排列呈束状、车辐状及编织状,呈浸润性生长,背景可见散在及灶状淋巴细胞,可见残留的胆管及肝细胞索,部分瘤组织与周围肝组织分界清晰。

免疫组化染色:Vimentin(+),CD68(+),AAT(+),S-100(-),AFP(-),Actin(-),heptocyte(-),CK(-)。

病理诊断:肝脏多形性未分化肉瘤。

【讨论及分析】

2013年,WHO分类删除了恶性纤维组织细胞瘤的名称,代之以多形性未分化肉瘤(undifferentiatedpleomorphicsarcoma,UPS),UPS被归入新设立的未分化/未能分类软组织肉瘤(undifferentiatedSTS,USTS),是一组无明确分化方向的多形性异质性间质肿瘤。WHO并将其分为5个亚型:席纹状多形性型、黏液型、巨细胞型、炎症型及血管瘤型。发生于肝脏的UPS约90%为席纹状多形性型,黏液型约占10%,其他类型文献鲜有报道。

UPS是成人常见的软组织肉瘤之一,较常发生于四肢、腹膜后间隙或腹腔等部位,发生在肝脏罕见。好发于成年人,发病年龄为27~87岁,平均年龄为58岁左右,男女发病率无明显差异;临床表现通常无特异性,一般为上腹部不适及疼痛,伴有体重下降,部分患者可有厌食、发热及黄疸等表现;实验室检查肿瘤标记物AFP、CEA、CA-199通常为阴性,部分患者白细胞计数升高(肝组织坏死及毒素产生所继发的感染所致)。

肝脏UPS的CT表现差异较大,且无显著特征性表现。①病灶多单发,肝右叶多见,其次是左叶或左右叶同时受累;肿瘤体积通常较大,发现时最大径一般均≥5 cm(平均值约12 cm)。②CT平扫呈低密度占位性病变,边界一般欠清晰或尚可分辨,呈浸润及膨胀性生长,周围无明显包膜,形态可表现为类圆形或不规则状;肿瘤坏死、囊变改变明显,坏死部分往往占肿瘤体积的大部分,甚至表现为巨大囊状改变。③肿瘤实质部分大部分位于肿瘤周边,小部分呈伪足样、间隔样伸入肿瘤坏死灶内,增强后显示更清楚。增强扫描:由于组织病理上肿瘤内所含纤维及血管成分不一,强化程度差异较大。动脉期肿瘤实性部分呈中度强化,坏死区内残存的肿瘤实质同步强化呈伪足样、间隔样或棉絮状;门脉期持续强化,延迟期强化程度更进一步升高或略有减低。黏液变及囊变坏死区不强化。④侵犯及转移:肿瘤一般无门静脉及胆管受侵表现,邻近肝周的病灶多有肝包膜受侵的表现,可有肝内、肺、膈肌等处的转移。

肝脏UPS的病理诊断主要依靠免疫组织化学检查,大部分肿瘤表达波形蛋白(Vim)、巨噬细胞(CD68)、抗胰蛋白酶(a-1-AT)、抗胰糜蛋白酶(a-1-ACT)。镜下通常表现为肿瘤细胞多形性明显,胞浆丰富红染,可见巨核、多核瘤细胞,病理性核分裂像多见;肿瘤间质主要为富血管的胶原纤维,部分可见黏液变性及坏死区,可伴炎症细胞浸润。

总之,肝脏UPS是一种少见、恶性程度较高的肿瘤。CT上通常表现为肝内较大的肿块,多有囊变、坏死或出血,无钙化;动脉期肿瘤实性部分呈中度强化,坏死区内残存的肿瘤实质同步强化呈伪足样、间隔样或棉絮状;门脉期持续强化,延迟期强化程度更进一步升高或略有减低。黏液变及囊变坏死区不强化;肿瘤一般无门静脉及胆管受侵表现,邻近肝周的病灶多有肝包膜受侵的表现,可有肝内、肺、膈肌等处的转移,淋巴结转移少见。出现以上征象且临床上AFP检查为阴性时应将肝脏UPS纳入鉴别诊断。肝脏UPS的恶性程度较高,手术切除后复发率高。对放射疗法、化疗法均不敏感。预后差。

本病例为男性,49岁,无乙肝病史,甲胎蛋白不高,肝内未见子灶,肝内胆管未见扩张,未见门静脉癌栓,肝门区及腹膜后未见增大淋巴结,可排除肝细胞性肝癌和胆管细胞癌。病灶中央可见大片状液化坏死区,增强扫描见肿瘤实质大部分位于肿瘤周边,小部分呈伪足样、间隔样伸入肿瘤坏死灶内,符合肝脏多形性未分化肉瘤的影像学表现,可以考虑肝脏多形性未分化肉瘤的诊断。

【鉴别诊断】

1. 原发性肝细胞性肝癌:临床上一般有乙肝病史及AFP显著升高,单发的原发性肝细胞癌多数可有假包膜,肿瘤较大时易发生肝内子灶、门静脉癌栓、淋巴结及远处脏器转移。原发性UPS向瘤外组织浸润明显,边界较模糊,多不侵犯门静脉系统。两者均可出现坏死、囊状改变,但坏死、囊状改变程度以UPS更为明显。

2. 肝脏血管肉瘤:为富血供肿瘤,增强后动脉期常呈明显不均匀强化,强化的区域大多数分布于病灶中心,强化程度明显高于肝实质,且随着时间推移可有充填。

3. 肝内胆管细胞癌:肿块多为单中心生长,很少合并肝炎、肝硬化。圆形或卵圆形低密度灶,有的形态不规则,边界清楚或不清楚,部分病灶内可见不规则钙化影。肿块邻近肝实质及其被膜萎陷。约1/4的病例在肿块远端可见局限性胆管扩张、胆汁淤积或胆结石形成,是肝内胆管细胞癌的间接征象。动态增强的典型表现:动脉期仅轻度强化,从边缘开始,门脉期及延迟期持续强化,病灶似有缩小趋势,呈"慢进慢出"的渐进性强化特点,但病灶始终无充填。有文献报道,线样或网格样强化是其特征性表现。

【参考文献】

[1] 李娴, 孙新海, 朱来敏等.多形性未分化肉瘤的MR表现[J].医学影像学杂志, 2014,（08）: 1354–1357.

[2] 杨小秋（综述）, 谈顺（审校）.多形性未分化肉瘤的临床病理诊断及分子病理学进展[J].医学综述, 2015,（15）:2741–2744.

[3] 佘日胜, 张凌男, 陈英等.胰腺原发性恶性纤维组织细胞瘤CT和MRI表现一例[J].中华放射学杂志, 2008,（12）:1338–1338.

[4] 王东, 陈韵, 刘文慈等.恶性纤维组织细胞瘤的CT表现及病理特征[J]. 中国介入影像与治疗学, 2013, 10(1).

[5] 肖波, 张小明, 曾南林等. 胰腺原发性恶性纤维组织细胞瘤1例 [J]. 中国医学影像技术, 2009,（8）:1511–1511.

[6] 谭艳, 尚全良, 肖恩华.肝脏原发性恶性纤维组织细胞瘤动态CT表现与病理对照研究[J]. 临床放射学杂志, 2011, 05:749–751.

[7] 戴太炎. 原发性肝脏恶性纤维组织细胞瘤的CT诊断分析 [J]. 中国临床医学影像杂志, 2013, 07:509–511.

[8] 吕晓飞, 张雪林, 刘珍银, 邱士军, 郭翠萍, 邓燕佳, 彭俊萍. 原发性肝脏恶性纤维组织细胞瘤的CT表现[J]. 放射学实践, 2011, 08:845–847.

[9] Cong Z, Gong J. Primary malignant fibrous histiocytoma of the liver: CT findings in five histopathological proven patients[J]. Abdom Imaging, 2011, 36(5):552–556.

（韩引萍　王　刚）

病例002 无肝炎背景肝细胞肝癌
(*No Hepatitis Background of Hepatocellular Carcinoma*)

【临床资料】

患者,女,57岁。间断上腹部不适两年余。既往体健,无肝炎等传染病史。

专科检查:腹部平坦,腹壁浅静脉无曲张,未见肠形及蠕动波;右上腹无压痛,Murphyls征阴性,脾脏未触及;浅表淋巴结未触及肿大;双肺呼吸音请,心音有力;移动性浊音阴性,肠鸣音正常,双下肢无水肿。

【影像学检查】

MRI检查:肝左叶SⅢ段可见一类圆形稍长T1、稍长T2异常信号灶,大小约4.3cm×4.5cm,边界清楚,DWI上呈高信号,增强扫描后,动脉期病灶内部不均匀轻度强化,门脉期显著不均匀强化,延迟期造影剂有部分退出,周围假包膜强化明显。

MRI诊断:肝SⅢ段肿块并包膜,结合多序列显示及动态增强,考虑肝腺瘤。

【图片】

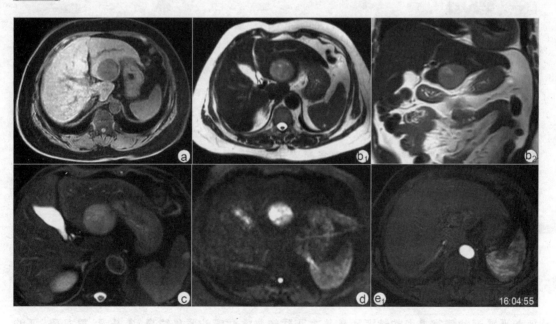

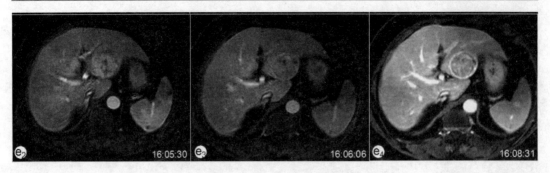

16:05:30　16:06:06　16:08:31

图4-002　无肝炎背景肝细胞肝癌

女性,57岁。肝左叶SⅢ段类圆形占位,平扫呈稍长T1(a)、稍长T2(b$_{1-2}$)异常信号灶,边界清楚,SPIR(c)上呈稍高信号,DWI(d)上呈高信号,增强扫描后(e$_{1-4}$),动脉期病灶内部不均匀轻度强化,门脉期显著不均匀强化,延迟期持续强化且有减退表现,假包膜强化明显。

【手术与病理】

手术记录:开腹探查,见肝脏体积基本正常,肝左外叶SⅢ段脏面可见一大小约4.5cm×4.5cm肿块,突出肝脏表面。

镜下表现:肝细胞增生,排列紊乱,呈条索状、梁状,细胞核大、深染,异性。

免疫组化染色:CK8/18(+),CK19(-),Hepatocyte(+),AFP(-),CEA(-),CD34(-),Ki-67阳性细胞数15%。

病理诊断:(左半肝脏)肝细胞性肝癌,中分化,大小4.0cm×4.0cm×2.5cm,伴脂肪变性,切缘未见癌组织残留。

【讨论与分析】

肝细胞性肝癌(hepatocellular carcinoma,HCC)是一种高死亡率的原发性肝癌。它是一种全球范围最常见的恶性肿瘤,尤其是在亚洲、非洲和欧洲南部。肝细胞性肝癌恶性程度高,其形成是一个多步骤的过程,以不断累积的基因改变导致肝细胞脱离正常生长,造成不断再生的肝细胞具有恶变倾向性,部分肝细胞形成再生结节、不典型增生灶、不典型增生结节,最终发生肝细胞肝癌。肝细胞性肝癌患者常伴有肝炎病史及肝硬化背景,肝功正常情况下甲胎蛋白持续性升高,T1WI呈低或稍高信号,T2WI呈稍高信号,DWI病灶呈高信号,增强扫描"快进快出",延迟期扫描可见假包膜强化。

CT能谱成像在鉴别肝癌和局灶性结节增生中的价值:肝癌的动脉期和门脉期的NIC、LNR和ICD值均低于FNH,差异均有统计学意义。动脉期LNR鉴别肝癌和FNH的敏感度和特异度最高,均为100%。

注:NIC(标准化碘浓度)、LNR(病灶与正常肝组织碘浓度比值)、ICD(病灶动脉期和门脉期碘浓度的差异)

本例患者虽然没有肝炎病史,但肿块稍长T1、稍长T2信号,尤其DWI上呈高信号,符合肝细胞性肝癌基本影像特征;增强虽然不是经典"快进快出",但造影剂的早期轻度强化特征和延迟期的部分退出的特征还是具备了肝细胞性肝癌的强化特点,尤其是"假包膜"征的典型表现,亦符合肝细胞性肝癌的影像学特征。

【鉴别诊断】

1.肝局灶性结节增生(FNH):肝功检查及甲胎蛋白水平一般正常,无肝硬化病史。边界清晰的实质性肿块,多位于肝包膜下,坚硬、无假包膜。FNH是血供较丰富的肝占位性病变,由中央瘢痕的小动脉呈离心状供应,中央瘢痕在T2WI上呈典型高信号,在增强扫描延迟期有强化。

2.肝细胞腺瘤:多发生于育龄期的妇女,与口服避孕药也有密切关系,停药后多可自然消退。肝功多正常,甲胎蛋白阴性。如果甲胎蛋白升高多提示肝腺瘤恶变。多呈单个结节,一般直径多大于10㎝,部分也可呈多个结节,肿瘤边界清楚,常有不完整的纤维包膜,易出血、坏死、脂肪变。肝腺瘤没有瘢痕,由被膜下小动脉呈向心性供应,典型增强为"快进慢出"。

【参考文献】

[1] 钟锐, 张敏, 何浩强等. B值800s/mm^{2}磁共振弥散加权成像(DWI)在肝脏占位性病变鉴别诊断中的应用[J]. 中国CT和MRI杂志, 2012, 09(6):1-4.

[2] 谢辉, 安维民, 李勇武等. MRI表现及ADC值对肝腺瘤的诊断意义[J]. 放射学实践, 2014, (4):412-415.

[3] 杨传红, 于德新, 王琳琳等. CT能谱成像在肝细胞癌与肝转移瘤鉴别中的价值 [J]. 医学影像学杂志, 2014, (11):1931-1935.

(韩引萍 王 刚 赵建洪)

病例003　不典型肝内胆管细胞癌
(*Atypical Intrahepatic Cholangiocellular Carcinoma*)

【临床资料】

患者,男,69岁。间断咳嗽咳痰10年余,咳白色黏痰,未正规检查治疗,入院前半月加重并发热。肺部CT显示双肺间质纤维化,肺部感染,肺气肿。患者近一月饮食正常,体重下降5千克。实验室检查:CEA、CY211轻度升高,糖类抗原CA125:1191.17U/ml(血清<35U/ml),铁蛋白显著升高。无乙肝等传染病史。

专科检查:腹部外形平坦,腹部静脉无曲张。触诊腹壁软,无压痛,无反跳痛,肝颤未触及,Murphyls征阴性,脾脏未肋下触及,包块未触及。浅表淋巴结未触及,移动性浊音阴性,肠鸣音正常,双下肢未见水肿。

【影像学检查】

CT检查:右侧膈下、肝Ⅳ、Ⅷ段见一略低混杂密度肿块影,大小约6.1cm×5.8cm×5.7cm,CT值范围约33~50HU,边界较模糊,增强后病灶壁及实性部分呈持续明显强化,动脉期CT值约75HU,门脉期CT值约92HU,延迟期CT值约62HU,其内似有分隔,以囊性变为主,边界逐渐清晰。肝内外胆管未见明显扩张。

CT诊断:右膈下近肝缘占位病变,增强征象不典型,肝细胞肝癌与膈下间叶组织来源的恶性肿瘤鉴别。

MRI检查:右肺下叶见融合团块状异常信号影,界清,边缘规整,有分叶,大小约6.3cm×5.8cm×5.9cm,T1WI呈稍低信号,T2WI呈稍高混杂信号,DWI高信号,增强后肿块边缘明显环形强化,内部实性成分轻度持续强化,中心及边缘见明显囊变区。病灶部分融合,较大者最大径约为6.3cm,穿过右侧膈肌,邻近肝脏呈受压改变。

MRI诊断:肝顶部膈区占位,考虑右肺下叶占位压迫肝脏可能性大,考虑肺部间叶组织来源肿瘤或鳞癌可能。

【图片】

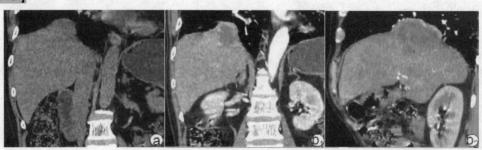

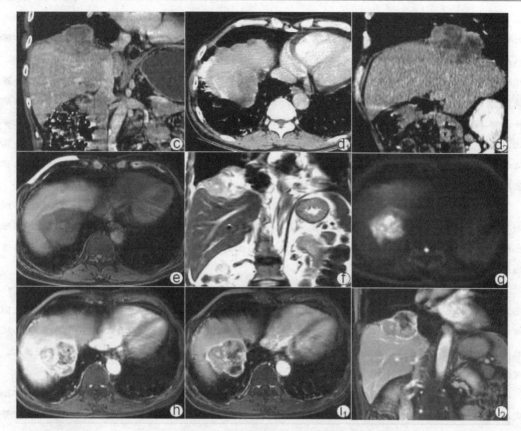

图4-003 不典型肝内胆管细胞癌

男性,69岁。CT平扫(a)示右侧膈下、肝Ⅳ、Ⅷ段见一稍低密度肿块影,密度欠均匀,边界较模糊。增强后(b、c、d分别为动脉期、静脉期、延迟期)病灶壁及实性部分持续明显强化,其内似有分隔影,以囊性变为主,边界逐渐清晰。肝内外胆管未见明显扩张。MRI示上述病灶T1WI(e)稍低信号,T2WI(f)混杂稍高信号,界清,边缘规整,DWI(g)高信号,增强后肿块边缘明显环形强化,内部实性成分持续轻度强化,中心见坏死囊变区。(h、i分别为动脉期、静脉期)。

【手术与病理】

手术记录:穿刺活检;鉴于患者年龄大,体质差,家属拒绝手术及放化疗,遂对症治疗后出院。

镜下表现:瘤细胞排列呈实团状、梁索状、不规则腺样结构,胞浆红染、丰富,胞核增大,呈圆形、卵圆形,核深染,可见核仁及核分裂像,间质血窦较丰富。

免疫组化染色:瘤细胞示CK19(++),CK7(+++),CK8/18(+),CEA(+),Hepatocyte(+/-),CK20(-),AFP(-),Ki67阳性细胞数>60%。

病理诊断:(右膈下占位)恶性肿瘤,结合免疫组化染色,多考虑肝内胆管细胞癌,中、低分化。

【讨论与分析】

肝内胆管细胞癌(carcinoma of bile duct)是起源于肝内二级胆管及以远的末梢胆管上

皮细胞的肝内原发性恶性肿瘤，发病率仅次于肝细胞性肝癌，其患病率近年来呈上升趋势。大体形态分为：胆管周围浸润性、胆管内生长型、肿块型（多见）。依据部位分为：发生于外围小胆管的周围型和发生于邻近肝门区较大胆管的中央型。多为单中心生长，很少合并肝炎、肝硬化。多数为导管状腺癌，少数为乳头状腺癌和粘液腺癌。文献报道其发生与肝内胆管系统的长期慢性炎症刺激有关（如胆管结石、胆管的囊性疾病、硬化性胆管炎、慢性寄生虫病等），故好发于肝左叶。近年来分子生物学研究表明，胆管细胞癌K-ras基因12密码子突变率达77.4%，说明K-ras基因突变在胆管细胞癌的发生中可能起比较重要的作用。患病年龄常见于60~70岁。起病隐匿，临床表现及实验室检查缺乏特异性，常以上腹部不适或扪及腹部包块为首发症状，术前早期诊断困难，临床根治手术切除率低，预后差。

CT检查：可以检出直径大于1cm的肿块，部分呈圆形或卵圆形低密度灶，有的形态不规则，边界清楚或不清楚，部分病灶内可见不规则钙化影或结石影。肿块邻近的肝实质及被膜萎陷。约1/4的病例在肿块远端可见局限性胆管扩张、胆汁淤积或胆结石形成，是肝内胆管细胞癌的间接征象。

MRI检查：边界不清、大小不等的混杂信号的结节或肿块。由于肿瘤内含纤维基质、坏死及粘液分泌，T1WI呈稍低信号，T2WI呈混杂稍高信号，有时部分病例与肝实质信号相似而容易漏诊。动态增强的典型表现：少血供型，动脉期仅轻度强化，从边缘开始，门脉期及延迟期持续强化，病灶似有缩小趋势，呈"慢进慢出"的渐进性强化特点，但病灶始终无充填。有文献报道，线样或网格样强化是其特征性表现。

在临床工作中见到肝脏肿块型病灶时，若患者无肝硬化及肝外肿瘤病变，根据动脉期病灶周边环形强化，随时间推移呈向心性强化，伴随肿块周围肝内胆管扩张及包膜回缩等征象，应考虑肝内胆管细胞癌的诊断。

本例为69岁的老年男性患者，患者近一月饮食正常，体重下降5kg，符合肝脏恶性肿瘤的临床特征。实验室检查：糖类抗原CA125：1191.17U/ml（血清<35U/ml）和铁蛋白均显著升高，亦符合肝恶性肿瘤特征；患者无传染病史和肝硬化背景，缺乏肝细胞肝癌发病基础；增强后病灶壁及实性部分呈轻度持续渐进性强化，其内有分隔，符合胆管细胞癌特征。

【鉴别诊断】

1. 肝细胞性肝癌：患者多有乙肝、肝硬化病史，多数患者AFP升高，且病灶边界较胆管细胞癌更清楚，胆管扩张征象少见。肿瘤实质呈"快进快出"式的强化特点可与胆管细胞癌"渐进性、延迟强化"的增强特征可以鉴别。

2. 肝转移瘤：一般以圆形、多发、病灶小且分布均匀为特点；单发肝转移瘤影像一般也是圆形、环形强化为特征，呈"牛眼症"；偶尔与肝内胆管细胞癌难于鉴别，病史是重要的鉴别依据，转移瘤常可找到确切的原发灶，而肝内胆管细胞癌多有肝内胆管结石、肝血吸虫病、慢性化脓性胆管炎或硬化性胆管炎等病史。

3. 肝炎性假瘤：多见于肝脏表面，可与腹壁、膈肌和周围组织有炎性粘连；少数可位于肝实质深部或第一、二肝门附近。肝内炎性假瘤具有完整包膜，界限清楚，CT平扫多呈边缘较清楚的圆形、不规则或哑铃状甚或怪异状低密度病灶，MRI平扫T1WI和T2WI多为略低或等信号，增强扫描一般无强化表现，其周围的肝组织往往因炎性充血而可见较高信号的强化带。

4. 膈肌肿瘤:膈肌原发性肿瘤相当少见,大多是继发于周围的器官和组织,如肺、食管、胃、肝、胆囊、结肠、肋骨、脊柱和后腹膜。多数原发性良性肿瘤来源于间叶组织,常见的有纤维瘤、脂肪瘤、脂肪黏液瘤、血管瘤、间皮瘤,少数(10%)来自神经组织,如神经纤维瘤、神经鞘瘤。膈肌原发恶性肿瘤中纤维肉瘤、神经源性细胞肉瘤较多。横纹肌肉瘤极为少见。

【参考文献】

[1] 王和平, 陈雅青, 张铁英等.CT与MRI诊断周围型胆管细胞癌的临床价值分析[J]. 医学影像学杂志, 2013, 23(4): 633-634.

[2] 沈烨, 王成刚, 唐建华等. CT 与磁共振成像对肝内胆管细胞癌的诊断价值[J]. 中国临床医学, 2012, 19(1): 80-82.

[3] 彭可雨, 梁汉欢, 邹亚毅. MRI 动态增强对肿块型周围型肝内胆管细胞癌的诊断价值[J]. 中国 CT 和 MRI 杂志, 2010 (6): 34-36.

(韩引萍 王 刚 赵建洪)

病例004　胆管囊腺瘤
(*Biliary Cystadenoma*)

【临床资料】

　　患者,女,49岁。于1月前无明显诱因出现右上腹胀痛不适,此后上述症状持续存在。

　　专科检查:腹平坦,无胃肠型及蠕动波,腹壁静脉无曲张。触诊腹壁软,全腹未触及包块,无明显压痛及反跳痛,Murphyls征阴性,肝脾肋下未触及肿大,肝区及肾区无叩击痛,移动性浊音阴性;浅表淋巴结未触及。肠鸣音正常,双下肢无水肿。

【影像学检查】

　　CT检查:肝SⅣ段见一大小约6.3cm×7.3cm×8.7cm的囊性包块影,局部突出于肝轮廓之外,大部分壁菲薄,局部可见轻度增厚的囊壁及分隔,CT值约20HU,增强扫描局部增厚的囊壁及分隔呈渐进性、延迟性中度强化,动脉期CT值约51HU,门脉期CT值约61HU,延迟期CT值约75HU。

　　CT诊断:多考虑肝包虫。

【图片】

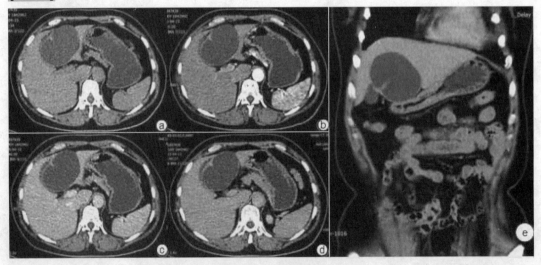

图4-004　胆管囊腺瘤

　　女,49岁。肝左叶SⅣ段囊性占位。CT平扫图(a)示大部分壁菲薄,局部可见轻度增厚的囊壁及分隔,CT值约20HU,增强扫描(b-e)局部增厚的囊壁及分隔呈渐进性、延迟性中度强化,动脉期CT值约51HU,门脉期CT值约61HU,延迟期CT值约75HU。延迟期冠状位图(e)示局部增厚的囊壁及分隔。

【手术与病理】

手术记录:肝脏左叶SⅣ段、胆囊内侧见囊性肿物,壁薄,轻微暗红色,柔软,与胆囊粘连,分离粘连,囊壁切小口,可见淡黄色清亮液体引出,洗净后注入10%氯化钠溶液浸泡,洗净后游离侧内壁可见结节改变,将结节连同部分囊壁切除。

镜下表现:囊性肿物呈多房状,囊壁厚薄不均,由纤维组织及类似卵巢间质梭形细胞构成,囊腔大小不一,内衬单层立方上皮。

免疫组化染色:(上皮细胞)CK19(+),Villin(+)。

病理诊断:胆管低级别上皮内黏液性囊性肿瘤(胆管囊腺瘤)。

【分析与讨论】

胆管囊腺瘤(biliary cystadenoma)是好发于中年女性的一种少见的良性肿瘤,多数学者认为来源于胚胎时期发育异常所形成的肝内迷走性胆管,组织学上类似于胰腺和卵巢来源的黏液性囊腺瘤。胆管囊腺瘤绝大部分发生于肝内,多为单发,几乎所有胆管囊腺瘤呈多分房,而胆管囊腺癌多为单房。临床表现不具特征性,常在肿块较大的时候以腹部包块、腹痛就诊。

影像学特征:一般表现为肝内低密度肿块呈多房囊状改变,囊壁较薄,囊内可见分隔及结节,偶见钙化,增强后囊壁、囊内分隔,及结节轻至中度强化,囊液一般不强化,合并出血时可见液液平面。

本例患者为49岁中年女性,肿瘤表现为肝内囊性包块,大部分壁菲薄,局部可见分隔,故极易与肝包虫混淆;但仔细观察会发现局部囊壁及分隔增厚,且在增强扫描时可以见到渐进性、延迟性的中度强化,且通过三维重建的冠状位、矢状位图等多方位观察,可以看到病变内有分隔、呈多房状,类似女性卵巢或胰腺的囊腺瘤的征象。因此,多方位、仔细观察图像,把握病变的细微特征,再结合该病的好发年龄和性别(中年女性),可以作出胆管囊腺瘤准确诊断。

【鉴别诊断】

1. 肝包虫(肝细粒棘球蚴病):影像学表现和胆管囊腺瘤相似,但是棘球蚴囊肿囊壁可有弧形或蛋壳状钙化,无明确壁结节,内部的子囊通常更小和更规则,囊内分离表现特殊,内外囊分离呈"双边征",内囊完全分离脱落于囊液中,呈"飘带征"或"水上百合花征";牧区生活史和血清学检查亦有助于鉴别诊断。

2. 肝脓肿:容易和胆管囊腺瘤混淆,大约有20%~30%的肝脓肿有分隔或多房,但肝脓肿往往有厚的不规则的壁,强化的脓肿壁和外周无强化的水肿带构成"双环征",另外临床上有急性感染的症状,如高热和外周血白细胞升高可资鉴别。

3. 囊性肝内转移瘤:非常少见,但是与胆管囊腺瘤表现相似,转移性病灶多有原发肿瘤病史,常多发,大小不一,散在分布,典型病例可见到"靶征"和瘤周水肿。

【参考文献】

[1] 高晓玉,邢伟等.肝内胆管囊腺瘤的影像学诊断和鉴别诊断.医学影像学杂志,2013,23(7):1049-1052.

[2] 王晓燕,李子平,彭振鹏等.肝胆管囊腺瘤及囊腺癌的CT诊断 [J].中华放射学杂志,2005,39(03):289-292.

[3] 周焕贤,焦全德,武智勇等.肝胆管囊腺瘤9例CT表现及误诊分析 [J]. Chinese Journal of Misdiagnostics, 2011, (18):4426-4427.

(张玉婷 赵建洪)

病例005 婴儿型肝脏血管内皮细胞瘤
(*Infantile Hepatic Hemangioendothelioma*)

【临床资料】

患者,女,1岁。于5天前无明显诱因出现腹胀,偶有呕吐,量少,伴腹泻,量少,无发热,后家属为求进一步治疗来我院就诊,门诊以"腹部肿物"收住我院。

专科检查:腹膨隆,腹部右侧可触及一巨大包块,大小约10.0cm×10.0cm,质韧,活动度尚可,无压痛及叩击痛。叩诊呈浊音,肝肾区无叩痛,移动性浊音阴性,肠鸣音4次/分。直肠指诊未见明显异常。

【影像学检查】

CT检查:肝右前叶及左叶见一大小约13.0cm×8.8cm×13.5cm的巨大囊性占位性病变,边界较清,CT值约18HU,近膈面病变内见线样等密度分隔,增强后,病变见边缘、结节样明显强化,静脉期仍呈相对高密度,延迟期见对比剂廓清,与肝实质等密度。

CT诊断:肝脏胚胎性肉瘤。

MRI检查:肝实质内可见一巨大长T1、长T2异常信号灶,病灶局部囊壁增厚,其内可见多发线样分隔影,T2WI压脂呈高信号,DWI上可见混杂线样、条索样、结节样等稍高信号和弥漫低信号。

MRI诊断:肝脏恶性肿瘤。

【图片】

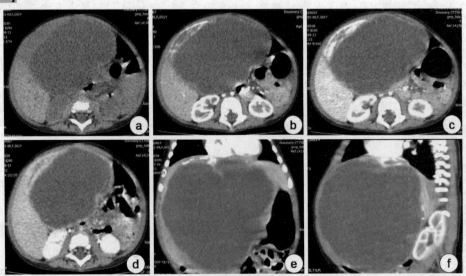

图4-005-1 婴儿型肝脏血管内皮细胞瘤(CT)

女性,1岁。CT平扫(a)肝右前叶及左叶见一大小约13.0cm×8.8cm×13.5cm的占位性病变,边界较清,CT值约18HU,近膈面病变内见线样等密度分隔,增强后(b-f),病变见边缘、结节样明显强化,静脉期仍呈相对高密度,延迟期见对比剂廓清,与肝实质等密度。

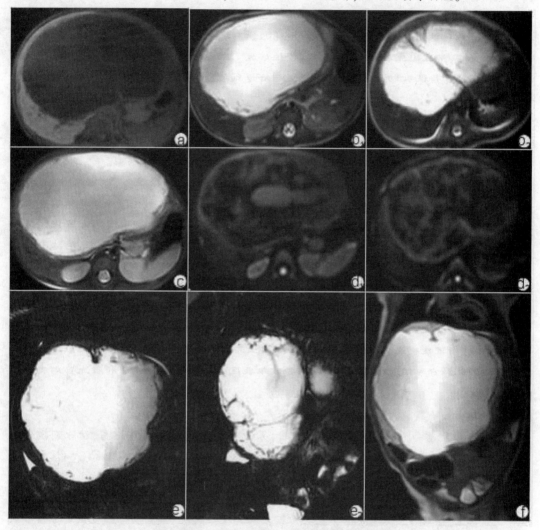

图4-005-2 婴儿型肝脏血管内皮细胞瘤(MRI)

女性,1岁。肝右前叶及左叶巨大占位性病变,边界较清,平扫呈长T1(a)、长T2(b)异常信号灶,病灶局部囊壁增厚,其内可见多发线样分隔影,压脂序列(c,e1-2)示肿瘤呈高信号,DWI(d1-2)上可见混杂线样、条索样、结节样等稍高信号和弥漫低信号,T2WI(f)冠状位重建。

【手术与病理】

手术记录:全麻下行"剖腹探查术+肝脏部分切除术+肝肿物引流术+腹腔引流术",选取右上腹长约6cm横行切口,术中出血约40ml。

镜下表现:瘤细胞巨大,大部分扩张呈囊腔,由被覆肥胖的血管内皮细胞及血管构成的肿瘤,周围有残存的胆管混杂在纤维基质中,瘤组织穿插在正常肝组织内,将肝组织分隔成多个结节,部分瘤组织区域出现海绵状血管瘤构象。

病理诊断:(肝脏)婴儿型血管内皮细胞瘤。

【讨论与分析】

婴儿型肝脏血管内皮细胞瘤(infantile hepatic hemangioendothelioma,IHHE)是婴儿期最常见的肝脏良性肿瘤,WHO Ⅰ级肿瘤,85%的病例发生在6个月以内婴儿,45%的病例伴有皮肤血管瘤,常在出生后6个月内发现,女性好发。临床表现及实验室检查无特异性,因此认识此病影像学特征有助于正确诊断,避免与肝母细胞瘤和肝脏转移瘤混淆而行不必要的手术或放化疗。

IHHE是一种血管源性肿瘤:毛细血管性血管瘤,主要由血管内皮细胞增生形成血管腔样结构。病理上根据肿瘤生长方式分为两种组织亚型,其中Ⅰ型较Ⅱ型常见。根据形态和病灶数目分为肝脏多发性病灶(易有多发皮肤血管瘤)和单发巨大病灶两型。

IHHE是富血供肿瘤,CT平扫,大部分为单发巨大病灶型:病灶呈等、低密度,中央囊变或纤维化区内可见稍高密度出血和点状钙化灶。增强扫描动脉晚期和门脉期病灶边缘显著强化、中央低密度区无强化,延迟期扫描病灶边缘呈等密度、中央低密度区仍无强化。少部分为多发病灶型:病灶呈低密度,大部分呈圆形,少部分形态不规则,边界清晰;病灶中央多见散在斑点状钙化斑块。MR平扫T1WI呈低信号,T2WI呈混杂高信号;增强扫描时动脉期及门静脉期呈环形、花瓣状、结节样向心性强化,另外动脉期病灶内可见丰富的供血动脉影,部分病变呈延迟强化,最终稍高于或等于周围正常肝实质密度。

本例为1岁女性婴儿,肝脏巨大囊性为主的肿块,伴厚壁、壁结节及多发分隔影,增强厚壁及结节呈"渐进性填充式"的强化,延迟期见对比剂廓清,与肝实质等密度,类似血管瘤样的强化。因此结合年龄及性别特征,可以考虑单发巨大病灶型的婴儿型肝脏血管内皮细胞瘤。

【鉴别诊断】

1. 肝母细胞瘤:小儿肝脏最常见的肿瘤,男性多发,伴随持续AFP增高,动脉期强化程度较IHHE低,静脉期及延迟期对比剂退出,较少出现向心性强化,延长TR后T2WI信号不会明显增加。

2. 肝脏海绵状血管瘤:海绵状血管瘤与IHHE的影像表现比较相似,但前者多发生于成人和年长儿童,罕见于婴儿期。很少表现为较大的肿块及出现钙化,动脉期多呈边缘结节状强化,很少表现为环形强化。

3. 肝血管内皮细胞肉瘤:罕见,年龄在1岁以内,是肝血管窦壁细胞异常增生所致,组织学上具有Ⅱ型IHHE的特点。平扫肝内见类圆形低密度肿块,无假包膜;增强扫描,早期边缘强化,延迟逐渐向中心扩展,若瘤体中央没有坏死可填满;有时与IHHE很难鉴别。

4. 肝转移瘤:如果为多发病灶型的婴儿型肝脏血管内皮细胞瘤,需要与肝转移瘤鉴别;神经母细胞瘤是儿童最常见的实质性肿瘤之一,肝脏转移常见于神经母细胞瘤的Ⅳ期和ⅣS期(指1岁以内的Ⅰ或Ⅱ期原发肿瘤伴肝转移、皮肤转移和骨髓转移,但无骨转移)患者。肝内转移灶在CT平扫也表现为弥漫多发低密度灶,但两者的增强CT表现显著不同;神经母细胞瘤肝转移无明显强化,或虽有轻度强化,但延迟扫描对比剂消退快,与婴儿型肝脏血管内皮细胞瘤的"渐进性填充式"强化截然不同。

【参考文献】

[1] 贾立群, 王小曼, 曾津津等. 婴儿型肝脏血管内皮细胞瘤的影像诊断(附6例报告及文献复习)[J]. 中国临床医学影像杂志, 2004, 15(9): 506–508.

[2] 单明, 孙博, 卢再鸣等.单发婴儿型肝脏血管内皮细胞瘤的CT与MRI表现[J]. 中国医学影像技术, 2013, 29(8).

[3] 李小会, 黄仲奎, 吴倩等. Ⅰ型婴儿型肝脏血管内皮细胞瘤的CT表现与病理对照分析[J]. 临床放射学杂志, 2012, 31(5).

[4] 林建军, 金昌男, 钟以胜. 肝脏恶性血管内皮细胞瘤1例[J]. 中国肿瘤临床, 2005, 32(20): 1200–1200.

（张玉婷　赵建洪）

病例006 胰腺导管内乳头状黏液性腺癌
(*Intraductal Papillary Mucinous Tumors of Pancreas*)

【临床资料】

患者,女,63岁。于两月前进食玉米面之后出现胸背部疼痛,没有给予特殊治疗。在此期间,上述症状间歇性出现过几次。一月前症状加重,当地医院超声提示胰腺轻度增大,胰尾部囊性占位,假性囊肿可能性大。MRI示胰体部病变,胰腺癌多考虑。

专科检查:腹部平坦,未见胃肠型及蠕动波,无腹壁静脉曲张,腹软,全腹轻度压痛、反跳痛,肝脾肋下未触及,Murphy征阳性,双肾区无叩击痛,移动性浊音阴性,肠鸣音3次/分。

【影像学检查】

CT检查:胰腺体部密度不均匀减低,前缘见胰腺被膜下匐性生长的囊性低密度影,内缘不光整,大小约4.8cm×3.3cm×2.5cm,于胰尾部另见一低密度结节影,增强扫描体尾部灌注减低,病灶未见明显强化,似见分隔。

CT诊断:胰腺癌。

MRI检查:胰腺体部可见占位性病变,边界欠清,大小约4.8cm×3.3cm×2.5cm,T1WI病灶呈低信号,T2WI混杂等高信号,压脂序列呈混杂等低信号为主,胰管未见扩张。

MRI诊断:胰腺癌。

【图片】

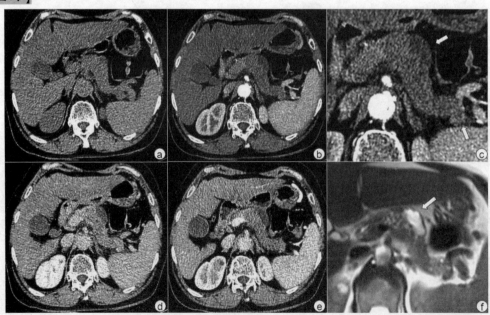

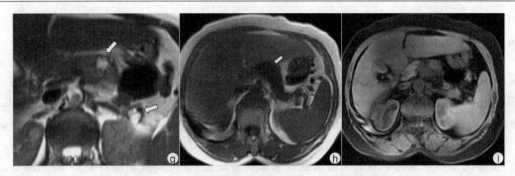

图4-006 胰腺导管内乳头状粘液性腺癌

女性,63岁。CT平扫(图a)胰腺体部前缘及胰尾部各见一囊样低密度肿块及结节,胰腺体尾部密度不均匀减低。增强后各期(图b、d、e)胰腺体尾部灌注减低,上述囊样病灶未见明显强化(箭头所示),图c为动脉期(图b)局部放大图像。MRI示胰腺体尾部信号不均匀,T1WI病灶呈低信号,T2WI混杂等高信号,压脂序列(i)呈混杂等低信号为主,胰管未见扩张;CT所见前缘及尾部囊样病灶呈长T1、长T2信号,T2WI及压脂以等信号为主。

【**手术与病理**】

手术记录:右上腹肋缘下斜行手术切口,长约15cm,依次切开皮肤、皮下组织、腹肌、腹膜探查,在胰体部见3.0cm×3.0cm肿块,质地稍硬,呈不规则结节状。继续探查判断肿瘤可切除,行胰腺体尾部肿瘤切除术。

镜下表现:肿瘤间质腺体增生,排列紊乱,呈不典型腺样,细胞核大、深染,异形。

免疫组化染色:瘤细胞示CK8/18(-),P-53(-),P-gp(-),GST(+),TOP Ⅱ α(+),CK19(+),Ki67阳性细胞数70%。

病理诊断:胰腺导管内乳头状黏液性腺癌。

【**讨论与分析**】

胰腺最常见的恶性肿瘤是胰腺导管腺癌,其预后很差,术后五年存活率不足5%,然而,胰腺导管上皮发生的另一类肿瘤,胰腺导管内乳头状黏液性肿瘤(intraductal papillary mucinous tumors of the pancreas,IPMT)却有着较好的预后。胰腺导管内乳头状黏液性肿瘤是一种特殊的肿瘤,虽同样发生胰腺导管上皮细胞,但其有别于胰腺导管腺癌(DC)及其他普通的胰腺囊性肿瘤(MCN)。1996年WHO将IPMT分为导管内乳头状黏液腺瘤、交界性和导管内乳头状黏液腺癌三种类型。胰腺导管内乳头状黏液性肿瘤高发年龄为60~70岁,男性好发,整个胰腺均可发生,胰头多见(75%)。该肿瘤主要在胰管内发展和播散,很少有浸润性倾向,手术切除率高,预后良好。

根据病变部位不同分为:①主胰管型,主胰管扩展而肿瘤主要存在于主胰管;②分支胰管型,分支胰管扩展而肿瘤不存在于主胰管;③混合型,肿瘤既存在于主胰管又存在于分支胰管。相对主胰管型和混合型IPMN,分支胰管型IPMN的恶性程度较轻,预后较好。IPMT病理形态上是一个谱系,从良性腺瘤、交界性腺瘤发展到腺癌,据国内报道88%主胰管病变为恶性,超过50%的分支胰管型病变为良性,故判断IPMT的良恶性对临床有重要意义。

CT表现:主胰管型IPMN可位于主胰管的某一区域,CT可显示整个主胰管呈中度或重度扩张,胰管内乳头状肿瘤,因肿瘤小而扁平常难于显示。分支胰管型IPMN常发生于胰腺钩突，CT常表现为成簇的小囊，边缘分叶状，并有间隔或为单发的囊性病变。复合型IPMN的分支导管和主胰管受累，沿扩张的主胰管可见许多小分支导管扩张。

　　MRI表现：主胰管型IPMT在MRI上主要表现为十二指肠乳头肿大、主胰管节段性或弥漫性扩张。胰管内分泌黏液的细胞可以是弥漫颗粒状或局灶结节状分布，胰管壁上的增生颗粒或结节由于较小，一般不易显示，MRI只能显示大于3mm结节，增强后结节强化，有利于结节检出。当主胰管扩张管径大于10mm，壁结节较大时，提示恶性可能。分支胰管型IPMT好发于胰头和钩突部，在MRI上表现为单个囊泡状或多个小囊泡集聚成葡萄状的肿瘤，实际上是由扩张的副胰管或分支胰管不同断面组成。囊性病灶内看到壁结节，增强后强化，对诊断该病有重要提示意义。分支胰管型IPMT与主胰管相通，交通管道直径大于3mm，对诊断IPMT有很高特异性。MRCP多方位重建，可更形象显示囊性病变及交通管道的特征。混合型IPMT影像表现具有上述二型特征，表现为扩张的主胰管、壁结节、囊性肿瘤、相连交通管道，但大多数病灶影像更倾向于分支胰管型特点，而主胰管扩张呈轻中度。

　　IPMN为"爷爷的肿瘤"，女性患者相对少见。病变未显示与胰管相通征象，但胰腺体、尾部多发簇状小囊性表现可提示分支胰管型IPMN。

【鉴别诊断】

　　1. 胰腺浆液性囊腺瘤：多见于老年女性，中心纤维瘢痕和纤维间隔使病变呈蜂窝样，囊内含低密度液体，中央纤维瘢痕和间隔出现条状不规则钙化或特征性日光放射状钙化则强烈提示浆液性囊腺瘤可能，增强扫描后肿瘤的蜂窝状结构更清晰。

　　2. 黏液性囊腺瘤或囊腺癌：多发生于40~60岁女性，肿瘤可为大单囊，也可为几个大囊组成。囊壁厚薄不均，有时可见壳状或不规则钙化，有时可见乳头状结节突入腔内。发生于胰腺体尾部，主要见于老年女性病人，囊壁明显厚薄不均，内壁有乳头状增生，囊内见岛状实质性肿物。

　　3. 胰腺假性囊肿：多有急性胰腺炎或腹部外伤史，B超或CT影像学检查见囊肿多呈单房性、无分隔、低密度且较均匀一致。

【参考文献】

[1] 金国锋, 汪登斌, 张宝元等. 胰腺导管内乳头状黏液性肿瘤的多层螺旋CT诊断 [J]. 上海医学影像, 2011, 20(3): 216-218.

[2] 尚建辉, 王莉, 陆建平等. 胰腺导管内乳头状黏液性肿瘤的CT诊断价值[J]. 中国医学计算机成像杂志, 2010, 16(002): 129-134.

[3] 尚建辉, 陆建平. 胰腺导管内乳头状黏液性肿瘤的影像学诊断进展 [J]. 中国医学影像技术, 2010, 26(60): 1182-1184.

[4] 李刚, 李柏华, 屠柏铭. CT, MRI对胰腺导管内乳头状黏液性肿瘤的诊断价值 [J]. 中国临床医学影像杂志, 2011, 22(11): 813-816.

（魏晋艳　赵建洪　王　刚）

病例007 胰腺实性假乳头状瘤
(Solid-pseudopapillary Tumors of Pancreas)

【临床资料】

患者,女,14岁。于入院前一天因感冒后出现乏力、发热,偶有咳嗽。

专科检查:体温37.8℃,咽部轻度水肿;腹部平坦,未见胃肠型及蠕动波,无腹壁静脉曲张,上腹部触诊不满意,移动性浊音阴性。肠鸣音4次/分,浅表淋巴结未触及;双下肢无水肿。

【影像学检查】

CT检查:右中腹见一巨大椭球形混杂密度肿块,大小约10.5cm×14.7cm×14.1cm,边界不清,呈多囊状,内部分隔厚薄不均,周边散在斑点状、絮状较高密度影,局部可见多个高密度液平,增强扫描病变实性成份呈持续性中度强化,囊性部分无强化,平扫实性部分病变CT值约37HU,增强后CT值约58HU;病变位于肝脏、胃体及胰腺间隙内,邻近脏器受压推移,门静脉干受压、明显狭窄并侧支循环开放,于病变右后方见变形的胰头,胰腺体尾部明显受压变薄,并可见扩张的胰管。

CT诊断:腹腔巨大囊实性占位,畸胎瘤与胰头来源囊腺瘤鉴别,倾向于后者。

MRI检查:腹腔内见一巨大占位性病变,大小约10.7cm×14.6cm×14.3cm,内部信号混杂,并见多发分隔,中央呈等T1、长T2信号,边缘呈稍长TI、短T2信号,部分结构内见血性液-液平面,边缘较光整并可见完整包膜,肿块占位效应显著,肝脏及胃向两侧推移,胰腺结构不能分辨。

MRI诊断:畸胎瘤多考虑,胰腺来源肿瘤不除外。

【图片】

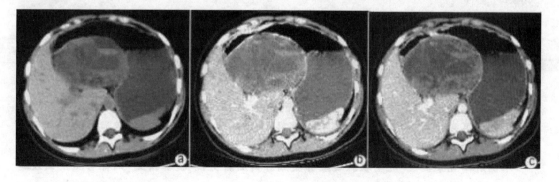

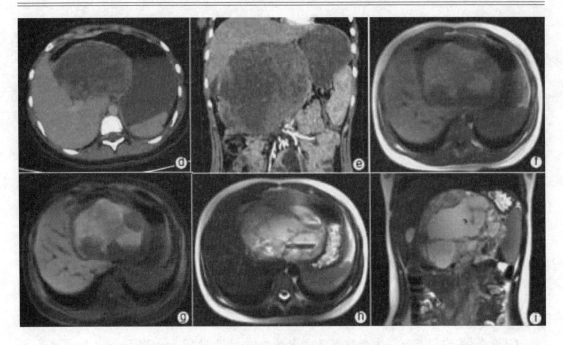

图4-007 胰腺实性假乳头状瘤

女性,14岁。右中腹见一巨大椭球形混杂密度肿块,呈多囊状,内部分隔厚薄不均,周边散在斑点状、絮状较高密度影,局部可见多个高密度液平(a),增强扫描(b-e)病变实性成份呈持续性中度强化,囊性部分无强化,平扫实性部分病变CT值约37HU,增强后CT值约58HU;MRI示内部信号混杂,并见多发分隔,中央呈等T1(f)、长T2(h-i)信号,边缘呈稍长T1、短T2信号,压脂(g)病灶主体呈高信号,部分结构内见血性液-液平面(h),边缘较光整并可见完整包膜,肿块占位效应显著,肝脏及胃向两侧推移,胰腺结构不能分辨。

【手术与病理】

手术记录:术中见肿瘤起源于胰头部,突向肝胃间隙生长,大小约10.0cm×16.0cm,与肝脏、肝门部及胃壁粘连,肿瘤呈灰白色,质地硬,活动度差。逐步分离并完整切除肿瘤。

病理:镜下见瘤细胞以纤维血管为轴心,形成放射状、菊形团样假乳头结构。

病理诊断:胰腺实性假乳头状瘤。

【讨论与分析】

胰腺实性假乳头状瘤(solid-pseudopapillary tumors of pancreas,SPTP)是一种少见的低度恶性肿瘤,约占胰腺外分泌肿瘤的1%~2%。好发于年轻女性,平均年龄25岁左右。多数为其它检查偶然发现,少数可有腹部肿块、腹痛或不适。病理示瘤细胞以纤维血管为轴心,形成放射状、菊形团样假乳头结构,是SPTP的特征性改变及确诊的主要依据。影像特征有:肿瘤多位于胰腺边缘,呈外生性生长;多数包膜完整,境界清晰;肿瘤为囊实性,多表现为囊、实性混杂密度,单纯囊性或单纯实性肿块罕见;瘤内常见出血,约30%的肿瘤伴有不同程度钙化;肿瘤实性部分呈渐进性强化,强化程度略低于正常胰腺组织,包膜强化较明显。

本例肿瘤呈囊实性,位于胰腺边缘并突向肝胃间隙生长,境界清楚,内部可见出血及钙化,增强扫描呈持续性中度强化,与胰腺实性假乳头状瘤的影像特征相符,且患者为14岁青少年女性,与胰腺实性假乳头状瘤好发于20岁左右年轻女性的流行病学特点基本相符。但由于肿瘤体积较大,且主体位于胰腺轮廓之外时,导致在影像学上定位困难,较难判断其组织来源,因此,一定要仔细分析病变与胰腺的关系。

【鉴别诊断】

　　1. 胰母细胞瘤:好发于10岁以下儿童,肿瘤多为实性,呈单发、巨块、不规则分叶状,边界不清,内部密度不均,可见大小不等的囊变坏死区,散在或聚集不同程度的钙化或骨化。增强扫描肿瘤周边轻度不均匀强化,中心坏死区无强化。

　　2. 胰腺浆液性囊腺瘤:多见于老年女性,中心纤维瘢痕和纤维间隔使病变呈蜂窝样,囊内含低密度液体,中央纤维瘢痕和间隔出现条状不规则钙化或特征性日光放射状钙化则强烈提示浆液性囊腺瘤可能,增强扫描后肿瘤的蜂窝状结构更清晰。

　　3. 黏液性囊腺瘤或囊腺癌:多发生于40~60岁女性,肿瘤可为大单囊,也可为几个大囊组成。囊壁厚薄不均,有时可见壳状或不规则钙化,有时可见乳头状结节突入腔内。

【参考文献】

[1] 贺延莉等. 胰腺实性假乳头状瘤的影像学表现与病理对照. 实用放射学杂, 2013, (3): 419-422.

[2] 忠异等.胰腺实性假乳头状瘤临床与病理特点分析:附3例报告.中国普通外科杂志, 2013, 22(9):1202-1206.

[3] 徐青, 张伟, 王聪等.胰腺实性假乳头状瘤的螺旋CT诊断与鉴别诊断 [J]. 实用放射学杂志, 2010, 26(3):380-383.

(陈 菲 赵建洪)

病例008　胰腺囊性神经内分泌肿瘤
(Pancreatic Cystic Neuroendocrine Tumuor)

【临床资料】

　　患者,男,50岁。入院前2月因体检偶然发现胰腺肿块,无明显不适。

　　专科检查:腹部平坦柔软,腹壁浅静脉无曲张,未见肠形及蠕动波;全腹无压痛及反跳痛,肝脾肋下未触及;浅表淋巴结无肿大;移动性浊音阴性,肠鸣音正常,4次/分;双下肢无水肿。

　　实验室检查:淀粉酶AMY:142U/L、347U/L;总胆红素 TBIL:28.8umol/L、21.6umol/L;直接胆红素DBIL:11.4umol/L,9.4umol/L。

【影像学检查】

　　MRI检查:胰体前部可见一类圆形囊性病灶,可见分层,上层为长T1、长T2信号,下层为等T1、稍短T2信号,DWI示病灶上层呈高信号(c),下层呈低信号,ADC(d)示病灶上层呈稍高信号,下层呈等信号,T2压脂(f)病灶上层呈高信号,下层呈等信号;增强扫描囊壁强化明显,动脉期囊壁呈不均匀明显强化,门脉期及延迟期囊壁持续强化。

　　MRI诊断:胰体前部囊性占位,考虑黏液性囊腺瘤。

【图片】

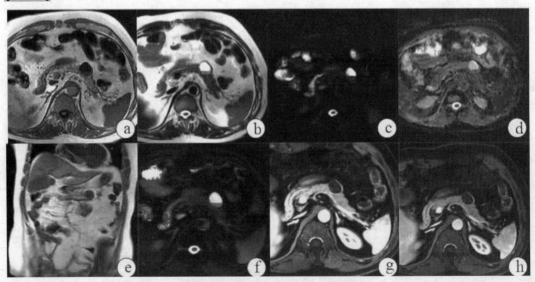

图4-008　胰腺囊性神经内分泌肿瘤

男性,50岁。MRI平扫(a-f)示病灶位于胰体前部,呈类圆形囊性,可见分层,上层为长T1、长T2信号,下层为等T1、稍短T2信号,DWI(c)示病灶上层呈高信号,下层呈低信号,ADC(d)示病灶上层呈稍高信号,下层呈等信号,T2压脂(f)病灶上层呈高信号,下层呈等信号;增强扫描(g-h)囊壁强化明显,呈持续性强化。

【手术与病理】

手术记录:术中在胰体部前缘见3.0cm×3.0cm肿块,质地软,呈不规则结节状。继续探查判断肿瘤可切除,行胰腺体部及肿瘤切除术。

镜下表现:肿瘤组织与周围分界尚清,瘤细胞大小较一致,呈巢状、条带状排列,胞浆嗜酸性,核圆形,染色质呈粗颗粒状,核仁可见,Ki67示增殖指数<3%;少数区域瘤细胞体积增大、形态多样,核浆比增大并可见核内包涵体,Ki67示增殖指数3~5%。

免疫组化染色:Syn(+++),CgA(+++),NSE(++),Vimentin(-),CD56(+),CKpan(+),CEA(-),CK7(-),CK20(-),CK19(灶+),Villin(-),β-catenin(膜浆+),AAT(++),Ki67<3%+;多形性肿瘤细胞示Vimentin(+),CgA(+),CD56(+++),Ki673~5%(+),其余标记物与前述细胞相同。

病理诊断:(胰腺)胰腺神经内分泌瘤,少数区域呈多形性神经内分泌瘤改变,G2级,伴出血,坏死,肿瘤未侵犯胰腺切缘。

【讨论与分析】

胰腺神经内分泌肿瘤(pancreatic neuroendocrine tumuor,PNET)分为功能性肿瘤和非功能性肿瘤,功能性肿瘤分泌的物质能引发某些特定临床表现者,如胰岛素瘤、胃泌素瘤、胰高血糖素瘤、血管活性肠肽瘤等。非功能性肿瘤分泌的物质虽然在血和尿内水平升高,但并不表现出特定的症状或综合症。

功能性PNET CT平扫一般呈等密度,靠近胰腺表面可使胰腺外形产生改变,易于发现;MRI一般呈长T1、长T2信号,含胶原和纤维组织较多T2WI可呈低信号,脂肪抑制T1WI显示病灶更清晰。PNET属富血供肿瘤,增强程度通常高于正常胰实质,通常动脉期呈均一增强,且境界清楚。

无功能PNET通常体积较大,囊变、出血、钙化多见,故实性、囊实性、囊性密度或信号均可见,且完整的包膜结构更多见。实性体积通常较囊实性、囊性小,其CT、MRI表现类似功能性PNET。完全囊性少见,多由肿瘤出血、坏死发展而来,可为单囊或多囊,囊壁不增强。

胰腺内分泌肿瘤的临床病理分类标准(WHO,2004年):高分化内分泌肿瘤:①良性:限于胰腺内,无血管浸润,无神经浸润,直径<2cm,核分裂<2/10HPF;Ki-67阳性细胞<2%;②生物学行为未定:限于胰腺内,但具有下列一种以上特点:①直径≥2cm;核分裂2~10/10HPF;Ki-67阳性细胞>2%;有血管浸润,神经周围浸润。②高分化内分泌癌:低度恶性,大体可见局部浸润,周围组织或器官和/或转移,Ki-67(+)>5%。③低分化内分泌癌:高度恶性:核分裂>10/10HPF,Ki-67(+)>15%,血管和(或)神经浸润明显。

本例是发生于胰腺的囊性病灶,囊内可见分层,单纯由囊壁强化明显的特点,可以考虑到神经内分泌肿瘤,但胰腺神经内分泌肿瘤呈完全囊性且囊壁呈持续明显强化者少见,在以后工作中应引以为鉴。

【鉴别诊断】

1. 胰腺实性假乳头状瘤：是一种少见的低度恶性肿瘤,好发于青年女性,平均年龄25岁左右。多为囊实性肿块,有完整包膜,钙化较常见,动脉期通常仅轻度增强,门静脉期或延迟期增强更明显,但其增强程度始终低于胰腺实质。

2. 黏液性囊腺肿瘤：40岁以上的中老年女性常见,临床上多以肿瘤压迫症状为主。多发生于胰腺体尾部,CT表现多为圆形或椭圆形内有分隔的水样低密度,病灶内有时甚至出现液平面,同时可见不规则的囊壁、壁结节、均匀或增厚的囊内间隔。良恶性鉴别主要通过肿瘤大小、形态、间隔不均匀增厚和强化以及与周围组织关系及远处转移等。

3. 假性囊肿：单房、无分隔,无实性成分,厚壁,胰管可呈轻度扩张,肾周筋膜可有轻度反应性增厚。临床上通常有胰腺炎的病史。迁延为慢性胰腺炎时可为"反复发作上腹痛,胰腺萎缩,钙化,胰管扩张,胰管内结石形成"等典型表现。

【参考文献】

[1] 秦国初,周科峰,何健等.胰腺囊性病变的MSCT诊断价值[J].医学影像学杂志,2014,24(2):326-329.

[2] 雨山,郑洪彦.胰腺实性假乳头状瘤20例临床与病理特点分析[J].肝胆胰外科杂志,2013,25(6):508-509.

[3] 邓霖(综述),周良平(审校).胰腺常见囊性肿瘤的临床特点、影像学表现和鉴别[J].肿瘤影像学,2014,(4):275-281.

[4] 杨志慧,李桂梅,曹晓卉等.肝原发性神经内分泌肿瘤6例临床病理分析[J].诊断病理学杂志,2014,21(7):427-430.

[5] 王亚楠,李文武,孔维庆等.胰腺神经内分泌肿瘤的MDCT表现[J].医学理论与实践,2013,26(8):997-999,10.

(张学凌　赵建洪)

病例009 肝脏血管周上皮样细胞肿瘤
(Hepatic PEComa)

【临床资料】

患者,女,38岁。头痛头晕2月余,外院超声发现右侧肾上腺肿物三天入院,外院CT平扫示肝左叶占位一周,建议增强。患者既往有胆囊炎病史三年,无肝炎、肝硬化病史。

专科检查:腹壁柔软平坦,腹壁浅静脉无曲张,未见肠形及蠕动波;全腹无压痛及反跳痛,肝脾肋下未触及;浅表淋巴结无肿大;移动性浊音阴性,肠鸣音正常,3次/分。

实验室检查:肿瘤标记物甲胎蛋白(AFP)10.5 ug/L(正常值为0~25ug/L);谷草转氨酶134U/L,谷丙转氨酶126U/L,余无明显异常。

【影像学检查】

CT检查:增强示肝左外叶混杂密度团块影,边界清晰,大小约为7.4cm×6.0cm,动脉期(图1)病灶明显强化不均匀,其内见迂曲供血动脉,门脉期(图2)病灶实质部分均匀强化,密度高于邻近肝组织密度,其内及周边见无强化低密度区,延迟期(图3)病灶实质部分与同层面正常肝组织密度相近。

CT诊断:肝左外叶异常强化肿块,多考虑1)FNH;2)肝腺瘤。

MRI检查:平扫病灶T1WI(图4)呈低信号,T2WI(图5)呈高信号,中央见低信号瘢痕。

MRI诊断:肝细胞肝癌。

【图片】

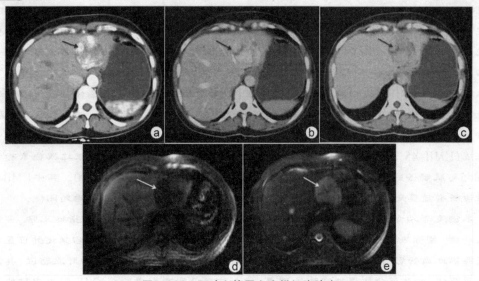

图4-009 肝脏血管周上皮样细胞肿瘤

女性,38岁。CT增强扫描动脉期(a)肝左叶不均匀明显强化团块状占位(箭头),内见无强化低密度区及迂曲供血动脉,门脉期(b)病灶呈稍高密度,延迟期(c)呈等密度,边界清晰,中央瘢痕样无强化区。MRI平扫病灶T1WI(d)呈低信号,T2WI(e)呈高信号,中央见低信号瘢痕。

【手术与病理】

手术记录:肝左叶见一约8cm×7cm类圆形肿块,凸出肝脏表面,局部呈灰白色,触之较硬,病变侵犯左侧膈肌及肝胃韧带,结合术前检查,术中诊断为肝左叶恶性肿瘤,遂行部分肝左内叶+肝左外叶切除术。

镜下表现:瘤细胞呈多角形,梭形,胞浆透亮或嗜酸,呈片状或呈巢状排列,间质内富于血管。

免疫组化染色:Vimentin(+),HMB45(+),MOC31(+),CD31(血管内皮阳性+),CD34(血管内皮阳性+),Ki-67(10%),SMA(部分阳性+),S-100(-),CKP(-),AFP(-),CEA(-),myosin(-)。

病理诊断:形态学及免疫组化染色结果支持肝脏血管周上皮样肿瘤(PEComa)。

【讨论与分析】

血管周上皮样细胞肿瘤(PEComa)是罕见的间叶组织来源的肿瘤,"PEComa"一词最早由Bonetti等于1991年提出,2003年WHO将由血管周上皮样细胞参与构成的少见间叶组织肿瘤归为一族,提出了PEComas肿瘤家族的概念。PEComas家族主要包括肝、肾的血管平滑肌脂肪瘤(AML)、肺的透明细胞"糖"瘤(CCST)、淋巴管平滑肌瘤(LAM)等。近年来PEComa则特指家族中一种特殊类型的肿瘤,该类肿瘤在构成上呈单形性,即仅由血管周上皮样细胞构成,属于PEComas家族中的罕见类型,目前学者对其命名存在争议。PEComa好发于青年女性,最常发生在子宫,肝脏罕见,大部分为良性肿瘤,恶性极少。由于报道较少,良恶性没有明确标准。肝脏PEComa患者多无明显症状,在体检时偶然发现肝脏占位;少数患者可因病灶较大出现一些压迫症状,如腹胀、腹痛等。肝脏PEComa与乙肝及肝硬化无明显相关性。本例患者为体检发现,无肝炎、肝硬化病史。PEComa确诊需要依靠影像及病理学检查;影像学表现:大部分单发,形态规则,边界清晰;CT平扫呈低密度,增强动脉期病灶强化明显,中心或边缘有粗大血管;静脉期仍然持续强化或强化程度稍下降;延迟扫描则常呈等密度;MR扫描T1WI病灶呈低信号,境界清晰;T2WI病变显示略高信号,信号欠均匀,部分病灶可见中心裂隙样改变;DWI呈弥散受限,动态增强,动脉期及静脉期病灶均强化明显,延迟扫描,病灶基本呈等信号,但其周边的包膜则明显强化呈高信号;部分病灶呈"快进快出"表现,易误诊为肝癌。该肿瘤的病理诊断要点:①肿瘤由单形性血管周上皮样细胞构成;②表达黑色素生成(HMB-45、melan-A)标记;③无异型血管;④几乎不含脂肪,同时表达黑色素标记物HMB45与肌动蛋白是此类肿瘤瘤细胞的特点,部分肿瘤免疫学表达S-100。其中HMB45阳性对诊断有重要意义,本组病例免疫组化染色示肿瘤细胞HMB45和SMA均为阳性。

本例患者为女性,38岁,体检时发现病变,无肝炎、肝硬化病史,AFP指标正常,可首先排除肝癌。增强表现为单发富血供占位病变,边界清晰,动脉期明显不均匀强化并可见病灶内迂曲供血血管影,门脉期持续强化,延迟期病变实质部分接近同层正常肝脏密度,其内瘢痕未见强化,病变强化缺乏特征性鉴别点,结合临床及影像很难除外FNH、肝腺瘤可能。总之,肝脏PEComa少见,目前病例报道较少,其影像学表现与常见肝脏占位性病变多有相似及重叠,但细微的差别提醒我们去思考。

【鉴别诊断】

　　1. 肝细胞性肝癌:好发于中老年男性,临床常有肝炎肝硬化病史,实验室检查AFP升高,增强常呈"快进快出"的表现;MRI肝脏特异性增强对病灶检出更敏感。

　　2. 肝血管瘤:好发于30~60岁成年人,女性多于男性,临床常无症状,CT平扫呈边界清晰稍低密度灶,增强动脉期边缘结节、斑片状明显强化,门脉及延迟期造影剂向内填充,呈"早出晚归"表现;MRIT2WI呈高亮的"灯泡征"。

　　3. 局灶性结节增生:年轻女性多见,临床无特殊表现;CT上FNH与肝实质相比呈等密度,中央常有星状疤痕是其特点,MRI上瘢痕在T2WI呈高信号,瘢痕常延迟强化;

　　4. 肝腺瘤:多见于女性,年龄较轻,临床常有妊娠期口服避孕药史,肿块较大时容易出血、坏死,可含有脂肪;增强扫描有明显均匀性强化,并呈持续性。

　　5. 纤维板层型肝癌:好发年龄5~35岁,多无肝硬化病史,AFP多正常,病灶体积往往较大,可有钙化,可有中心瘢痕,增强扫描呈"快进快出"表现,中心瘢痕不强化。

【参考文献】

[1] Martignoni G, Pea M, Reghellin D, Zamboni G, Bonetti F: PEComas: the past, the present andthe future. Virchows Archiv 2008, 452(2):119–132.

[2] Fang S–H, Zhou L–N, Jin M, HU J–B: Perivascular epithelioidcell tumor of the liver: a report of two cases andreview of the literature. WorldJournal of Gastroenterology 2007, 13 (41):5537.

[3] 祝因苏,李丹燕,李红霞,朱晓梅.肝脏血管周上皮样细胞瘤的CT多期扫描诊断价值.放射学实践 2012, 27(3):317–320.

[4] 陈金平.肝血管周上皮样细胞肿瘤2例临床病理学分析及文献复习.江西医药 2009, 44 (11):1133–1134.

（辛文龙　王　刚）

病例010 肝脏上皮样血管内皮瘤
(*Hepatic Epithelioid Hemangioendothelioma*)

【临床资料】

　　患者，男，31岁。入院前1年于当地医院体检超声发现肝囊性占位性病变，未预重视及进一步检查治疗；入院前半年，当地复查B超回报"脂肪肝伴多发肝囊肿"，1月前再次复查B超回报"脂肪肝并肝非纯液性囊性多发病变，皮样囊肿"建议上级医院进一步诊治，遂就诊于我院门诊，复查B超"肝脏多发低回声占位"，以"肝占位"收住入院。

　　专科检查：腹壁柔软平坦，腹壁浅静脉无曲张，未见肠形及蠕动波；全腹无压痛及反跳痛，肝脾肋下未触及；浅表淋巴结未触及；移动性浊音阴性，肠鸣音正常，4次/分。

　　实验室检查：谷氨酰转肽酶（GGT)152.30 （3~69U/L）；甘油三酯 （TG) 2.80 (0.8~1.8mmol/L)；降钙素2.31(8.31~14.3pg/ml)；鳞状细胞癌相关抗原测定5.3(<1.8)；余未见明显异常。

【影像学检查】

　　CT检查：CT平扫肝脏多发大小不等类圆形低密度灶，病灶周围可见环形稍高密度晕环围绕，边界欠清，以肝脏周边及肝包膜下分布为主，肝右叶包膜下病灶局部见包膜凹陷征；增强扫描动脉期病灶边缘呈环形轻度强化，门脉期病灶界限清晰，包膜凹陷征显示更加清晰；延迟期病灶中心仍未见明显强化，可见环形"晕征"。

　　CT诊断：肝脏多发占位，转移不排外，建议MRI进一步检查。

【图片】

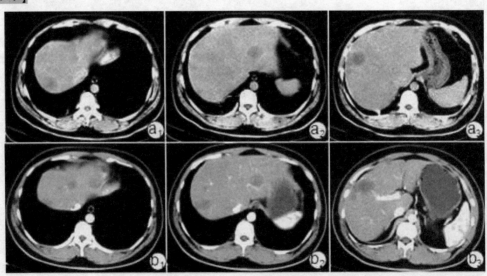

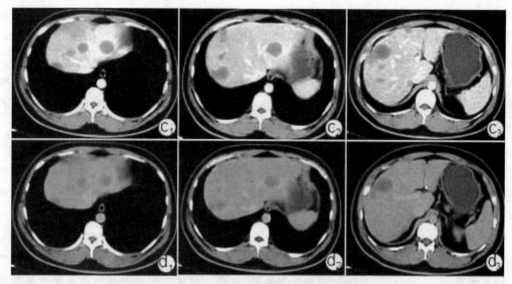

图4-010 肝脏上皮样血管内皮瘤

男性,31岁。平扫(a_{1-3})肝脏多发大小不等类圆形低密度灶,病灶周围环形稍高密度晕环围绕,边界欠清,以肝脏周边及肝包膜下分布为主,肝右叶包膜下病灶局部见包膜凹陷征;动脉期(b_{1-3})扫描动脉期病灶边缘呈环形轻度强化;门脉期(c_{1-3})病灶界限清晰,包膜凹陷征显示更加清晰;延迟期(d_{1-3})病灶中心仍未见明显强化,可见环形"晕征"。

【手术与病理】

手术记录:肝脏病灶多发,难以手术切除,为了确诊进行了肝脏穿刺活检。

镜下表现:肿瘤结节边界不清,肿瘤细胞沿原有的肝窦中央静脉和门静脉分支生长,肝小叶萎缩,血管内生长,呈实性条索或出芽状突出物,见单细胞内血管腔,内含红细胞。

免疫组化染色:CKL肝细胞(阳性+),CKH(阴性),Ki67(10%),CD31(阳性+),Heppar肝细胞(阳性+),CEA(-),CK19胆管(阳性+)。

病理诊断:(肝脏)形态学及免疫组化染色支持肝上皮样血管内皮细胞瘤。

【讨论与分析】

上皮样血管内皮瘤(epithelioid haemangioendothelioma,EHE)1982年首先由Weiss等报道,是一种具有上皮样形态特征的血管源性肿瘤,以往曾称为组织细胞样血管内皮瘤、硬化性内皮样肉瘤、硬化性间质血管肉瘤和假软骨肉瘤等。以四肢软组织较多见,也可见于肺、肝、骨、脑、小肠和颅底及鼻腔等脏器。原发性肝脏EHE在1984年由Ishak等首次报道。病理上肿瘤边缘一般细胞较丰富,肿瘤细胞延至肝窦和肝内小血管生长,破坏肝脏结构。肿瘤细胞由上皮样和树突状细胞组成,具有特征性的胞质内血管分化,即胞质内管腔形成,类似印戒样细胞,胞质内含红细胞,大量的透明变性的纤维间质,其内含有丰富的黏多糖和软骨样基质;免疫组织化学具有内皮细胞标记物CD31(86%)、CD34(94%)、Ⅷ-RAg阳性(98%)、Vimentin(93%);S-100蛋白可呈弱阳性;有文献报道D2-40在EHE中阳性率为78%,而在其他血管源性肿瘤中表达为(-);有学者认为EHE与口服避孕药、妊娠和接受激素治疗相关,另有报道可能与氯乙烯、肝损伤、HBV的感染有关;EHE含有与肉芽组织、修复和纤维发生有关的Ⅷ因子阳性树突状细胞,而炎性细胞因子可调控Ⅷ因子的表达,因而推测EHE的发生有可能来自原始的网状内皮细胞并沿内皮细胞和树突状细胞两条路径分化;也有可能是创伤愈合过程中发生的一种瘤样改变。本病中青年女性较多见,男女比例为2:3,平均年龄41.7岁;常见症状为上腹部不适或疼痛,偶见黄疸、发热,最终可伴有体重减轻;实验室检查发现血清胆红素、碱性磷酸酶和转氨酶的轻度升高,肿瘤标志物正常。影像学表现:一般多发,占70%,病变大小不一,边界欠清,多位于肝脏周边,受病灶纤维间质牵拉可见"包膜回缩征";平扫低密度结节,密度均匀或不均,不均匀可表现为"晕征",约20%可有钙化;增强动脉期可无强化或仅轻度边缘强化,门脉期部分病灶显示"晕征";侵犯静脉可呈"棒棒糖征";磁共振T1WI低信号,T2WI为高信号,伴略低信号晕圈;肝动脉血管造影显示肿瘤血供丰富,肝包膜下病灶可"碗状"染色。

本例病变虽然表现为多发肝脏占位,增强扫描呈边缘轻度强化(部分肝转移可见类似表现),但其多发病变却以肝脏周边及包膜下分布为特点,此点明显不同于肝转移的多发随机分布特点;此外,邻近肝包膜的病变局部出现"包膜回缩征",与转移所致突出于肝脏轮廓外的表现不同。结合临床:青年男性患者,体检发现病变,无原发病及肿瘤病史,基本可排除肝转移。综上所述,本例临床及影像表现均具有一定特征性,完全符合肝脏上皮样血管内皮细胞瘤诊断。

【鉴别诊断】

1. 肝转移瘤:好发于中老年,临床常有原发肿瘤病史,其影像学表现复杂,常表现为多发随机分布结节影,T2WI可见"牛眼征",增强多环形强化,结合病史及影像特点较易做出诊断。

2. 多发海绵状血管瘤:由众多大小不等、相互交通的血管腔组成,管腔衬以单层扁平内皮细胞,不含胞质内管腔,多量红细胞存在于扩张的较大血管腔内;好发于30~60岁成年人,CT增强呈典型"早出晚归"表现;T2WI呈高亮的"灯泡征"。

3. 血管肉瘤:50~70老年男性多见,细胞异型性高伴大量核分裂,很少见玻璃样硬化间质,血管分化主要表现为不规则的窦样血管腔,而非瘤细胞胞质内空泡;CT平扫病灶多为低密度,可伴胆管扩张;增强动脉期多呈中心斑点、条片状强化,门脉期及平衡期呈现边缘结节状强化;肝外转移发生早,与EHE相比,血管肉瘤的大片间质纤维化少见。

4. 血管内皮瘤:90%发生在小于6个月的婴儿,可同时伴有皮肤或黏膜血管瘤,钙化多见,瘤组织由紊乱的毛细血管腔构成,衬覆内皮细胞,也可以有中央性纤维硬化,组织内可见残留小胆管和肝细胞;可单发或多发,部分同时伴全身皮肤或黏膜血管瘤;可引起动静脉分流而导致并发症,如充血性心力衰竭,肝衰竭和肿瘤破裂大出血等;若未出现上述并发症,IHE可逐渐消退自愈;影像表现与海绵状血管瘤相似。

【参考文献】

[1] 陈骏, 丁洁, 贾支俊等.肝脏上皮样血管内皮瘤临床病理观察[J].临床与实验病理学杂志,

2011, 27(3):234–238.

[2] 阎岚, 闫康鹏. 肝脏上皮样血管内皮瘤的影像特征及病理基础[J].中国临床医学影像杂志, 2015, 26(9):642–645.

[3] 徐爱民, 程红岩, 贾雨辰等. 肝脏上皮样血管内皮瘤三例[J].中华肿瘤杂志, 2002, 24(3): 260.

[4] 缪建良, 刘淼, 陈达伟. 肝脏上皮样血管内皮瘤的影像学特征 [J]. 放射学实践, 2011, 26 (7):736–738.

[5] 常瑞萍, 甘露, 王湛博等. 肝脏上皮样血管内皮瘤的影像表现[J].中华放射学杂志, 2015, 49(6):449–453.

（辛文龙　王　刚）

病例011　肝脏癌肉瘤
(Hepatic Carcinosarcoma)

【临床资料】

　　患者,男,64岁。主因"发现上腹部肿物半年,进行性增大伴疼痛半月"入院。

　　专科查体:上腹局部膨隆,腹肌柔软,腹壁浅静脉无曲张,未见肠形及蠕动波;剑突下可触及直径约5cm的质硬包块,表面皮肤发红,边界清,活动度差,压痛明显;肝肋缘下6cm,质软;患者既往体健,无肝炎病史;浅表淋巴结未触及;移动性浊音阴性,肠鸣音正常,4次/分。

　　实验室检查:CA199为75.4U/ml,AFP正常。AST为93U/L,ALT为120 U/L。

　　外院上腹部CT提示肝占位性病变。

【影像学检查】

　　CT检查:肝左叶较大类圆形团状混杂密度占位,边缘不光整,大小约9.0cm×7.0cm×7.7cm,病灶内胆管不规则扩张,内见多发高密度结节影,增强扫描示病灶不均匀延迟强化,门静脉左支闭塞,肝门部、肝胃间隙及前腹壁下多发软组织肿物;肝内外胆管扩张;脾大。

　　CT诊断:考虑胆管细胞癌并周围组织多发转移,门脉癌栓形成。

【图片】

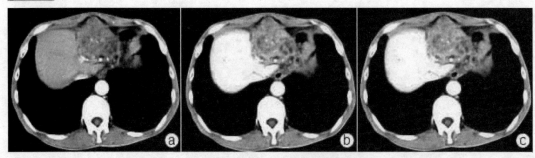

图4-011　肝脏癌肉瘤

　　男性,64岁。上腹部CT增强:动脉期(a)、门脉期(b)和延迟期(c)肝脏左叶混杂密度的肿块影,增强扫描呈不均匀延迟强化。

【手术与病理】

　　手术记录:术中见肝左外叶大小约9.0cm×7.0cm×8.0cm不规则肿物,凸出肝脏表面,侵犯膈肌、肝左静脉、胃小网膜、胃小弯侧及剑突下皮下组织,病灶呈灰白色,质地硬,活动度差。于胃小弯侧及肝十二指肠韧带内见多发肿大淋巴结,质地硬。

　　镜下表现:病变区肝组织正常结构破坏,其间可见两种不同的细胞成分,分界清晰,无明显过渡区,一种瘤细胞呈管状排列,胞浆丰富,呈多角形,核仁明显;另一种瘤细胞呈团片状弥漫排列,梭形,可见瘤巨细胞,核圆形或椭圆形,核大深染,核分裂像易见;瘤组织广泛坏死,局部可见出血,而周围正常的肝组织无明显炎性及纤维化改变。

免疫组化染色:CKP阳性,CK19阳性,CD68阳性,Vimentin阳性,Ki67阳性细胞约60%,SMA(−),S−100(−)。

病理诊断:肝癌肉瘤。

【讨论与分析】

癌肉瘤最常发生于卵巢、子宫、膀胱。原发性肝癌肉瘤罕见,国内外文献报道仅20余例,其中日本发病率占一半以上。其发病机制尚不清楚,多好发于中老年人,男性多于女性。2000年WHO将肝脏癌肉瘤单列为肝脏间叶源性肿瘤的一种,并定义为由癌样成分(肝细胞或胆管细胞源性)和肉瘤样成分细胞混杂在一起的恶性肿瘤。本病例符合此定义条件,其免疫组化染色显示:癌细胞抗原CKP(+),CK19(+);肉瘤细胞抗原:Vimentin(+),CD68(+),免疫组化染色分别表达上皮源性和间叶源性两种标志物,提示前者为胆管细胞起源的上皮性肿瘤,而后者可能为来自胚胎干细胞的间叶源性肉瘤。符合WHO对肝癌肉瘤的诊断定义。由于其肉瘤成分起源于胚胎干细胞,具有多向分化潜能,可分化为癌细胞和肉瘤细胞,故肿瘤生长快,转移率高,预后差。患者从出现症状至死亡的平均生存时间为4~7个月,常于手术后发生远处转移,最常见的部位是肺和腹腔淋巴结。

肝癌肉瘤临床特点:①早期缺乏特异临床表现及影像学表现,相关肿瘤标记物AFP多为阴性,肝功能损害较轻。②即使肿瘤巨大,病情进展到晚期,也多无腹腔积液生成、黄疸等,确诊依靠组织形态学和免疫组化染色标记物。其与肉瘤样癌的主要鉴别诊断依赖于免疫组化染色检查,镜下肉瘤样癌其肉瘤样变区与癌变区常有移行过渡区,肉瘤样肝癌癌组织中有梭形细胞成分,但梭形细胞仍保留肝细胞癌的特征,未进一步分化。免疫组化染色同时EMA、CKpan和Vimentin阳性,其他间叶标记物为阴性。

目前治疗肝癌肉瘤主要以手术切除为主,其转移率高,以血行转移为主,手术时往往已有微血管转移,对放、化疗均不敏感,预后很差。Yamamoto T等人认为,受肝癌和肉瘤两种协同因素对转移和浸润的影响,肝癌肉瘤较单纯的肝细胞癌或肝内胆管细胞癌预后更差。

本例患者男性,64岁,CT示肝左叶占位病变,病灶内多发高密度结节并胆管不规则扩张,邻近门静脉左支闭塞,增强扫描肿物呈不均匀延迟强化,影像特征符合胆管细胞癌。由于原发性肝癌肉瘤罕见,文献仅限于个案报道,检测手段局限,术前影像诊断十分困难。但因肝脏癌肉瘤较单纯胆管细胞癌和肝癌预后更差(本例伴门脉受侵及肝门、肝胃间隙、前腹壁下多发转移),有必要进一步提高对该病临床影像特征的认识。

【鉴别诊断】

1. 肉瘤样肝癌:肝细胞癌中有梭形细胞成分,但梭形细胞仍保留肝细胞癌的特征,未进一步分化。免疫组化染色同时EMA、CKpan和Vimentin阳性,其他间叶标记物为阴性。AFP常常升高。增强后动脉期肿瘤多为瘤周不规则片状或环形强化,中央区域强化不明显。

2. 混合型肝母细胞瘤:肝母细胞瘤主要是由胚胎性肝上皮组织间或含有软骨、骨样和胚胎性间叶组织所构成的一种小儿时期的肝脏恶性肿瘤。90%肝母细胞瘤发生于5岁以前的儿童,90%病例血清AFP升高。预后较癌肉瘤好。

　　3. 畸胎瘤:以卵巢等性腺器官多见,肝畸胎瘤罕见,(良性)多见于新生儿和婴儿,含脂质、骨骼等间叶组织成分,但缺乏肝上皮组织成分。

【参考文献】

[1] 潘光栋, 杨建青, 褚光平等.肝癌肉瘤一例[J].中华普通外科杂志, 2009, 24(4):343-344.

[2] 王思宇, 冯曦, 张鸣等.肝脏原发性癌肉瘤1 例报告[J]. 四川解剖学杂志, 2007, 15(4):34-35.

[3] Hamiltor SR, Aaltonen LA.WorldHealth Organization classification of tumors.Pathology and-genetics of tumors of the digestive system.Lyon:IARC Press.2000:177-198.

[4] 李笃谦, 吴坤乾. 肝脏原发性癌肉瘤一例[J]. 放射学实践, 2013, 28(12):1300.

[5] 杨志慧, 李桂梅,曹晓卉, 殷正进.肝原发性癌肉瘤临床病理观察 [J]. 诊断病理学杂志, 2013, 20(6):356-358.

[6] YamamotoT1, Kurashima Y, Ohata K, Hashiba R, Carcinosarcoma of the?liver: report of a case[J], Surg Today(2014) 44:1161 - 1170.

[7] 翁海燕, 方雪松, 邢晓皖, 陈柯, 蚁国铮. 成人肝母细胞瘤 [J]. 临床与实验病理学杂志, 2000, 16(3):253-255.

[8] 何度, 徐缓, 张秀辉.原发性肝癌肉瘤1例[J]. 临床与实验病理学杂志, 2006, 22(6): 752-753.

（辛文龙　王　刚）

病例012 脾脏海绵状淋巴管瘤
(*The Spleen Cavernous Lymphangioma*)

【临床资料】

患者,女,42岁。患者缘于7年前体检发现脾脏占位,直径约4.5cm,无腹部胀痛不适,无高热寒战,无胸闷气短,无皮肤巩膜黄染等不适,于入院前2月再次体检时发现脾脏占位较前明显增大。既往体健,无疫区生活史。

专科检查:腹壁柔软平坦,腹壁浅静脉无曲张,未见肠形及蠕动波;全腹无压痛及反跳痛,肝肋下未触及;脾肋下可触及;浅表淋巴结未触及;移动性浊音阴性,肠鸣音正常,4次/分。

实验室检查:无明显特殊。

【影像学检查】

CT检查:脾脏体积明显增大,脾实质内见大小约6.7cm×7.4cm×8.0cm的类圆形囊性低密度影,囊内CT值约29HU,边界清晰,囊壁可见多发结节样钙化影及向外膨出的囊状低密度影,增强囊内容物均未见明显强化,囊壁轻微强化。

CT诊断:脾脏淋巴管瘤。

【图片】

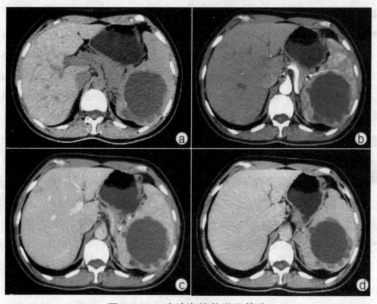

图4-012 脾脏海绵状淋巴管瘤

　　女性,42岁。CT平扫(a)示病灶呈囊性低密度,边界清楚,囊壁见点状钙化及部分小囊向外突出;增强后(b~d)示囊内容物未见明显强化,囊壁轻微强化。

【手术与病理】

　　手术记录:腹腔内重度粘连,且脾脏局部与左侧腹壁粘连致密,无法分开,脾脏色泽正常,表面光滑,质地较韧,边缘锐利,实质内可见多发囊性占位。

　　镜下表现:脾脏组织内见大量扩张的淋巴管。

　　病理诊断:(脾脏)海绵状淋巴管瘤。

【讨论与分析】

　　淋巴管瘤(lymph-vesseltumor)是由淋巴管增生和扩张而成的一种良性肿瘤。主要由内皮细胞排列的管腔构成,其中充满淋巴液。本病好发于儿童,成人罕见,可单发或多发。肿瘤生长缓慢,自行消退极罕见。由于淋巴管沿血管神经轴分布,全身各部位均可发生,以头颈部最多见。发生于脾脏者少见,其发病机制认为:①淋巴管先天性发育异常,原始淋巴囊不能向中央静脉引流,正常分化良好的淋巴结构异常或未能与正常引流通道建立联系而隔离,淋巴管或淋巴囊异常增生扩大所致;②继发于外伤或手术引起的淋巴管损伤,导致淋巴液引流不畅最终发展而成。

　　淋巴管扩张程度不同,组织学上将其分为3型:单纯型(毛细管型)淋巴管瘤,以毛细血管样的薄壁淋巴管扩张为主;海绵状淋巴管瘤,由较大的淋巴管构成多,多见于上肢和腋部;囊性淋巴管瘤(水瘤),最多见,由大的淋巴管腔隙构成,伴有胶原组织和平滑肌。脾脏淋巴管瘤一般无临床症状,是否出现症状取决于囊肿的大小和数量。

　　CT平扫病变位于脾脏实质或包膜下,单发或多发低密度灶,边界清楚或不清楚,伴分叶,囊壁规则,多无钙化,囊内分隔多见,可纤细或粗大,呈蜂窝状聚集簇状分布;CT增强后囊壁及分隔强化,囊内容物无强化。部分病灶平扫低密度病灶中央有不规则形更低密度区域,增强扫描后病灶仅见偏侧性粗大的分隔且呈渐进性持续性强化的特点,但分隔以外的瘤体亦见强化。病灶强化程度随时间推移逐步增强。

　　本例患者脾脏肿瘤病程较长,肿瘤生长缓慢,无任何临床症状,符合良性病变的特征;多囊性病灶(中间大囊,外周小囊),增强后囊壁轻度强化,符合淋巴管瘤的特征;因囊壁伴有点状钙化,且大囊外连着多个小囊,符合泡状棘球幼病(包虫)特征,但泡状棘球幼的囊壁往往斑点状、砂砾状钙化更广泛,且囊壁不强化,另外患者亦无疫区生活史,因此可以排除。

【鉴别诊断】

　　1.脾脏囊肿:较少见,临床无特异表现,其主要表现与囊肿大小、部位、类型有关,20~50岁女性多见,囊肿较小可无任何症状;囊肿较大时可出现周围器官的压迫症状,如上腹饱胀不适,消化不良,恶心、呕吐等消化道症状;多数病人可在左上腹或肋下触及表面光滑呈囊性感的肿快。CT表现:多为单一囊性低密度灶,少有分隔及分叶征象,边界清楚,囊壁及分隔无强化。

　　2.脾脓肿:少见,且都为继发性疾病,成人多见。脾脏是血液中微生物的高选过滤器和吞噬活动中心,具有抵抗局部感染的免疫能力,一般不易发生感染,临床常缺乏特异性症状;临床有寒战、高热(热型不定)及白细胞计数增高,以后逐渐出现腹痛等症状。CT典型表现:呈单发或多发性囊或囊实性、圆或类圆形低密度灶,有较厚的壁,壁有分层现象,内壁大多光滑,但也可不光滑,内可有气液平面或分层现象。增强及延迟扫描时:脓肿中央无强化,囊壁有较均一的强化,与正常脾组织分界清楚。

3. 血管淋巴管瘤:是罕见的良性肿瘤,以扩张的淋巴管间隙、红细胞渗出、含铁血黄素沉着及纤维化为特征。全身各部位均可发生,2岁以下小儿多见。CT表现为囊性、实性、囊实性肿块,增强后动脉期周边轻度强化,静脉期及延迟期仍有强化,部分可无强化。海绵状淋巴管瘤与血管淋巴管瘤影像学鉴别较难,均呈"蜂窝状"改变,即有分房改变,血管淋巴管瘤增强后间隔强化可能更明显,确诊有赖病理。

【参考文献】

[1] Grasso DL, Pelizzo G, Zocconi E, etal.Lymphangiomas of the headandneck in children [J]. Acta Otorhinolaryngol Ital 2008 28(1):17–20.

[2] Bezzi M, Spinelli A, Pierleoni M, etal.Cystic lymphangioma of the spleen US–CT–MRI correlation [J].Eur Radiol 2001, 11(7):1187–1190.

[3] Wright CD.Mediastinal tumors andcysts in the pediatric population [J].Thorac Surg Clin, 2009, 19(1):47–61.

[4] 孟祥岩, 陈鹏, 叶勇. 脾脏淋巴管瘤的CT表现. 医学影像学杂志.2015, 25(4):647–649.

[5] 谭丽梅, 崔冰, 吴国标. 脾脏海绵状淋巴管瘤1例报告 [J]. 中国医学影像技术, 2007, 23(12):1907.

[6] 辛鹏, 孙屹立.脾海绵状淋巴管瘤的CT诊断与鉴别诊断附8例分析[J].放射学实践, 2009, 24(6):643–645.

[7] q–363.

[8] 李杰, 孙凯, 胡宗泽.巨大脾囊肿1例.中国肝胆外科杂志, 2009, 15(6):437.

(叶建军　赵建洪)

病例013　脾脏弥漫性大B细胞性淋巴瘤
(Splenic Primary Splenic Lymphoma)

【临床资料】

　　患者,女,14岁。入院前4月无明显诱因出现左下腹牵拉样疼痛,咳嗽及按压时疼痛加重,加重1天,无发热。

　　专科查体:腹壁柔软平坦,腹壁浅静脉无曲张,未见肠形及蠕动波;肝肋下未触及;脾明显增大,左侧腹部压痛;浅表淋巴结未触及;移动性浊音阴性,肠鸣音正常,4次/分。

　　实验室检查:CA-125为121.5U/ml,CA-199为46.5U/ml。

【影像学检查】

　　CT检查:脾脏明显增大,脾实质内见一大小约23.0cm×14.5cm×12.5cm的巨大高低混杂密度影,内夹杂点状、片状致密影,与周围界限尚清,增强肿块低密度影强化不明显,周围实质可见强化,随着时间延长,强化程度轻度增加。胃底、体和胃窦可见明显受压右移,胰腺、左肾也可见明显受压移位变形,部分层面与胰体尾部界限不清。

　　CT诊断:脾脏良性病变,血管瘤或淋巴血管瘤可能;脾脏恶性肿瘤不除外。

【图片】

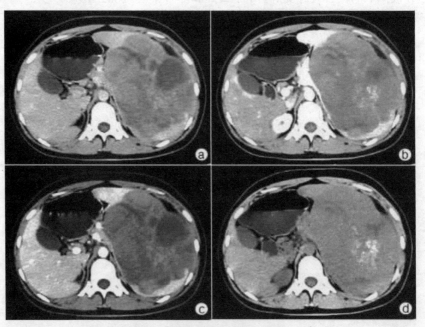

图4-013　脾脏弥漫性大B细胞性淋巴瘤

女性,14岁。CT平扫(a)示脾脏体积增大,实质内见高低混杂密度,内有点状、片状致密影,与周围界限尚清;增强后(b-d)示病灶低密度影强化不明显,周围实质可见强化,随着时间延长,强化程度轻度增加。

【手术与病理】

手术记录:脾脏大小约25.0cm×18.0cm×14.5cm,呈暗红色,局部发白,质硬,呈生姜样,部分区域有波动感,脾脏与周围组织及脏器紧密粘连,脾脏周围可见有多条异常血管汇入脾脏,食管胃底未见曲张血管。

镜下表现:脾脏,见肿瘤细胞弥漫或结节样生长,细胞大,多形,核深染。

免疫组化染色:CD20瘤细胞(+),CD79α瘤细胞(+),CD5(-),CD10(+),Ki67>70%,MPO(-),CD3瘤细胞(+),CD68(+),Bcl-6瘤细胞(+),MUM1瘤细胞散在(+),TdT(-)。

病理诊断:(脾脏)弥漫性大B性细胞淋巴瘤,GCB亚型,瘤实质内广泛坏死。

【讨论与分析】

原发性脾脏淋巴瘤(primary splenic lymphoma,PSL),罕见,好发于50~70岁中老年人,发病率男性高于女性。临床症状主要包括左上腹疼痛或不适、发热、体重下降等。实验室检查常见血细胞减少,血沉加快,β2-微球蛋白水平改变等。原发性脾脏淋巴瘤多为非霍奇金淋巴瘤,其中又以B细胞性淋巴瘤多见。弥漫大B细胞性淋巴瘤具有瘤细胞弥漫分布、生长快速的特点,容易形成单发巨大肿块,病灶直径常常大于10cm,病灶可以发生坏死、出血。

根据脾脏病变的分布及病灶大小,脾脏淋巴瘤可大体分为以下四种:①弥漫浸润型;②粟粒状结节型,病灶直径为1~5mm;③多发肿块型,病灶直径为2~10cm;④单发巨块型,病灶直径大于10cm。不同病理组织学类型的脾脏淋巴瘤常常具有不同的生长倾向,并表现不同的影像学特点。

Ahmann等依据脾脏淋巴瘤进展程度将其分为3期:Ⅰ期,病变局限于脾脏;Ⅱ期,病变侵及脾门淋巴结;Ⅲ期,病变侵及肝脏或脾门以外淋巴结。

CT平扫脾脏体积增大,病灶由密集的细胞成分构成,含水量少,故呈稍低密度或等密度,与正常脾脏实质相差不大。病灶与正常脾脏实质分界模糊;淋巴瘤侵袭性低,可包绕血管周围而无明显侵犯征象,即"血管漂浮"征。增强扫描病灶呈轻中度均匀性延迟强化;动脉期强化不明显,门脉期轻中度强化,延迟期可呈稍低密度或等密度。

本例患者临床无发热症状,肿瘤内明显点状、斑片状钙化,容易将淋巴瘤暂不考虑。反过来,我们再从常规思路考虑:患者病程较短,脾脏巨大肿瘤,明显囊变坏死,增强后有渐进性轻度强化,符合恶性肿瘤特征;脾脏恶性肿瘤中,淋巴瘤的发生概率是最高的,而此病例恰好符合脾脏淋巴瘤四种类型中的第四种:单发巨块型,病灶直径大于10cm。

【鉴别诊断】

1. 脾脏血管瘤:是脾脏最常见的良性肿瘤,以脾脏血管组织胚胎发育异常为主的一种错构瘤,分为结节型和弥漫型。多见于中青年。病理类型可分为海绵状血管型、毛细血管型和血管淋巴管型。成人以海绵状血管瘤多见,儿童多为毛细血管瘤。CT表现为单发或多发圆形或椭圆形低密度区,边界不清。增强后病灶由外向内结节状强化,延迟期病灶被对比剂充填,呈等密度。

2. 脾脏血管淋巴管瘤:是血管瘤与淋巴管瘤并存于同一肿瘤瘤体内,是起源于间胚叶组织的一类良性肿瘤。组织学上该肿瘤同时包含血管和淋巴管两种成分。CT上多为囊性、囊实性或实性肿块,增强扫描血管成分强化而淋巴管成分无强化或轻度分隔样强化。其影像学表现有一定特异性,与肿瘤内的血管及淋巴管两种成分所占比例有关。

3. 脾脏错构瘤:罕见,其特征是血管内皮细胞CD8免疫阳性,并由结构紊乱的红髓和白髓组成。CT平扫为脾内低密度实质性单发占位病灶,轮廓不清,病灶中央可见星状或团块状粗糙钙化,内部可含脂肪组织,增强后肿块轻中度强化。

4. 脾脏结核:其感染途径主要有:血源性感染,经淋巴感染以及邻近器官直接播散。一般根据脾脏病理改变将脾结核分为以下4型:粟粒型、出血坏死型、干酪纤维结节型及纤维硬化型。CT多表现为圆形或椭圆形低密度肿块,CT值约为25~45HU,少数病灶可有环形钙化,并多伴有腹腔其他脏器的结核浸润。脾脏陈旧性结核表现为多发针尖样钙化影。

【参考文献】

[1] Kansal R, Ross CW, Singleton TP, etal.Histopathologic features of splenic small B-cell lymphomas. A study of 42 cases with a definitive diagnosis by the WorldHealth Organization classification[J].Am J Clin Pathol, 2003, 120(3):335-347.

[2] 常恒, 袁明远, 肖湘生.脾脏淋巴瘤的CT诊断[J].中国医学影像技术, 2002, 18(11):1128-1129.

[3] 张丽, 李百周, 徐天蓉等.脾脏非霍奇金淋巴瘤临床病理学研究[J].临床与实验病理学杂志, 2003, 19(1):43-46.

[4] Ahmann DL, Kiely JM, Harrison EG, et al. Malignant lymphoma ofthe spleen. A review of 49 cases in which the diagnosis was madeat splenectomy[J]. Cancer, 1966, 19(4):461-469.

[5] 毕明君, 黄斌. 原发性脾脏弥漫性大B细胞淋巴瘤1例. 中国现代普通外科进展.2012, 15(9):754-755.

[6] 童成文, 罗小琴. 脾脏血管淋巴管瘤一例. 临床放射学杂志, 2015, 34(6):1020.

[7] 甄宇洋, 汤地, 梁力建.脾结核18例临床分析 [J]. 实用医学杂志, 2000, 16 (12) : 1013-1014.

[8] 辛鹏, 孙屹立.脾海绵状淋巴管瘤的CT诊断与鉴别诊断附8例分析[J].放射学实践, 2009, 24(6): 643-645.

(叶建军　赵建洪)

病例014　脾脏Kaposi型血管内皮细胞瘤
(Splenic Kaposiform Hemangioendothelioma)

【临床资料】

　　患者,男,32岁。入院前6月体检时发现脾脏占位,无明显症状,未予治疗;入院前1月,劳累后出现间歇性左上腹、腰背部胀痛。

　　专科查体:腹壁柔软平坦,腹壁浅静脉无曲张,未见肠形及蠕动波;肝脾肋下未触及;左上腹及左侧腰背部轻度压痛;浅表淋巴结未触及;移动性浊音阴性,肠鸣音正常,4次/分。

　　实验室检查:无明显特殊。

【影像学检查】

　　CT检查:脾脏形态失常,其前部实质内可见一大小约5.6cm×6.3cm×5.9cm的团块状略低密度影,边界不清,增强后动脉期肿块边缘及内部可见线样、絮状强化,静脉期及延迟期进一步明显强化,整体呈"渐进性"不均匀强化特点。

　　CT诊断:脾脏血管瘤。

【图片】

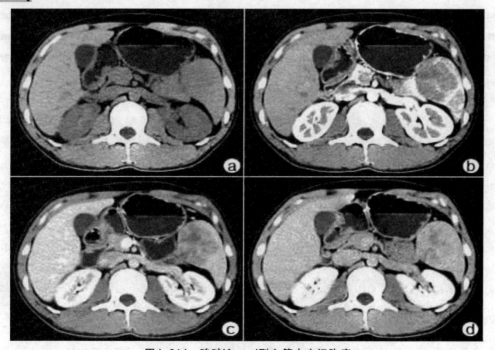

图4-014　脾脏Kaposi型血管内皮细胞瘤

　　男性,32岁。CT平扫(a)示病灶呈略低密度,密度均匀,边界不清;增强后示动脉期(b)肿块边缘及内部可见线样、絮状强化,静脉期(c)及延迟期(d)进一步明显强化,整体呈"渐进性"不均匀强化特点。

【手术与病理】

　　手术记录:脾脏上级可见一大小约7.0cm×7.0cm×6.7cm肿物,边界清晰,脾脏明显增大,呈淤血性肿大,表面光滑,质地柔软,边缘锐利,色暗红,与周围组织分界清楚。

　　镜下表现:脾脏结构破坏,见分叶状分布的瘤组织,由密集的血管构成。

　　免疫组化染色:CD34(+),SMA(-),CD31(+),CD21(-),S100(-),CD23(-),EMA(-),CD1a(-),Ki67<20%。

　　病理诊断:(脾脏)Kaposi型血管内皮细胞瘤。

【讨论与分析】

　　Kaposi型血管内皮细胞瘤(kaposiform hemangioendothelioma,KHE)是一种具有局部侵润性的罕见的血管源性肿瘤,Zukerberg等于1993年首先报道。2002年WHO将其划分为交界性或生物行为未定肿瘤,虽局部具有侵润性,罕见淋巴结转移,但尚无远处转移的报道。它是介于血管瘤和血管肉瘤之间交界性肿瘤。

　　KHE好发于婴幼儿和10岁以下的儿童,腹膜后和皮肤多见,也可见于头颈部、纵隔、躯干和肢体深部软组织,极少见于实质脏器。常合并卡—梅综合征(血管瘤—血小板减少综合征)及淋巴管瘤。手术切除为其首选治疗方案,但其预后取决于肿瘤部位、大小及出血程度,若肿瘤不能完整切除,则易复发。该肿瘤罕见,影像表现缺乏特异性,一般需要病理确诊。

　　本例患者脾脏肿瘤,平扫肿瘤呈稍低密度,边界不清;增强扫描动脉期病灶边缘及中心早期轻度强化并见较粗滋养血管,延迟期肿瘤呈轻度强化,囊变坏死未强化区,增强强化方式似"血管瘤样"渐进填充性强化,可以考虑血管源性的相关肿瘤;但其强化程度明显低于血管瘤或血管肉瘤,进一步提示偏良性的或低度恶性的血管源性肿瘤即某种血管内皮细胞瘤,但该患者年龄不是此病的好发年龄段,加之又罕见于实质脏器,所以CT初诊没有考虑到。

【鉴别诊断】

　　1.脾脏血管瘤:是脾脏最常见的良性肿瘤,以脾脏血管组织胚胎发育异常为主的一种错构瘤,分为结节型和弥漫型。多见于中青年。病理类型可分为海绵状血管型、毛细血管型和血管淋巴管型。成人以海绵状血管瘤多见,儿童多为毛细血管瘤。CT表现为单发或多发圆形或椭圆形低密度区,边界不清。增强后病灶由外向内结节状强化,延迟期病灶被对比剂充填,呈等密度。

　　2.脾脏血管肉瘤:是起源于脾窦内皮的恶性肿瘤;十分罕见,40岁以上的女性多见。临床表现有腹痛、发热。CT上主要表现为脾脏增大,脾内见单发或多发、大小不一、边界不清的结节状低密度,瘤体内易发生液化坏死,有时可见出血及钙化。当肿块内有钙化或含铁血黄素沉着示CT值高达100HU以上。增强扫描时,其强化方式类似于血管瘤,即肿瘤实性部分呈片状或簇状向心性强化,囊变坏死区无强化。

　　3.脾脏转移瘤:可有原发病灶,同时可见肝脏及其它器官的转移。CT表现为脾内多发或单发圆形或结节状低密度灶,有轻、中度不均匀强化,典型表现为"牛眼征"。

【参考文献】

[1] 刘伟伟, 赵紫钰等. Kaposi型血管内皮细胞瘤超声表现1例. 中华超声影像学杂志, 2014, 23(1):39-43.

[2] 刘巍峰, 李远等. Kaposi型血管内皮细胞瘤一例报告. 中华骨科杂志, 2010, 3.(7):715-716.

[3] 上官翰京, 李志春, 张晖萍等. Kaposi型血管内皮瘤并发副肿瘤性天疱疮. 临床耳鼻咽喉头颈外科杂志, 2007, 21(18):855—856.

[4] 姜大朋, 韩福友等. 小儿股骨下端Kaposi型血管内皮细胞瘤一例. 中华小儿外科杂志. 2010, 31(6):484.

[5] 申国强, 孙戈新, 尹广明. CT诊断脾脏血管肉瘤1例. 中国医学影像技术. 2012, 28(2):242.

[6] 辛鹏, 孙屹立. 脾海绵状淋巴管瘤的CT诊断与鉴别诊断附8例分析[J]. 放射学实践, 2009, 24(6):643-645.

(叶建军 赵建洪)

病例015 胰腺内异位副脾囊肿
(*Pancreas Ectopic Accessory Spleen Cyst*)

【临床资料】

患者,女,30岁。主因"发现腹腔肿物3月余"收住入院。无胰腺炎病史,无乙肝等传染病史。

专科检查:腹壁柔软平坦,腹壁浅静脉无曲张,未见肠形及蠕动波;肝脾肋下未触及;全腹无压痛及反跳痛;浅表淋巴结未触及;移动性浊音阴性,肠鸣音正常,5次/分。

实验室检查:未见明显异常阳性结果。

【影像学检查】

MRI检查:平扫示胰尾部与脾门之间类圆形长T1、长T2信号的囊性病灶,边界清楚,大小约3.9cm×3.3cm×2.9cm,周围可见完整包膜环绕,胰腺大小如常,胰管未见扩张,胰尾部向前推移翘起;增强扫描示病灶包膜轻度强化,病灶内部未见明显强化。

MRI诊断:胰尾—脾门间囊性灶,考虑假性囊肿可能。

【图片】

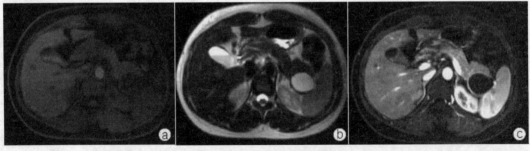

图4-015 胰腺内异位副脾囊肿

女性,30岁。MR平扫(a、b)示胰尾部与脾门之间一类圆形长T1、长T2信号的囊性病灶,边界清楚,周围可见完整包膜环绕,胰尾部向前推移翘起;增强扫描(c)示病灶包膜轻度强化,病灶内部未见明显强化。

【手术与病理】

手术记录:行腹腔镜下胰腺部分切除术,术中于游离胰腺尾部后下缘见一囊性肿物,大小约5.0cm×5.0cm×5.0cm,与脾血管及脾脏粘连,剥离后完整切除肿物,保留脾脏和脾血管。

镜下表现:囊壁内衬角化的鳞状上皮及角化物,囊壁周围可见正常的脾组织。

病理诊断:胰腺内副脾囊肿。

【讨论与分析】

　　副脾(accessory spleen)指存在于正常位置脾脏以外的脾组织,其结构、功能与正常脾脏相同,常无明显临床症状,多因体检偶然发现,副脾发生率10%~30%。副脾的发生位置的频度依次为脾门、脾血管、胰尾部腹膜后、沿胃大弯的大网膜、小肠、大肠系膜、女性的左侧阔韧带、Douglas窝和左睾丸附近等;副脾的数量不等,多为单发,大小相差很大,从只有显微镜下才能发现到与正常脾大小相当;副脾无特殊临床表现,偶可发生自发性破裂、栓塞和蒂扭转等。但胰腺内异位副脾少见,伴发囊肿者更为罕见。胰腺内异位副脾MR平扫多表现为长T1、长T2均匀信号,病灶边界较清,增强扫描囊内信号无变化。

　　本例为30岁的中青年女性患者,胰腺尾部后方边缘光整、边界清楚、信号均匀的长T2、长T1的椭圆形的典型囊性病灶,胰尾部受压推移向前翘起,更为关键的是T1WI和T2WI囊肿壁的信号与胰腺实质完全一致,因此可以初步诊断胰腺内的单纯性囊肿,但很难考虑到胰腺内的副脾囊肿。

【鉴别诊断】

　　1.胰腺神经内分泌肿瘤:好发于青年女性,多位于胰腺边缘,大部分为实性病灶,良性者边界清楚,多数明显强化,恶性者边界模糊不清,可渐进性中度强化;个别为囊性,囊壁可强化,与胰腺的囊肿性病变不易鉴别。

　　2.胰腺实性假乳头状瘤:好发于年轻女性,多为囊实性肿块,包膜完整,可见钙化,MR平扫肿块呈混杂信号,增强扫描实性部分呈渐进性中等强化。

　　3.假性囊肿:多数患者有急性胰腺炎病史,囊性病灶T1WI呈低信号,T2WI呈高信号,囊壁薄且均匀,不强化。

【参考文献】

[1] 田笑,杨阳,殷小平等.胰腺内副脾表皮样囊肿一例 [J].临床放射学杂志,2009,28(8):1184.

[2] 张腾,杨志强,田伟军.胰腺内副脾伴上皮性囊肿一例及文献复习[J/CD].中华腔镜外科杂志:电子版,2013,6(4):303-306.

[3] 李春莉,黄兴,程超.解析胰腺实性—假乳头状瘤的CT诊断和鉴别诊断[J].中国实用医药,2013,8(29):88-89.

(陈 菲 赵建洪)

病例016　副脾蒂扭转
（*Accessory Spleen Torsion*）

【临床资料】

　　患者,女,3岁。因"间断性腹痛2天"收住入院。患儿2天前无明显诱因出现腹痛,疼痛以脐周为主,表现为持续性钝痛,无腹胀及恶性、呕吐,无发热。

　　专科检查:腹平坦,腹式呼吸存在,腹壁浅静脉无曲张,肝肋下未触及;左上腹轻度压痛,无反跳痛,似触及拳头大包块。未见肠形及蠕动波;浅表淋巴结未触及;移动性浊音阴性,肠鸣音正常,4次/分。

【影像学检查】

　　超声检查:左侧腹腔等回声占位,内可见线样高回声影,CDFI未探及血流信号。

　　超声诊断:腹腔实性占位。

　　CT检查:左侧腹腔实性占位,大小约6.0cm×5.0cm×4.5cm,边界清楚,密度较均匀,CT值约53HU,周围见少量液性密度影。

　　CT诊断:腹腔实性占位,性质待定。

【图片】

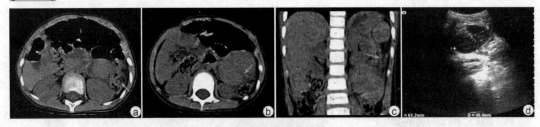

图4-016　副脾蒂扭转

　　女性,3岁。CT轴位平扫(a)于降结肠前方可见一蒂状结构(红箭头示)。CT轴位平扫(b)肿物外后方可见一门样凹陷并有索条样稍高密度影进入其内(红箭头示)。曲面重建(c)示完整的索条样结构由正常脾脏处延伸至肿物凹陷处,红箭头示。超声(d)显示一等回声病变,内可见索条样高回声影,与图(b)所见结构相对应,CDFI未探及血流信号。

【手术及病理】

　　手术记录:入院后,积极完善各项检查后行"腹腔肿物切除术",术中见肿物位于腹腔左侧,呈球形,直径约为6.0cm,质韧饱满,边界清楚有包膜,色泽较暗淡,自横结肠脾区系膜有一扭转的蒂状结构由脾门下行与肿物相连,腹腔可见少许血性液体。

　　镜下表现:肿物大部分区域出血、变性、坏死,残存少量淋巴滤泡影,邻近被膜处见少量血窦影。

　　免疫组化染色：CD21(+)，CD8(+)，CD31(+)，CD34(-)。

　　病理诊断：副脾蒂扭转并脾组织出血坏死。

【讨论与分析】

　　副脾（accessory spleen）是正常脾脏之外存在的脾组织，其与正常脾脏有相似的组织结构和功能，有副脾门和副脾血管，其血管多发源于正常脾血管，单独走行呈蒂状。副脾通常为一个，也可以为多个，多位于脾门、脾蒂或胰尾部位，较少出现于下腹部及盆腔，大小1cm左右者常见。因为副脾是由胃背系膜中间充质芽的不完全融合形成，之后向左侧旋转，所以副脾多位于腹腔左侧，和正常脾脏关系密切。副脾未发生病变时无临床症状，常因其他原因就诊时被偶然发现。

　　副脾扭转（Accessory spleen torsion）时多表现为急腹症，也有文献报病史长达一个月的慢性反复性脾扭转的病例，但均因发病率低，术前常误诊。结合本例并复习以往文献，以下几条有助于副脾扭转术前正确诊断：①患者多为儿童、青少年，起病急，多以急腹症就诊；②病变多与脾脏关系密切，多位于左侧，当副脾较大时，正常脾脏体积可较小、形态欠规则；③超声检查回声与正常脾脏相似，CT多层面扫描重建可见副脾的门样结构，超声未探测到血流信号，可能提示副脾蒂扭转致副脾血流中断；④CT上密度和正常脾脏相似，增强检查可见副脾的强化模式和正常脾脏一致，但如果副脾蒂扭转致血流完全中断时，增强检查副脾可以不强化；⑤应用三维重建仔细分析CT征象，多可见一索条样结构由正常脾脏处延伸至副脾门。

　　本例为3岁小儿患者，正常脾旁椭圆形占位，密度均匀，一侧有门样结构，CT重建可见完整的索条样结构由正常脾脏的脾门向处延伸至肿物凹陷处（副脾脾门），因此可以考虑肿物为副脾；患儿以急腹症就诊，且超声CDFI未探及血流信号，说明蒂扭转致血供被阻断；因此，可以进一步考虑急腹症之副脾蒂扭转致副脾坏死；如果患者术前进一步做CT增强检查，则可明确诊断。

【鉴别诊断】

　　1. 畸胎瘤：典型畸胎瘤影像表现特异，可见脂肪密度影、钙化影等，容易鉴别。

　　2. 神经母细胞瘤：易发生于婴幼儿和儿童，为腹膜后恶性肿瘤，肿瘤内部钙化常见，易跨越中线生长，包绕血管，可发生转移。

【参考文献】

[1] Grinbaum R, Zamir O, Fields S, et al. Torsion of an accessory spleen. Abdominal imaging, 2006, 31(1): 110-112.

[2] Fontán F J P, Soler R, Santos M, et al. Accessory spleen torsion: US, CT and MR findings. European radiology, 2001, 11(3): 509-512.

[3] 张丽荣, 任方远, 牛娟琴等. 盆腔副脾蒂扭转误诊1例[J]. 中国临床医学影像杂志, 2013, 24(11):833-833.

（柴彦军　赵建洪）

病例017　双侧肾上腺不典型结核
(*Bilateral Atypical Adrenal Tuberculosis*)

【临床资料】

　　患者,男,40岁。于入院前10天无明显诱因出现右侧腰背部疼痛不适,无尿频、尿急、尿痛,未见肉眼血尿,遂来我院就诊。既往史:患者于1年前因腰椎结核行腰椎固定术。

　　专科检查:腹部平坦柔软,双肾区无隆起,右侧肾区有叩痛,右侧输尿管移行区轻度压痛及叩痛,左侧无异常。耻骨上膀胱区未触及明显反跳痛,阴茎阴囊未见异常,尿道口无红肿及脓性分泌物。

　　实验室检查:血常规、尿常规未见阳性结果。

【影像学检查】

　　CT检查:双侧肾上腺区见椭圆形团块影、结节影,右侧大小约3.1cm×4.5cm×3.2cm,左侧大小约2.1cm×4.7cm×2.8cm,边界清楚,密度不均,平扫见斑点、絮状高密度影,增强扫描病变不均匀性强化,其内见不强化区。腰椎可见手术痕迹。

　　CT诊断:双侧肾上腺无功能性腺瘤。

【图片】

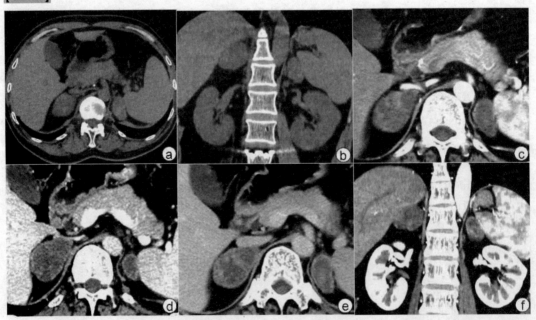

图4-017　双侧肾上腺不典型结核

男性,40岁。双侧肾上腺区占位。平扫(a,b)示双侧肾上腺区椭圆形低密度肿块、结节影,边界清晰,内部密度不均匀,且散在斑点、片絮状高密度影。增强后(c-f)各期病变呈不均匀强化,其内见低密度无明显强化区。

【手术与病理】

手术记录:腔镜下观察腹膜后解剖标志,清理肾旁脂肪,未见正常肾上腺结构,可见干酪样病变组织,流出白色脓液,与周围组织粘连严重,遂改为开放性肾上腺病损切除术。

镜下表现:上皮样细胞,郎罕氏巨细胞,淋巴细胞等形成肉芽肿结节。

病理诊断:双侧肾上腺结核。

【讨论与分析】

肾上腺结核(adrenal tuberculosis):一般是全身结核经由血行播散至肾上腺,其病变累及肾上腺皮质和髓质。多数继发于其他脏器的结核,如肾结核、腰椎结核、肺结核等。多为双侧发病,单侧病变多无明显症状,临床诊断较为困难,极易与肾上腺肿瘤混淆。当肾上腺组织的90%以上被破坏时,可导致肾上腺皮质功能低下,从而出现一系列的临床症状,即Addison综合征,表现为皮肤色素沉着、疲乏无力、食欲不振、恶心、呕吐、血压偏低等,病情严重者可出现休克、低血钠、低血糖等肾上腺危象的表现。

早期肾上腺结核CT表现为双侧肾上腺体积增大(为增殖性改变所致),呈不规则结节增生或肿块影,中心密度不均匀,或呈低密度(为干酪样坏死所致),周边呈不规则环状强化(肉芽肿性变),中心干酪样坏死区不强化,其内见线样明显强化的分隔影,边缘清楚(为残留的正常肾上腺组织)。晚期有不同程度的腺体萎缩、纤维化和钙化。以上特点与结核发展的病理特点相一致,故病理上常将肾上腺结核分为干酪坏死期和纤维化钙化期。

本例患者为40岁青壮年男性,于入院前10天无明显诱因出现右侧腰背部疼痛不适,双侧肾上腺病变,要考虑无功能性的肾上腺腺瘤、转移瘤、淋巴瘤、嗜铬细胞瘤和炎症(结核最常见);双侧病变内均有絮状钙化灶,且患者于1年前因腰椎结核行腰椎固定术,因此首先要考虑结核;增强后不均匀性强化,其内见不强化区,符合结核干酪样坏死区不强化的特点;综合以上该病例符合双侧肾上腺结核的影像诊断。

【鉴别诊断】

1. 转移瘤:肾上腺转移性肿瘤比较常见,最常见于肺癌、乳腺癌等转移,转移瘤均为无功能性,临床一般无高血压病史,实验室检查常为阴性。CT平扫无明显特征性表现,为不均质类圆形低密度影。肾上腺恶性转移瘤对造影剂的排出时间也明显长于肾上腺腺瘤,呈慢进慢出特点。

2. 肾上腺淋巴瘤:大部分为继发肿瘤,身体其它部位淋巴瘤累及肾上腺。原发肾上腺淋巴瘤是非常少见的结外淋巴瘤,常主要发生于老年男性。临床症状无特异性,大约有50%的患者伴有肾上腺功能不全症状。组织学上绝大部分是弥漫大B细胞型淋巴瘤累及双侧肾上腺。肾上腺淋巴瘤影像学表现呈多样性,典型的呈等密度软组织肿块,增强扫描均匀强化,少见囊变坏死,呈均质性进行性强化。

3. 肾上腺嗜铬细胞瘤:双侧肾上腺嗜铬细胞瘤约占肾上腺嗜铬细胞瘤的10%左右。大多数双侧肾上腺嗜铬细胞瘤患者,儿茶酚胺分泌量明显增多,可表现为高血压等。CT表现为圆形、椭圆形、边界清晰的实性肿块,CT值15~55HU,增强扫描有明显强化,较大的肿瘤中央坏死呈低密度区,少数有钙化,约10%表现为较大的厚壁囊性肿块。肿瘤明显强化和囊性变为该瘤的特征。恶性嗜铬细胞瘤具有形态不规则,与周围器官或大血管分界不清,密度不均,局部浸润及远处转移等征象。

【参考文献】

[1] 袁明远,包相华,韦玉新等.肾上腺结核的CT诊断与鉴别诊断 [J].放射学实践,2011,(9):938-940.

[2] 曹代荣,丁雅玲,刘碧英.多层螺旋CT对双侧肾上腺疾病的诊断价值 [J].临床放射学杂志,2011,30(08):1153-1156.

[3] 王智宏.多层螺旋CT诊断双侧肾上腺转移瘤价值 [J].中华实用诊断与治疗杂志,2012,26(2):173-174.

(马来阳　赵建洪)

病例018 不典型肾上腺嗜铬细胞瘤
(*Atypical Adrenal Pheochromocytoma*)

【临床资料】

患者,女,44岁。1周前无明显诱因出现上腹部不适,就诊于当地医院,行CT示胰尾部占位,未作相应治疗。血压正常。此次为求进一步治疗,遂来我院就诊。

专科检查:腹部平坦,腹式呼吸存在,腹壁浅静脉无曲张,肝肋下未触及;无明显压痛、反跳痛,未见肠形及蠕动波;浅表淋巴结未触及;移动性浊音阴性,肠鸣音正常,4次/分。

实验室检查:未见明显异常阳性结果。

【影像学检查】

CT检查:胰尾部后下缘、左侧肾上腺区见一类圆形团块影,大小约4.2cm×4.1cm×4.6cm,病灶与胰腺实质界面模糊,肿块密度不均,其内见较大片状更低密度影;平扫CT值约46HU,增强扫描呈轻中度不均匀强化,CT值三期分别为64HU,74HU,71HU,明显坏死区边界更清楚。左侧肾上腺未确见。

CT诊断:胰腺肿瘤? 神经源性肿瘤?

【图片】

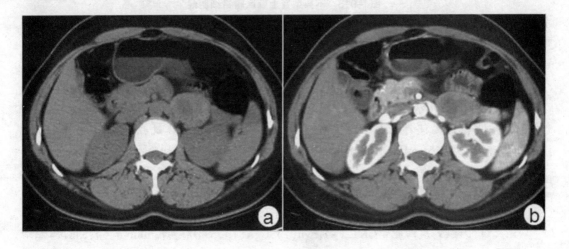

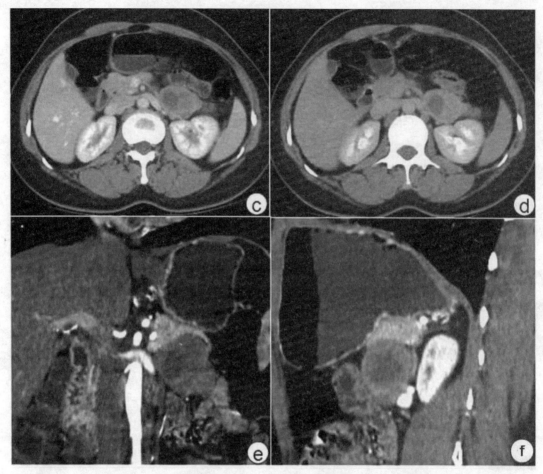

图4-018　不典型肾上腺区嗜铬细胞瘤

女性,44岁。左侧肾上腺区类圆形软组织密度肿块,密度不均,其内见片状更低密度影,平扫(a)CT值约46HU,增强扫描(b-d)呈轻中度不均匀强化,CT值三期分别为64HU,74HU,71HU。图e、f分别为动脉期冠状位及矢状位重建图像。

【手术与病理】

手术记录:麻醉成功后,开腹,暴露胰腺,于胰尾下缘触及肿块,呈紫红色,表面不光整,质地中等,与胰尾之间存在潜在腔隙,与左肾上腺关系密切,分离过程中,心率升至220次/分,血压升至220/115mmHg,暂停手术,待麻醉师控制血压后快速切除瘤体。

镜下表现:瘤细胞大小较一致,排列呈梁状、腺泡状、巢状、实团状结构,胞质嗜双色性,胞核较小,圆形、卵圆形,核膜较厚,见核仁,部分核深染,核分裂像少见,间质血管丰富。

免疫组化染色:瘤细胞示CK广(-),Syn(+),CgA(+),S-100(-),inhibin(-),Ki67阳性细胞数<5%。

病理诊断:(肾上腺)嗜铬细胞瘤。

【讨论与分析】

嗜铬细胞瘤(pheochromocytoma,PHEO)是肾上腺区较常见的肿瘤,是由嗜铬细胞所形成的肿瘤,肿瘤细胞大多来源于肾上腺髓质,少数来源于肾上腺外的嗜铬细胞。根据临床表现分为功能型及非功能型。功能型PHEO因分泌过量的儿茶酚胺而导致一系列症状,如"头痛"、"心悸"、"多汗"的三联征和高血压。不典型PHEO根据其有无功能又可分为隐匿型PHEO和无功能PHEO两类,前者平素无高血压,而于术中探查触碰肿瘤时出现血压迅速增高,形成高血压危象而危及患者生命;无功能PHEO在任何时候均无功能。

嗜铬细胞瘤也称10%肿瘤,约10%在肾上腺外,10%呈恶性,10%为家族性,10%出现于儿童,10%瘤体在双侧,10%为多发性。临床症状及体征与儿茶酚胺分泌过量有关,即所谓"6 H表现":hypertension（高血压）、headache（头痛）、heart consciousness（心悸）、hypermetabolism（高代谢状态）、hyperglycemia（高血糖）、hyperhidrosis（多汗）。可发生于任何年龄,20~40岁为其高峰。

嗜铬细胞瘤的典型CT表现:一侧肾上腺较大圆形或椭圆形肿块,直径常为3~5cm。较小的肿瘤密度均匀,类似肾脏。较大肿瘤常因出血、坏死而密度不均。增强扫描大多数肿瘤明显强化,少数肿瘤轻到中度强化。

本例为44岁的女性患者,冠状位重建图像肿瘤与胰腺边界清楚,左侧肾上腺区直径约4.6cm的类圆形肿块（左侧肾上腺未确见）,考虑肾上腺来源肿瘤;肿瘤内片状低密度坏死,符合嗜铬细胞瘤易坏死囊变的病理特征;增强后实性部分强化程度较低,加之临床无头痛、心悸、多汗和高血压等典型症状,考虑功能性嗜铬细胞瘤有一定难度,但少数隐匿型PHEO和无功能PHEO,以及轻中度强化的嗜铬细胞瘤也有此表现,诊断时应该考虑鉴别。

【鉴别诊断】

1. 神经鞘瘤:形态规则、边界清晰,多呈卵圆型或梭形,以囊实性为主、而非片状坏死,明显不均匀强化。

2. 肾上腺节细胞神经瘤:平扫密度较低,体积一般较大,多塑性生长,常伴钙化,增强后呈轻度延迟强化,一般低于肌肉组织强化密度,尤其在动脉期瘤体呈囊性肿瘤样改变。

3. 肾上腺淋巴瘤:肾上腺淋巴瘤累及双侧者超过2/3,CT表现为单侧或双侧肾上腺区实质性软组织肿块,且发现时肿块多数较大,平扫密度基本均匀,未见明显低密度囊变区,罕见病灶内出血及钙化。增强后扫描动脉期,肿块常表现为轻度强化,静脉期大都见中度强化。病灶较大者常见肾上腺肿块包绕周围血管征象。

4. 胰腺实性假乳头状瘤:CT表现取决于肿块内部的组织结构以及囊性成分与实性成分的分布和比例。肿瘤的实性成分多位于肿瘤边缘或偏于一侧,呈低密度或等密,增强扫描动脉期实性部分呈轻至中等强度,且呈不均质性强化,门脉期及延迟期进一步强化,呈渐进性强化、填充,但肿瘤强化程度始终低于正常胰腺实质的强化。

【参考文献】

[1] 张王鹏, 乔英. 肾上腺良性神经源性肿瘤的MSCT表现 [J]. 中国中西医结合影像学杂志, 2014, (02):133–135.

[2] 石思李, 邹文远, 刘玥等. 嗜铬细胞瘤的MSCT诊断 [J]. 医学影像学杂志, 2014, 24(1): 107–110.

[3] 贺娜英, 凌华威, 林晓珠等. MSCT在嗜铬细胞瘤诊断及良恶性鉴别中的价值 [J]. 实用放射学杂志, 2013, 29(10).

[4] 赵昕, 吕京光. 胰腺实性假乳头状瘤的MSCT影像分析[J]. 医学影像学杂志, 2013, 23(2): 241–243.

(马来阳   王   刚   赵建洪)

病例019 左侧肾上腺区神经鞘瘤
（*Schwannoma in Left Adrenal Area*）

【临床资料】

患者,女,42岁。无任何症状,体检B超发现左侧肾上腺肿物。

专科检查:腹部平坦,腹式呼吸存在,腹壁浅静脉无曲张,肝肋下未触及;全腹无压痛、反跳痛,肾区无叩击痛;未见肠形及蠕动波;浅表淋巴结未触及;移动性浊音阴性,肠鸣音正常,4次/分。

实验室检查:未见明显异常阳性结果。

【影像学检查】

CT检查:示左侧肾上腺区形态规整较大肿块,边缘尚清楚,大小约6.5cm×7.9cm×8.8cm,密度不均,CT值约40HU,内部可见大片状低密度区,未见强化,边缘实性部分呈中度强化,CT值约64HU。

CT诊断:肾上腺皮质囊腺瘤。

【图片】

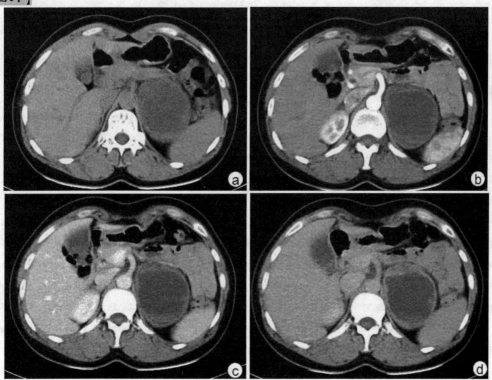

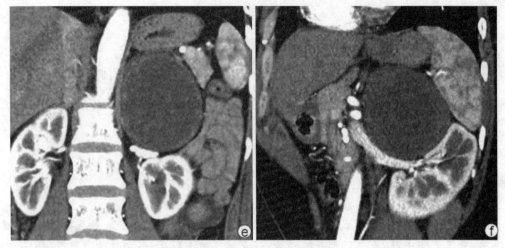

图4-019　左侧肾上腺区神经鞘瘤

女性,42岁。左侧肾上腺区占位性病变,CT平扫(a)见左侧肾上腺区类圆形肿块,密度不均匀,病灶中心呈囊样低密度影,周围呈软组织样密度影,无钙化,边缘光整。增强扫描(b-d)周围实性软组织成分中度强化,中心低密度区无强化。冠状位及矢状位重建图像(e-f)显示病灶与周围组织结构关系清晰,病灶压迫左肾及左肾静脉,变形移位。

【手术与病理】

手术记录:取左侧肋缘下"S"型切口,进入腹腔见肿块大小约7.0cm×8.0cm×8.0cm,仔细分离肿块与周围组织,完整切除肿瘤,彻底止血后缝合。

镜下表现:瘤细胞长梭形,呈束状排列,核卵圆形,未见明显核分裂像。

免疫组化染色:瘤细胞示EMA(-),Vimentin(+),CFAP(-),S-100(+),Ki67阳性细胞数2%。

病理诊断:左侧肾上腺神经鞘瘤,伴出血、囊变。

【讨论与分析】

神经鞘瘤(neurilemmoma)来源于神经外胚叶的雪旺细胞,是较为常见的外周神经肿瘤,绝大部分为良性,生长缓慢,病程可达20年以上,一般无自觉症状,多由于肿瘤较大时包膜张力大、压迫周围组织所致。多为单发,可发于全身各处的神经组织,多位于体表(占88%),发生于体内者以后纵隔居多,在肾上腺处少见。肾上腺神经鞘瘤源于肾上腺的交感神经,一般为无功能性的肿瘤。

病理可见肿瘤具有完整的包膜,切面可呈淡红、灰白或黄色。有时可见由变性而形成的囊肿,内含血性液体。镜下见瘤实质主要由神经鞘细胞构成,偶见成熟神经节细胞和神经干参与。根据组织结构特点可分为致密型和网状型两种。致密型(Antoni甲型):施万细胞通常呈窦状或束条状排列,有细的结缔组织纤维;胞核有呈栅栏状排列倾向,并与无核区相间。网状型(Antoni乙型):施万细胞排列疏散杂乱,间质水肿。可见基质黏液变性形成多个小囊肿,小囊肿可相互融合形成大囊腔,腔内充满液体。瘤体内可见较多的肥大的细胞。肿瘤内血管丰富,尤其是疏松网状区,血管壁薄,伴有血栓形成及出血。

不少学者认为肾上腺神经鞘瘤并非起源于肾上腺组织,而是起自腹膜后的神经组织,由于肿瘤靠近肾上腺生长，肿瘤发生部位在影像学上难以与肾上腺肿瘤鉴别，临床习惯称其为肾上腺神经鞘瘤，而实际上称肾上腺旁神经鞘瘤更为准确。

良性神经鞘瘤CT平扫呈圆形或卵圆形肿块，多数学者认为神经鞘瘤多有明显囊性变，实性部分可轻、中、重度强化。

本例为42岁女性患者，体检发现，左侧肾上腺区较大肿瘤，与周围结构（胰腺、左肾、脾脏及肠管等）分界清楚，形态光整，周围无渗出、淋巴结肿大及远处转移等表现，符合良性肿瘤特征；后腹膜脊柱旁、肾上腺区来源肿瘤，首先考虑神经源性肿瘤（神经鞘瘤、神经纤维瘤）和嗜铬细胞瘤、肾上腺瘤等；但肿瘤较大，瘤内明显囊性变，实性成分几乎成为囊壁，内缘光滑的肿瘤，且增强后轻度强化，符合神经鞘瘤特征。

【鉴别诊断】

1. 肾上腺皮质腺癌，年龄和钙化为其鉴别点，前者见于儿童，成人少见，肿瘤一般巨大，形态不规则，粗大钙化常见，神经鞘瘤无此特点。

2. 孤立性纤维瘤，是一种少见的梭形细胞软组织肿瘤，脏层胸膜最多见，腹膜后少见，病灶较大、类圆形，可见大片状坏死，大部分呈地图样强化，钙化相对少见，呈明显不均匀性强化。

3. 嗜铬细胞瘤：肾上腺区较大圆形或椭圆形肿块，直径常为3~5cm。较小的肿瘤密度均匀，类似肾脏。较大肿瘤常因出血、坏死而密度不均。增强扫描大多数肿瘤明显强化；少数肿瘤轻到中度强化。

【参考文献】

[1] Linos D, Tsirlis T, Kapralou A, et al. Adrenal ganglioneuromas: Incidentalomas with misleading clinical andimaging features. Surgery, 2011, 149(1):99–105.

[2] Duffy S, Jhaveri M, Scudierre J, et al. Mr Imaging of a posterior mediastinal ganglioneuroma: Fat as a useful diagnostic sign. AJNR Am J Neuroradiol, 2005, 26(10):2658–2662.

[3] 周建军，丁建国，周康荣等.腹膜后良性神经鞘瘤:影像学特征与病理的关系.临床放射学杂志, 2006, 25(12):1133–1136.

[4] 董永兴，孙鹏飞，曹向荣等. 腹膜后神经源性肿瘤CT表现. 中国介入影像与治疗学, 2013.10(10): 595–598.

（董永兴 赵建洪）

病例020　肾上腺外节细胞神经母细胞瘤

（*Ganglioneuroblastoma outside Adrenal*）

【临床资料】

　　患者,男,3岁。腹部不适3周余。

　　专科检查:腹部平坦,腹壁浅静脉无曲张;左中腹部可触及鹅蛋大质硬肿块,活动度欠佳,无压痛、反跳痛,未见肠形及蠕动波,移动性浊音阴性,肠鸣音正常,4次/分。浅表淋巴结未触及。

　　实验室检查:未见明显异常阳性结果。

【影像学检查】

　　CT检查:见左侧腹膜后、左肾前内方类圆形混杂密度实性肿块,大小约3.6cm×3.9cm×5.7cm,CT值约37HU,边界欠清楚,密度不均,可见片状钙化影和低密度区,增强后呈不均匀中度强化。

　　CT诊断:左侧腹膜后畸胎瘤。

【图片】

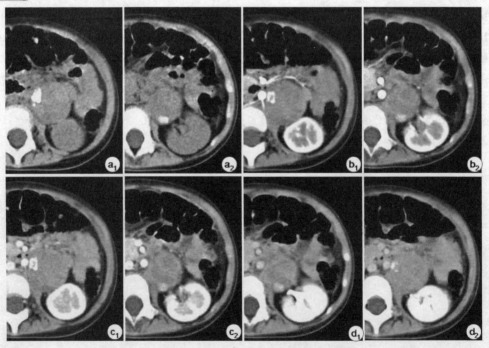

图4-020　肾上腺外节细胞神经母细胞瘤

男性,3岁。CT平扫(a)见腹膜后、左肾前内方一类圆形混杂密度实性肿块影,密度不均匀,周边可见粗大钙化影,病灶边缘欠清晰,相邻胃肠道管腔及肠系膜受压推移,周围动脉及左肾轻度受压,未见受侵。增强扫描各期(b-d)实性成分有中度强化。

【手术与病理】

手术记录:术中见肿瘤位于腹膜后,与脊柱紧密相连,大小约6.0㎝×4.0㎝×6.0㎝,有包膜,呈囊实性,质地较硬,压迫左肾下移并与周围肠管、血管粘连。

镜下表现:肿瘤组织由大量的瘤性神经节细胞、神经纤维及少量神经母细胞组成,节细胞大小不一,散在和成群分布,神经纤维束状、编织状排列,神经母细胞呈灶团状分布于节细胞神经瘤组织中。

免疫组化染色:瘤细胞示GFAP(−),S−100(−),CgA(+),Syn(+),NSE(−),CK(−),LCA(−)。

病理诊断:腹膜后节细胞神经母细胞瘤。

【讨论与分析】

节细胞神经母细胞瘤(ganglioneuroblastoma)是一种少见的恶性肿瘤,来源于神经嵴细胞,其分化程度介于神经母细胞瘤与神经节瘤之间,以神经母细胞瘤组织中出现较成熟的神经节细胞为特征。神经母细胞瘤婴幼儿多见,神经节瘤成年人多见;主要起源于肾上腺,但也可起源于肾上腺外的交感神经的其他部分,包括腹膜后、胸部后纵隔。约75%的神经母细胞瘤患者在5岁以下,某些患者有家族倾向性。大约65%的肿瘤起源于腹部后腹膜腔,15%~20%起源于胸部后纵隔,其余15%起源于不同的部位例如颈部、骨盆等。

节细胞神经母细胞瘤多为实性,可有纤维性假包膜,圆形或分叶状,体积一般较大,可侵袭周围组织,有出血坏死及钙化。瘤细胞形态多种多样,为不同分化。瘤细胞可散在分布,也可排列成团巢状,还可见菊形团结构。因该肿瘤分泌儿茶酚胺,尤其是前体多巴和多巴胺,故患者的血清和尿中可出现儿茶酚胺前体及其代谢产物。

本例患者为肾上腺区类圆形混杂密度实性肿块,属于腹膜后、脊柱旁占位,考虑神经来源的、肾上腺或神经交感链起源的肿瘤。此患者为3岁小儿,肿瘤有钙化,因此可以考虑神经母细胞瘤;但肿瘤形态光整,边界尚清,无腹水,周围淋巴结无增大,邻近结构无侵犯等恶性征象,增强后实性成分不均匀强化,可以考虑伴有神经节细胞成分的神经母细胞瘤。

【鉴别诊断】

1. 神经节细胞瘤:好发于青少年,形态规整,实性低密度肿块伴不连续的点状钙化,或类似厚壁的囊性肿块,边界清楚,增强后轻中度强化。

2. 淋巴瘤:多见于青年和成年,多发淋巴结融合成团块状,形态不规则,钙化少见;增强后中度均匀强化或环形强化。

3. 肾上腺腺瘤:中青年好发,形态较规则,平扫密度较低且均匀,边界清,无钙化;增强后轻度强化。

【参考文献】

[1] I wanaka T, Arai M, Ito M, et al. Surgical treatment f or abdominal neuroblastoma in the la-paroscopic era. Surg Endosc, 2001, 15: 751.

[2] Salomon L, Rabii R, Soulie M, et al. Experience with retroperitoneal aparoscopic adrenalec-tomy for pheochromocyt oma. J Urol, 2001, 165:1871.

[3] 吴爱兰, 韩萍, 冯敢生等. 腹膜后神经源性肿瘤的CT诊断. 临床放射学杂志, 2006, 25(6): 547-550.

[4] 董永兴, 孙鹏飞, 曹向荣等.腹膜后神经源性肿瘤CT表现, 中国介入影像与治疗学, 2013, 10(10): 595-598.

(董永兴　赵建洪)

病例021 左肾上腺区节细胞神经纤维瘤
(Ganglioneuroblastoma in Left Adrenal Area)

【临床资料】

患者,男,26岁。无明显症状,入院前一月体检发现左侧下腹部肿块,当地医院开腹后发现手术有困难,随后来我院治疗。

专科检查:腹部可见手术痕迹;腹部平坦,腹壁浅静脉无曲张;左中腹部可触及较大肿块,活动度欠佳,质柔韧,无压痛、反跳痛,未见肠形及蠕动波,移动性浊音阴性,肠鸣音正常,4次/分。浅表淋巴结未触及。

实验室检查:血常规、尿常规及肿瘤标志物均阴性。

【影像学检查】

CT检查:左上腹肾上腺区不规则囊性低密度肿块影,大小约11.9cm×13.1cm×11.9cm,边界清,呈分叶状塑性改变,其内密度均匀,CT值约26HU,增强后强化不明显,内见线样、絮状轻度强化,增强三期CT值分别约38HU、40HU、43HU。

CT诊断:左肾上腺区淋巴瘤或无功能性肾上腺瘤。

【图片】

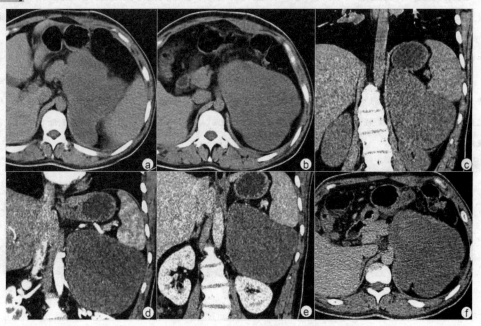

图4-021 肾上腺区节细胞神经纤维瘤

男性,26岁。上腹部CT平扫(a-c)检查示左侧肾上腺区见不规则囊性低密度肿块影,边界清楚,形态呈分叶状,有塑性生长特点,密度均匀,CT值约26HU,增强后(d-f)延迟期肿块内见线样、絮状强化影,三期CT值分别约38HU、40HU和43HU。

【手术与病理】

手术记录:术中见左肾上极与脾脏之间一较大不规则形肿物,约15.0cm×12.0cm×14.0cm,有包膜,表面光滑,与周围组织界限清晰。

镜下表现:瘤细胞分布稀疏不均,大小不等,其间有纤维组织增生,部分瘤细胞核异型性明显。

免疫组化染色:瘤细胞示GFAP(-),Vimentin(+),S-100(+/-),LCA(+),Syn(+),NSE(+),LCA(-),EMA(-),Ki67阳性细胞数8%。

病理诊断:(腹膜后)节细胞神经纤维瘤。

【讨论与分析】

原发性腹膜后肿瘤主要来自腹膜后间隙的脂肪、疏松结缔组织、筋膜肌肉、血管神经、淋巴组织以及胚胎残余,约80%的原发性腹膜后肿瘤是恶性的,而恶性肿瘤中肉瘤、恶性神经纤维瘤及恶性淋巴瘤最为多见。剩余20%的中最常见的为神经纤维瘤、神经鞘瘤、节细胞神经纤维瘤、囊性畸胎瘤等。

节细胞神经纤维瘤又称神经节细胞瘤、节细胞神经瘤。此病有以下特点:第一,20%~60%会出现钙化,一般都是小斑点状、针尖样钙化。有学者认为钙化形态与肿瘤良恶性有关,散在点状或砂粒状钙化为良性的特点,而粗大条形或不定形钙化倾向恶性。第二,肿瘤含大量黏液基质及少量脂质,故CT表现为均匀低密度影,密度低于肾脏,易误诊为囊性病变;T2WI表现为不均匀明显高信号,可以对病灶内组织成分做出更准确判断;属于乏血供肿瘤,呈渐进性、不明显的片絮状、线条样强化。第三,多匍行生长或塑性生长,沿周围器官间隙呈嵌入性生长,容易形成伪足样改变。与大多数实质性肿瘤压迫血管引起血管变形不同,节细胞神经纤维瘤一般自身变形塑形,部分包绕腹膜后大血管,而血管形态多正常。好发于中青年人,且女性多于男性。

本例患者为26岁青年男性,左侧肾上腺区来源肿瘤,从发生部位上首先考虑神经源性肿瘤;该肿瘤较大,边界清楚,均匀低密度,呈分叶状、不规则塑形生长为特点,且增强后见轻度线状、片絮状轻度强化,尽管没有看到钙化,但以上特点及发病年龄均符合节细胞神经纤维瘤的特征。

【鉴别诊断】

1. 肾上腺无功能腺瘤:好发于青中年,体积一般较小,形态规整,多呈圆形或类圆形;因含有大量脂质,CT平扫密度更低一些,MR化学位移成像(CSI)反相位信号明显减低。

2. 神经鞘瘤:囊实性肿块,坏死囊变明显,实性部分呈渐进性较明显强化。

3. 嗜铬细胞瘤:部分囊性变或完全囊性变的嗜铬细胞瘤体积一般较大,质硬,对周围结构呈推挤改变,其少量的肿瘤实性部分强化明显,超过神经鞘瘤或节细胞神经纤维瘤。

【参考文献】

[1] Bee KT.Fuangtharnthip P.PrasadSR.et at Adrenal m asses:CT characterizationwith histogram

analysis method[J].Radiology.2003, 228(9):735-742.

[2] Israel GM, Korobkin M.Wang C et a1.Comparison of unenhancedCT andchemical shift M RI in evaluating lipid—rich adrenal adenomas[J].AJR, 2004, 183(7):2l5-219.

[3] Fujiyoahi F.Nakajo M, Fukukura Y.et lI.Characterization of adrenal tumors by chemical shift fast low-angle shot MR imaging:comparlson of four methods of quantitative evaluation[J]. AJR, 2003.180(6):1649-1657.

[4] 方心华, 张碧云, 钟群等. 节细胞神经瘤的CT、MRI表现与病理对照分析. 医学影像学杂志, 2012, 22(10):1685-1687.

[5] 董永兴, 孙鹏飞, 曹向荣等.腹膜后神经源性肿瘤CT表现, 中国介入影像与治疗学, 2013, 10(10): 595-598.

(董永兴　赵建洪)

病例022~023例　肾嗜酸细胞腺瘤

　　世界卫生组织于2004年公布了肾肿瘤的新分型法,根据形态学特点和基因改变将肾细胞肿瘤分为12种,良性的有2种:乳头状腺瘤、嗜酸细胞瘤;恶性的有10种:透明细胞癌、多房型透明细胞癌、乳头状肾细胞癌、嫌色细胞癌、Bellini集合管癌、Xp11易位癌、肾癌合并神经母细胞瘤、粘蛋白管状和梭形细胞癌、未归类肾癌。

　　肾嗜酸细胞腺瘤(renal oncocytoma)是一种起源于肾皮质近曲小管上皮的少见良性肿瘤,约占肾脏肿瘤的3%~7%;男性较女性多见(男女比例约为2:1),绝大多数为单发,偶为多发、两肾发病,多位于肾包膜的皮质部。通常无临床症状,少数可有腰痛、血尿或腹部包块,大多数患者系偶然发现。治疗方法为局部肿瘤剜除,预后良好;有时易误诊为肾癌而行根治性肾切除术。

　　组织学病理上有一定的特点,大体标本切面呈棕色或棕黄色,有完整包膜,质地较均匀,无出血、坏死,部分肿瘤中心见星状不规则纤维瘢痕。细胞学上胞质内富含线粒体和丰富的嗜酸颗粒,嗜伊红染色呈阳性,胞浆内嗜酸颗粒丰富;肿瘤与周围组织分界清楚,>3cm呈外生性生长,<3cm病灶局限于肾轮廓内,切面呈灰黄灰褐色。典型表现:①中央星型瘢痕:发生率约占该瘤的40%,即病灶中央不规则形、星形、多边形低密度区;出现可能是因为肿瘤生长缓慢并长期缺血所致,故瘤体越大越容易产生瘢痕;②瘢痕内钙化:呈细粒状、丝状高密度。病灶实质区未见钙化灶,与病灶生长缓慢、中心长期缺血、营养不良性钙盐沉着有关。有文献提示钙化发生于瘢痕基础上,要首先考虑良性肿瘤;③假包膜:病灶可显示较完整低密度包膜,但病理未见包膜结构,提示为假包膜,这可能因肿瘤生长缓慢、推挤周围肾实质导致组织间隙增宽所致,进一步提示为良性肿瘤。

　　CT表现:①平扫表现为等密度或稍低密度灶,增强扫描呈中等强化,无出血、坏死征象;②肿瘤包膜完整,界限清楚,周围组织无受累征象;③肿瘤钙化少见,可位于肿瘤中心或周边;④增强后肿瘤中心可见星状瘢痕,是嗜酸性细胞瘤的特征性改变,呈较长延迟性强化。⑤周围组织无受累,无肾静脉瘤栓及远处转移征象。

　　MRI增强:皮质期到实质期均呈明显的持续强化,排泄期强化程度下降,各期均低于周围正常肾皮质,增强扫描峰值在肾髓质期;瘢痕随时间呈渐进性、填充式强化。

病例022 右肾嗜酸细胞腺瘤
(*Right Renal Oncocytoma*)

【临床资料】

　　患者,男,43岁。于一周前单位体检时超声发现右肾占位,平素无腰痛,无血尿,无尿频、尿急、尿痛,现患者为求进一步诊治来我院,门诊以"右肾占位"收住入院。

　　专科查体:腹部饱满,腹壁浅静脉无曲张;双肾区无隆起,右肾区压痛阳性,叩痛阴性,双输尿管走行区无隆起,无压痛;耻骨上膀胱区无隆起、无压痛。

　　实验室检查:血常规、尿常规等阴性。

【影像学检查】

　　CT检查:右肾上极可见类圆形稍低密度肿块影,大小约5.0cm×5.5cm×5.3cm,边界清,无分叶,其内密度均匀,CT值约26HU,增强扫描呈"快进快出"式明显轮辐状强化,延迟期中间星芒状区无强化。右肾静脉未见癌栓,肾门未见肿大淋巴结影。

　　CT诊断:右肾透明细胞癌。

【图片】

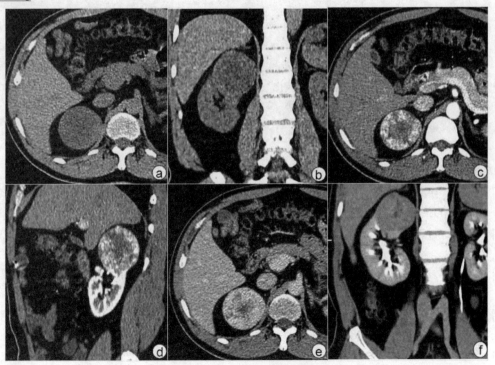

图4-022　右肾嗜酸细胞腺瘤

男性,43岁。CT平扫示(a-b)右肾上极类圆形低密度肿块影,向肾外膨胀性生长,边界清楚,周围组织无受累征象,增强皮质期(c-d),病变实性部分明显强化;增强实质期(e)病变实性部分持续强化,中央可见星状瘢痕影;排泄期(f)冠状面重建图像示右肾上极等密度肿块影,中央仍可见低密度星状瘢痕影。

【手术与病理】

手术记录:取右侧经11肋间斜切口,长约20cm,切开皮肤,皮下组织、腹外斜肌、腹内斜肌、背阔肌及下后锯肌,向前推开腹膜,向上推开膈肌。于肾前筋膜外钝性游离肾脏及其内容物,探查右肾上极腹侧可见直径约4cm左右外突肿瘤,呈灰红色,质软,与周围组织无明显粘连。

镜下表现:肿瘤细胞排列呈实性巢索状或呈腺泡、小管或微囊结构,间质细胞少,肿瘤细胞圆形或多角形,胞浆内较多嗜酸性颗粒,核圆形、规则。

病理诊断:肾脏嗜酸细胞腺瘤。

【讨论与分析】

该患者右肾上极类圆形较大肿瘤,平扫及增强未见明显坏死征象,虽然增强动脉期强化明显,但强化程度较正常肾实质低,不符合最常见的肾透明细胞癌的易坏死和动脉期明显强化的特征;其增强后中央星状瘢痕特征明显,此点常见于肾嫌色细胞癌和肾嗜酸细胞腺瘤;而肾嫌色细胞癌增强呈渐进性强化,动脉期强化不明显,此点不符合;而肾嗜酸细胞腺瘤均符合以上特点。

【鉴别诊断】

1. 肾透明细胞癌:好发于老年男性。①对于直径<3cm的肾嗜酸细胞瘤,首先要同小肾癌鉴别,虽然部分小肾癌可表现为平扫均匀密度,假包膜完整,与邻近肾组织之间有较清楚的分界,但大多在增强后表现为明显的快进快出。②对于直径≥3cm的肾癌,多数平扫即可出现坏死、出血及囊变表现,形状规则,边缘整齐,境界锐利,缺乏完整的包膜,增强时此种结构显示更为清晰,也表现为快进快出的特点,则较易与肾嗜酸细胞瘤鉴别。

2. 肾嫌色细胞癌:好发于中青年女性,肿瘤密度常较均匀,类似或略高于邻近肾实质,10%~20%肿块内可见点状或弧线状钙化,增强扫描在皮质期肿块强化程度较低,明显低于肾皮质,且其后期强化程度有增高趋势,呈缓慢升高型,此外,嫌色细胞癌的强化相对均一,也可有星状瘢痕。

【参考文献】

[1] 赵建洪,李俊荣,周俊林等.肾嫌色细胞癌的CT表现与病理对照[J].兰州大学学报(医学版),2009,35(3):75-78.

[2] 毕文杰,刘玉,邵丹丹等.肾嗜酸细胞瘤的影像学诊断[J].放射学实践,2008,23(3):293-296.

[3] 刁强,郑玲,梁泉.肾嗜酸细胞腺瘤的影像学表现及鉴别诊断[J].医学影像学杂志,2010,(1):87-90.

[4] 廖茜,白人驹,汪俊萍.肾嗜酸细胞瘤的CT表现与病理对照分析[J].中国医学影像学杂志,2011,19(4):283-286.

[5] 纪建松,章士正,王祖飞等.肾嗜酸细胞瘤的MRI表现[J].中华放射学杂志,2008,41(10):1087-1089.

(岳松虹　赵建洪)

病例023 左肾嗜酸细胞腺瘤
(Left Renal Oncocytoma)

【临床资料】

患者,男,51岁。入院前一周于当地医院体检行MRI发现左肾占位,患者无尿频、尿急、尿痛症状,亦无肉眼血尿,为求进一步诊治,遂入我院就诊。

专科检查:腹部略饱满,腹壁浅静脉无曲张,未见肠型及蠕动波;全腹无压痛及反跳痛;双肾区及输尿管走形区无压痛、叩击痛。浅表淋巴结未触及。

实验室检查:血常规、尿常规等阴性。

【影像学检查】

CT检查:左肾中极内见直径约1.5cm的稍低密度结节影,病灶密度不均匀,边界不清,平扫CT值约36HU,增强三期CT值分别约61HU、126HU、76HU,其内可见不规则低密度区,强化高峰在中间皮髓质期。左肾静脉未见癌栓,肾门未见肿大淋巴结影。

CT诊断:左肾嫌色细胞癌。

MRI检查:(外院MRI图片)左肾中极结节样病灶,大小约1.5cm×1.5cm×1.5cm,平扫T1WI表现为等、低信号,T2WI表现呈以稍高信号为主的混杂信号,DWI呈高信号,中央瘢痕灶在T1WI和T2WI上均表现为低信号。

【图片】

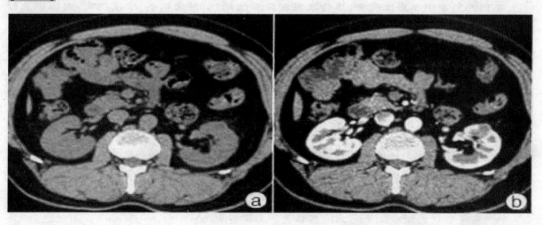

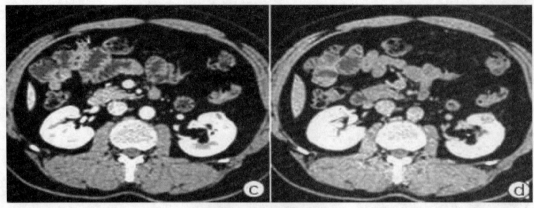

图4-023　左肾嗜酸细胞腺瘤

男性,51岁。CT平扫(a)示左肾见类圆形稍低密度影,边界不清,CT值约36HU;增强后皮质期(b)呈中度不均匀强化,CT值约61HU,其内低密度区无强化;皮髓质期(c)呈明显强化,强化程度达高峰,CT值约126HU,中央瘢痕区无强化;延迟期(d)造影剂退出,强化程度较肾实质略低,CT值约76HU,中央瘢痕区进一步强化。

【手术与病理】

手术记录:游离出左肾动脉后用无损伤"哈巴狗钳"钳夹、阻断左肾动脉,用组织剪沿左肾肿瘤边缘切开肾实质,逐步切向深部,将肿瘤自左肾完整剜除。

镜下表现:瘤细胞呈实性巢状、腺泡状排列,细胞圆形、多角形,大小、形态一致,胞质丰富、红染,胞核较小,圆形,核分裂像少见,肿瘤与周围肾实质分界清楚。

免疫组化染色:瘤细胞示EMA(+),CD117(+),CK7(-),CK20(-),CK广(-),CD10(-),Vimentin(-),Ki67阳性细胞数<3%。

病理诊断:(左侧部分肾脏)嗜酸细胞腺瘤。

【讨论与分析】

本例为51岁中年男性患者,体检发现左肾实性病灶,肿瘤较小,密度稍低,影像学及动态增强扫描的特点,与典型肾癌的"速升速降"强化形式不同,但与肾嫌色细胞癌极为相似,易为混淆;肾嫌色细胞癌平扫时多呈等或稍高密度,且中央星芒状瘢痕出现概率也较高,因此,本例患者需要将肾嫌色细胞癌与肾嗜酸细胞腺瘤相鉴别;仔细观察,肿瘤增强后的强化峰值在皮髓质期,而在排泄期造影剂明显退出,此点不符合肾嫌色细胞癌渐进性强化的特征,而是符合肾嗜酸细胞腺瘤的特征。

【鉴别诊断】

1. 肾嫌色细胞癌:好发于青壮年女性,与肾嗜酸性细胞腺瘤在影像、病理表现上非常相似的肿瘤,但肾嫌色细胞癌为相对乏血供的肿瘤,一般边界清晰,质地均匀,具有大、光、圆的特性,出血坏死少见,平扫多呈等或稍高密度;肾嗜酸性细胞腺瘤相对血供丰富,强化明显,中央瘢痕出现的概率比嫌色细胞癌略大。

2. 肾透明细胞癌:好发于中老年人,易出血、坏死及囊变,而肾嗜酸性细胞腺瘤很少出现坏死囊变;从包膜来说,肾透明细胞癌的包膜缺乏完整性,而肾嗜酸性细胞腺瘤尽管包膜出现率不高,但是相对完整连续;生长迅速、血供丰富,浸润生长,呈"快进快出"强化方式,其增强峰值出现在皮质期,而肾嗜酸性细胞腺瘤出现在皮髓质期。

3. 乏脂肪型的血管平滑肌脂肪瘤:好发于年轻女性,形态欠规整,与肾实质分界清晰,与肌肉组织密度相似;部分边界呈"穿凿样"改变及肾皮质"杯口样"改变,与肾嗜酸细胞腺瘤的膨胀性生长有一定区别,增强后偶见粗大血管影。薄层图像找见斑点状脂肪密度影或MRI在T2WI抑脂序列上找到脂肪信号有助于其鉴别。

【参考文献】

[1] 满术千, 张学勇, 李旭丹等. 肾脏嗜酸细胞腺瘤影像学分析 [J]. 医学影像学杂志, 2015 (2):289-292.

[2] 赵建洪, 李俊荣, 周俊林等. 肾嫌色细胞癌的CT表现与病理对照[J]. 兰州大学学报:医学版, 2009, 35(3):75-78.

[3] 陈穹, 汪茂文, 路明等. 肾嗜酸细胞腺瘤的MDCT诊断 [J]. 中国医学计算机成像杂志, 2014, 20(2):147-151.

[4] 孙祎繁, 陈自谦, 吴应行等. 肾嗜酸细胞腺瘤的CT与MRI表现 [J]. 中国医学影像学杂志, 2014, 22(3):199-203.

[5] 王国民. 肾脏嗜酸性细胞腺瘤误诊2例分析[J]. 中华实用诊断与治疗杂志, 2012, 26(10): 1038-1039.

(韦丽娜　赵建洪)

病例024 左肾不典型乳头状肾细胞癌
(Left Atypical Papillary Renal Cell Carcinoma)

【临床资料】

患者,女,25岁。于入院前一月无明显诱因出现无痛性肉眼血尿,无脓尿、尿急、尿频,无发热及盗汗等症状,患者未予重视。近半月上述症状明显加重,遂来我院就诊。

专科检查:腹部膨隆,腹壁浅静脉无曲张;未见肠形及蠕动波;双肾区无隆起,左肾区轻度叩击痛。移动性浊音阴性,肠鸣音正常;体部浅表淋巴结未触及。

实验室检查:尿常规示:红细胞(+++),余(—);血常规阴性。

【影像学检查】

CT检查示:左肾体积增大,形态失常,肾盂内见不规则团块状密度增高影并延伸至输尿管上段,大小约5.4cm×5.4cm×12.3cm,CT值约34HU,呈分叶状,肾盂肾盏积水扩张,肾皮质变薄,输尿管上段增粗、扩张。增强扫描病变明显不均匀强化,各期CT值约107HU,95HU,85HU,内可见多发小囊状低密度影。左肾静脉未见癌栓,肾门未见肿大淋巴结影。

CT诊断:左肾盂移行上皮癌并上段输尿管转移。

【图片】

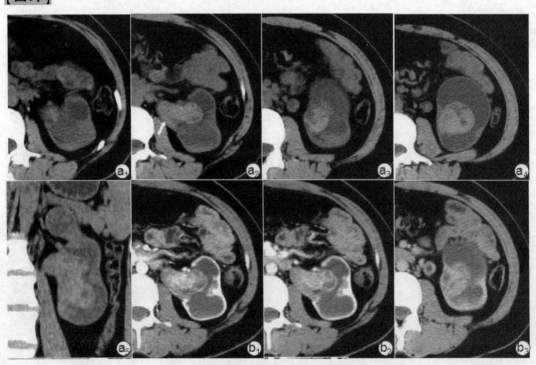

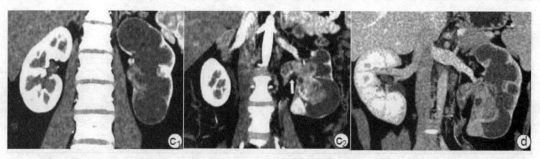

图4-024 左肾不典型乳头状肾细胞癌

女性,25岁。CT平扫(a_{1-5})左肾体积增大,形态失常,肾盂内见不规则团块状密度增高影并延伸至输尿管上段(如图中c_2↑所示),呈分叶状,多发小囊状改变,肾盂肾盏积水扩张,肾皮质变薄,输尿管上段增粗、扩张。增强扫描(b~c分别为皮质期、皮髓质期、排泄期)病变明显不均匀强化,各期CT值约107HU,95HU,85HU,肿瘤内多发小囊状低密度影更加清晰。MPR图像(d)。

【手术与病理】

手术记录:切除整个左肾,剖开肾脏见肾实质、肾盂内一约直径5cm瘤体,向下突入输尿管上段,表面有血凝块。

镜下表现:肿瘤组织呈乳头状结构,占整个肿瘤的比例>75%,乳头表面被覆单层或假复层立方上皮,瘤细胞核小,呈圆形或卵圆形,偶见核分裂像。

病理诊断:乳头状肾细胞癌,Ⅱ型,侵及肾盂。

【讨论与分析】

乳头状肾细胞癌(papillary renal cell carcinoma,PRCC)又称嗜色细胞癌,占肾癌的10%~15%。PRCC起源于肾远曲小管或近曲小管,好发于50~60岁年龄段的老年人,尤其多见于中老年男性。肿瘤常有出血、坏死、囊变及明显纤维假包膜。PRCC可发生于肾实质任何位置,较小病灶密度较均匀,部分病灶可出现瘤内出血,表现为病灶内斑片状高密度影,边缘模糊。

1997年DelaHUnt等根据其组织学表现将PRCC进一步分为Ⅰ型和Ⅱ型,两个亚型的预后有明显差异。Ⅰ型的乳头结构上覆盖单层肿瘤细胞,胞浆内胞质含量少,嗜碱性。Ⅱ型肿瘤乳头结构上覆盖的肿瘤细胞为假复层嗜酸性肿瘤细胞,Ⅱ型肿瘤细胞级别通常较Ⅰ型高,预后较差。Ⅰ型直径多数小于35mm,边界光滑清楚,多呈圆形或类圆形,离心性生长多见。Ⅱ型多数大于50mm,形态不规则,呈分叶状,多为向心性生长。PRCC血供少,强化程度多为轻~中度强化。在皮质期、皮髓质期、排泄期,PRCC强化程度均低于肾皮质。文献报道:Ⅱ型强化程度略高于Ⅰ型。

本例患者为25岁青年女性,不是肾细胞癌的好发年龄,诊断肾细胞癌的难度较大;但仔细观察CT重建冠状位,可发现肿瘤起源于左肾中下级的肾实质,突向肾盂、输尿管生长,导致堵塞致肾盂、肾盏积水扩张,由此排除起源于肾盂、输尿管起源的肿瘤,考虑肾实质起源的肾细胞癌;肿瘤内部密度不均匀,可见多发散在的小囊状改变,这个特点肾细胞癌中只有多房透明细胞癌和肾乳头状细胞癌具备,因此将它们二者鉴别:多房透明细胞癌的囊壁薄而均匀,明显强化,且形态大致规整,所以该肿瘤不符合;该肿瘤分叶状、形态不规则,囊性变以及增强等特征符合乳头状肾细胞癌的Ⅱ型。

【鉴别诊断】

1. 黄色肉芽肿性肾盂肾炎:中年女性好发,多为单侧发病,分弥漫型和局限型,患侧持续性腰胁部疼痛,长期低热或反复出现尿路刺激症状、血尿和白细胞尿。肾实质内多发球形低密度占位,增强后实性部分强化,病灶与周围正常肾实质分界清楚。常表现为缓慢强化,强化持续时间较长,最大强化时相在实质期和延迟。常可见环形强化脓肿壁,有肾周筋膜增厚、肾周/肾旁间隙渗液、严重者可累及后腹壁及腰部肌肉形成脓肿(约80%)。

2. 肾盂癌:起源于肾盂、肾盏上皮的恶性肿瘤,好发中老年人,无痛性肉眼血尿是最常见的临床表现。CT平扫表现为局限性的肾盂内软组织均匀密度肿块,大小一般为1~3cm,有时可见轻度肾积水。密度通常低于肾实质而高于尿液;增强后肿瘤呈渐进性强化。

3. 多房透明细胞癌:属于肾透明细胞癌的一种特殊类型,恶性程度较高,肿瘤囊性变明显,由单发或多发囊性病变构成,瘤细胞位于较薄的囊壁上,增强扫描呈"快进快出"强化,囊壁动脉期强化明显。

【参考文献】

[1] 周俊林,赵建洪,李晓鸣等.乳头状肾细胞癌的 CT 表现与病理分析 [J].中华放射学杂志, 2009, 42(11):1215–1217.

[2] 赵建洪,李俊荣,周俊林等.肾嫌色细胞癌的CT表现与病理对 [J].兰州大学学报(医学版), 2009, 35(3):75–78.

[3] 郭铢,潘纪戍,韦嘉瑚等.CT, MRI 对鉴别Ⅰ,Ⅱ 型乳头状肾细胞癌的价值 [J]. 医学影像学杂志, 2013, 23(8): 1241–1246.

[4] 张京刚,王希明,胡春洪等.乳头状肾细胞癌的 CT 表现 [J].放射学实践, 2011, 26(6): 627–630.

[5] 于洪伟,牛云,马恩森.肾癌不同亚型 CT 表现的对照研究 [J]. 医学影像学杂志, 2012, 22(7): 1168–1171.

(孙 秋 赵建洪)

病例025 右肾嫌色细胞癌
(*Right Chromophobe Renal Cell Carcinoma*)

【临床资料】

患者,男,51岁。于入院前3月无明显诱因发现血尿,无尿痛、尿急、脓尿及尿频等症状,无发热。

专科检查:腹部饱满,腹壁浅静脉无曲张,未见肠形及蠕动波;移动性浊音阴性,肠鸣音正常,4次/分;双肾区无隆起,右肾区轻度叩击痛,未触及包块;浅表淋巴结未触及右肾静脉未见癌栓,肾门未见肿大淋巴结影。

实验室检查:尿常规示:红细胞(+++),余(—);血常规阴性。

【影像学检查】

CT检查:右肾下极可见不规则形等密度肿块影,大小约7.0cm×5.5cm×5.0cm,向上突入右侧肾盂,向下突出于肾轮廓之外,边界较清楚,密度尚均匀,其内见斑点状高密度影,平扫CT值约46HU,增强后呈轻中度不均匀强化,三期CT值约为58HU、73HU、65HU;腹膜后淋巴结未见明显肿大。右肾静脉未见癌栓,肾门未见肿大淋巴结影。

CT诊断:右肾乳头状细胞癌。

【图片】

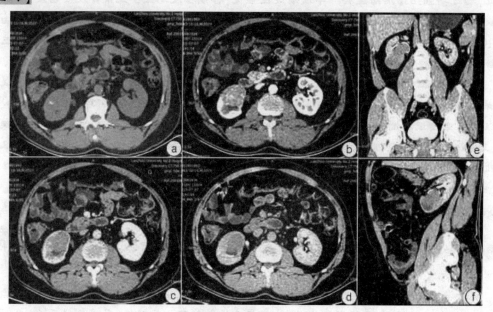

图4-025 右肾嫌色细胞癌

　　男,51岁。右肾下极实性占位。CT平扫(a)示病灶密度尚均匀,CT值约46HU,其内见斑点状钙化影,增强扫描(b-d)呈轻中度不均匀强化,三期CT值约为58HU、73HU、65HU,延迟期冠状位及矢状位图(e-f)示病灶边界较清楚,向肾盂及肾皮质呈蔓延、膨胀性生长。

【手术与病理】

　　手术记录:在肾周筋膜外钝锐性分离肾脏及其内容物,与周围组织无明显粘连,周围淋巴结未见肿大,肾静脉与下腔静脉内未探及瘤栓,仔细解剖并阻断肾动、静脉后,在距肾盂约10cm处切断输尿管。

　　镜下表现:肿瘤细胞沿血管排列,见两类细胞混合存在,一类细胞呈大多边形,胞浆透明略成网状,包膜清晰;另一类细胞体积小、略圆,胞浆嗜酸性,包膜清晰;胞核不规则,见核周空晕。

　　免疫组化染色:CK7(+),RCC(+/-),CK广(+),CD10(+/-),EMA(+),Ki67阳性细胞数<5%。

　　病理诊断:(右肾)嫌色性肾细胞癌。

【讨论与分析】

　　肾嫌色细胞癌(chromophobe renal cell carcinoma,ChRCC)占全部肾肿瘤的6%~8%,在肾细胞癌中占4%~10%,好发于40~50岁,女性发病率高于男性。ChRCC起源于肾集合管上皮的B型插入细胞,大多数癌细胞分化为Ⅰ~Ⅱ级,细胞增殖指数低于一般的肾癌,是各类肾细胞癌中预后最好的亚型之一,其5年生存率多超过90%。临床上多数患者为健康体检或其它疾病检查时偶然发现,部分因肿块增大产生局部压迫症状而就诊。临床表现主要有肉眼血尿、腰痛。ChRCC一般发生于肾髓质,并向肾皮质及肾窦呈膨胀性生长,周围多伴有假包膜形成,边界清楚,患肾轮廓发生改变,局部皮质隆起。CT平扫大部分显示为球形实质性肿块,瘤体密度均匀,等或稍低密度多见,略高密度及瘤体合并钙化、出血、坏死或囊变者相对少见。动态增强扫描肿瘤呈轻—中度渐进性强化,各期密度均低于正常肾皮质密度,增强曲线较为平缓,随强化进程,肿瘤边界勾画越来越清楚,部分病例可见中央星状瘢痕。由于ChRCC多为较高分化肿瘤,一般分期较早,肿瘤侵犯肾静脉或下腔静脉较少见,发生淋巴结转移或远处转移者也较其他类型肾细胞癌少见。

　　本例肿瘤主体位于肾髓质,突向肾窦方向生长,肿块虽然体积较大,但密度均匀,边界较清楚,增强扫描随时间将肿瘤边界勾画更加清楚,加之三期强化特征(皮髓质期最高),总体强化CT值密度不高,以上特点与肾嫌色细胞癌CT表现基本一致;但由于瘤体内出现钙化,且肿瘤形态因突入肾盂而呈扁椭圆形并略有浅分叶,肿瘤周围肾盂内的低密度影又极易被误认为是肿瘤的囊变,从而误诊为乳头状肾细胞癌;因此对肿瘤的所有征象要总体把握,仔细辨别,并抓住关键特征。

【鉴别诊断】

　　1.乳头状肾细胞癌:多位于肾皮质,肿瘤容易出血、坏死、囊变,部分肾乳头状细胞癌边缘可见结节或小乳头样改变,动态增强肾乳头状细胞癌强化程度较ChRCC略高,而低于肾透明细胞肾癌,一般无星芒状瘢痕改变。

　　2.肾集合管癌:尽管也起源于肾髓质,也属于少血供肿瘤,但肾集合管癌恶性征象显著,肿瘤形态多不规则,呈侵润性生长,肿瘤与正常肾界限模糊不清,易累及肾盂,淋巴结和远处转移常见。

3. 肾嗜酸细胞腺瘤:肾嗜酸细胞腺瘤多局限于肾轮廓之内,而ChRCC多向外向内膨胀性生长,多伴肾轮廓改变;CT增强扫描肾嗜酸细胞腺瘤强化程度高于ChRCC,以肾皮质期强化最明显。

【参考文献】

[1] 赵建洪,李俊荣,周俊等.肾嫌色细胞癌的CT表现与病理对[J].兰州大学学报(医学版),2009,35(3):75-78.

[2] 周俊林,赵建洪,李晓鸣等.乳头状肾细胞癌的 CT 表现与病理分析 [J].中华放射学杂志,2009,42(11):1215-1217.

[3] 孙献勇,时维东,肖永鑫等.肾嫌色细胞癌的多层螺旋CT表现[J].中国医学影像学杂志,2013,(6):443-446.

[4] 唐平,郑向鹏,卢晨等.肾嫌色细胞癌的多层螺旋CT表现[J].中国医学计算机成像杂志,2012,18(1):29-32.

[5] 方权,徐鹏举,韩太林等.肾嫌色细胞癌CT征象分析[J].医学影像学杂志,2014,(5):886-890.

[6] 郑红伟,祁佩红,漆剑频等.肾集合管癌的CT表现(附3例报告)[J].实用放射学杂志,2013,29(1):161-163,170.

(张玉婷 赵建洪)

病例026　左肾淋巴瘤
(*Left Renal Lymphoma*)

【临床资料】

　　患者,男,60岁。于入院前1月受凉后出现乏力、全身不适、胸闷、气短,按"感冒"治疗10天,无明显缓解。于10天前出现左腰背部疼痛,呈刀割样疼痛。当地医院发现左侧胸腔积液(中~大量),抽取胸水100ml,诊断为"结核性胸膜炎",抗结核治疗后腰背部疼痛有所缓解,但1天前腰背部疼痛再次加重,行B超提示"左肾占位",为求进一步诊治来我院就诊。自发病以来,体重减轻2.5千克;无明显血尿、蛋白尿及脓尿,无尿频、尿急及尿痛症状。

　　专科检查:腹部平坦柔软,腹壁浅静脉无曲张,未见肠形及蠕动波,移动性浊音阴性,肠鸣音正常。左腰背部疼痛,叩痛明显,左腹部可触及巨大肿块,质硬,活动度差。

【影像学检查】

　　CT检查:腹部平扫见左肾中上极后部巨大分叶状等密度肿块,大小约8.6cm×9.7cm×15.9cm,密度尚均匀,边缘不光整,局部与左侧腰大肌及后腹壁分界不清,左侧胸腔积液,左侧第12肋骨骨质破坏,肿块内密度较均匀,平均CT值约40HU;增强扫描见病变呈中度延迟强化,三期CT值分别约54HU、73HU、80HU。左肾静脉未见瘤栓,肾门未见明显肿大淋巴结影。

　　CT诊断:左肾乳头状细胞癌。

【图片】

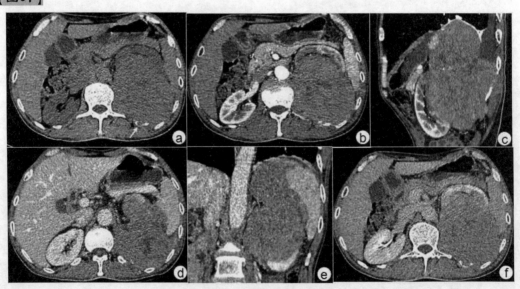

图4-026　左肾淋巴瘤

男性,60岁。CT平扫(a)左肾中上极后部巨大分叶状肿块,边缘不光整,局部与左侧腰大肌及后腹壁分界不清,肿块内密度尚均匀,左侧第12肋骨骨质破坏(箭头示);增强扫描(b~f)各期见病变呈中度延迟强化,内见斑片状不强化区。(c)为静脉期矢状位重建图像,(e)为延迟期冠状位重建图像,可清晰显示病灶范围,左侧胸腔积液。

【手术与病理】

手术记录:于左肾门处分别仔细解剖肾脏动静脉,并分别结扎、切断,妥善缝扎,继续游离肾蒂后面粘连组织,左侧第12肋骨骨质受侵破坏,将左肾及肿瘤完整切除。

镜下表现:淋巴结结构几乎全部破坏,仅见少许残余淋巴组织,代之为弥漫片状排列的瘤细胞,其中见散在分布的小淋巴细胞样细胞。细胞核大,核圆形、类圆形、不规则形,部分有核分裂像,胞浆中等,略嗜碱性。

免疫组化染色:瘤细胞CD20(+),CD45(+),CD79a(+),CD3(-),Ki67>70%。

病理诊断:(左肾中上极)非霍奇金弥漫大B细胞淋巴瘤,生发中心来源。

【讨论与分析】

恶性淋巴瘤(malignant lymphoma,ML),原发于淋巴结或淋巴组织的恶性肿瘤,包括霍奇金病HL及非霍奇金病NHL,临床以无痛性、进行性淋巴结肿大为主要表现。本病可发生于任何年龄,但发病年龄高峰在50~70岁,其中非霍奇金淋巴瘤高峰略往前移。男女之比为:2~3:1。一般认为,可能和基因突变,以及病毒及其他病原体感染、放射线、化学药物,合并自身免疫病等有关。

恶性淋巴瘤是具有相当异质性的一大类肿瘤,虽然好发于淋巴结,但是由于淋巴系统的分布特点,使得淋巴瘤属于全身性疾病,几乎可以侵犯到全身任何组织和器官。因此,恶性淋巴瘤的临床表现既具有一定的共同特点,同时按照不同的病理类型、受侵部位和范围又存在着很大的差异。其中大多数为NHL,且大部分起源于B细胞(占90%),少部分起源于T细胞(10%)。肾淋巴瘤缺乏肾脏病变的临床表现,均无少尿、血尿、浮肿、排尿障碍等症状,肾功能、电解质及尿常规检查也常呈阴性结果。

肾脏淋巴瘤为少血供肿瘤,但临床上肾脏淋巴瘤发生坏死相对比较少见,在CT上,病灶密度常较均匀,增强扫描呈轻—中度强化。

依侵犯的病理机制不同,影像学表现主要分四型:单发结节型、多结节型、弥漫浸润型、腹膜后淋巴结病变直接侵犯肾脏。

Ⅰ型单发结节(或肿块)型,CT平扫呈肾实质内软组织密度结节影,边界尚清楚但界限毛糙,密度均匀,少见液化坏死区。增强后结节轻度强化,低于同期肾实质密度,且与正常强化的残余肾组织有明显分界;Ⅱ型多发结节型,直径1~3cm,临床上最多见,占全部肾脏淋巴瘤的70%左右,CT平扫双肾多发结节病灶,呈等密度或略高密度,结节间呈线状低密度影,为受挤压的肾实质与集合系统。增强扫描结节轻度强化,程度明显低于肾实质,结节间见分支状高密度影,为残存受挤压变形的肾实质与集合系统,其显影与排空时间均延迟;Ⅲ型弥漫浸润型,主要累及双侧肾皮、髓质,肾实质可有破坏,肾外形增大,肾周间隙及筋膜可发生浸润;Ⅳ型为后腹膜淋巴瘤直接侵犯,通常由肾窦蔓延,肾髓质浸润较皮质明显。腹膜后肿大淋巴结融合形成包块,是提示诊断本病的依据。淋巴瘤肾浸润灶一般无钙化,部分病人放化疗后可出现钙化。

　　本例肿瘤位于左肾中上极后部，邻近腰大肌受侵润，左侧胸腔积液，左侧后胸背部受侵，左侧第12肋骨骨质破坏，说明为肾脏恶性肿瘤；肿瘤巨大，平扫和增强显示密度较均匀，未见明显坏死征象，以及轻中度的强化特点，都不符合常见的几种肾细胞癌；但该肿瘤有以下特点：①增强后肿瘤与肾实质分界模糊，其内囊变、坏死少见且轻微；②邻近腰大肌、左侧后胸背部及左侧12肋骨"蔓延、浇筑"式侵润，肿瘤巨大，但坏死征象轻微；此两点符合淋巴瘤（单发肿块型）的特征。

【鉴别诊断】

　　1. 白血病肾脏浸润：CT表现可以完全同肾NHL多结节型及弥漫浸润型一样，CT表现都是双肾多发结节样浸润，完全同淋巴瘤肾脏浸润，且急性淋巴性白血病更易引起双肾浸润，尤其是双肾多发结节样浸润，故而鉴别诊断主要依赖于临床病史及其他检查。

　　2. 肾透明细胞癌：好发于中老年人，易出血、坏死及囊变，而肾淋巴瘤很少出现坏死囊变；从包膜来说，肾透明细胞癌的包膜虽然缺乏完整性，但肿瘤边界清楚，而肾淋巴瘤边界模糊；透明细胞癌血供丰富，呈"快进快出"强化方式，其增强峰值出现在皮质期，而肾淋巴瘤为乏血供肿瘤，增强后轻中度强化。

【参考文献】

[1] 徐晓彤, 姜卫剑.肾单发肿块型非霍奇金恶性淋巴瘤一例[J].中华放射学杂志, 2010, 22(1): 70-72.

[2] 郭俊渊.CT引导淋巴瘤穿刺活检的临床应用[J].介入放射学杂志, 2010, 8(25):168-169.

[3] 曾庆勇, 黄尧生, 蓝博文.腹膜后恶性淋巴瘤的多层螺旋CT诊断（附11例报告）[J].影像诊断与介入放射学, 2010, 7(19):15-17.

[4] 李传旺, 郭建榕, 马小敏.小肠原发性恶性淋巴瘤的CT诊断[J].中国中西医结合影像学杂志, 2010, 14(4):268-269.

[5] 任小波, 杨之江, 陆菁菁.肾淋巴瘤的CT诊断[J].临床放射学杂志, 2010, 15(3):236-237.

（刘　宏　赵建洪）

病例027 左肾原始神经外胚层肿瘤
(*Left Renal Primitive Neuroectodermal Tumor*)

【临床资料】

　　患者,女,17岁。左侧腰部疼痛伴无痛性全程肉眼血尿一周,无尿频、尿急、尿痛,无腹胀,无发热。

　　专科检查:腹部饱满柔软,腹壁浅静脉无曲张,未见肠形及蠕动波,移动性浊音阴性,肠鸣音正常。左腰背部疼痛,叩痛阳性,左腹部可触及肿块,质硬,活动度可。

　　实验室检查:尿潜血(3+);红细胞583u/l;尿蛋白(1+)。

【影像学检查】

　　泌尿系CTU检查:左肾体积增大,左肾下极见一约5.8cm×4.4cm×4.9cm类圆形等低密度肿块,增强扫描皮质期、髓质期、分泌期呈不均匀逐渐强化改变,肾实质及肾盂明显受压变形,肾皮质变薄;腹主动脉左侧见粗大管状结构影,与下腔静脉强化一致,其上缘与左输尿管伴行,远段与左髂总动脉伴行,于肾上极平面汇入下腔静脉。

　　CT诊断:左肾癌伴双下腔静脉畸形。

【图片】

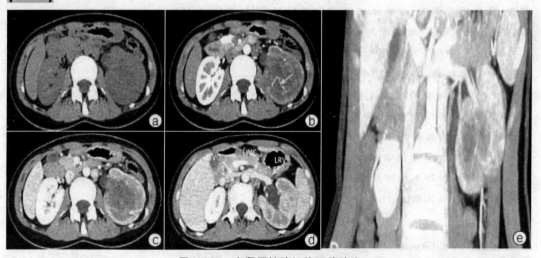

图4-027　左肾原始神经外胚叶肿瘤

　　女性,17岁。左肾下极占位。CT平扫(a):左肾体积明显增大;CT增强皮质期(b):肿块不均匀明显强化,内见多发血管影走行,左肾强化程度略低于右侧;髓质期(c):肿块内多发片样强化,左肾皮质强化程度略高于皮质期,低于右侧;冠状位CT增强静脉期(e):腹主动脉左侧管状结构,强化方式与下腔静脉相同,远端伴行左髂总动脉,向上于腹主动脉左后方汇入左肾静脉;轴位(c,d)左右下腔静脉及左肾静脉关系;双下腔静脉(e)。

【手术与病理】

手术记录:左肾肿瘤大小约10.0cm×12.0cm×12.0cm,左肾静脉骑跨腹主动脉汇入右侧下腔静脉,与肿瘤分界清,未见受压及侵犯,腹主动脉两侧各见一粗大静脉,平肾上极平面左侧静脉自腹主动脉左后方汇入下腔静脉;考虑双侧下腔静脉畸形。

镜下表现:瘤细胞较小,核圆居中,染色质呈细颗粒状,部分可见小核仁,核分裂像多见;瘤细胞胞浆少,双嗜性,瘤细胞弥漫排列,血管丰富;脉管内见瘤栓。

免疫组化染色:CD99(+),CD56(+),Syn(±),S-100(-),HMB45(±),CKP(-),Vimentin(+),CD45(-),KI-67(80%)。

病理诊断:(左肾)原始神经外胚层肿瘤。

【讨论与分析】

原始神经外胚叶肿瘤(primitive neuroectodermal tumor,PNET)为罕见、具有高度侵袭性的小圆形细胞肿瘤,主要起源于中枢神经系统外胚层,常发生于肺部、脊柱旁及四肢,其中发生在肾脏者不足1%。临床表现无特异性,常表现为腹痛、腹部包块及血尿。发现时肿瘤瘤体较大,常超过10cm。因其恶性程度高、易复发,应尽早诊治以提高患者生存率。

肾脏PNET的CT、MRI、超声表现不具特异性,该病主要表现为边界不清分叶状的巨大肿块,周边伴坏死及囊变,钙化少见,增强扫描皮质期轻——中度不均匀强化,髓质期持续强化,本病例与之相符。该病确诊主要依靠病理学和免疫组化染色,其中CD99(+)是诊断肾PNET的关键,在超过90%的PNET患者中表达。

双下腔静脉(double inferior vena cava)极罕见,其发生源自于左右上主静脉的残留,发生率约为0.2%~3%,一般无明显临床症状,常在影像检查中偶然发现。通过影像检查(CT较超声、磁共振更准确)正确认识双下腔静脉的变异,在下腔静脉血栓过滤器植入术、右心导管检查及肾摘除术、腹后壁肿瘤等手术中价值明显,一定程度上避免发生医源性损伤。

肾PNET和双下腔静脉畸形均罕见,同时发生更为罕见。PNET及双下腔静脉分别为外胚层、中胚层起源,本例中两者之间发病无相关性。

本例最初误诊为肾癌,CT示左肾下极类圆形等低密度肿物,增强呈不均匀渐进性强化,边界模糊不清,与肾癌(肾集合管癌)表现相似,但本例患者为17岁女性,不同于肾癌多发于40岁以上男性的临床特点。肾脏PNET罕见且恶性程度高、易复发,但因缺乏特征性影像表现而很难于术前明确诊断,确诊主要依靠病理学和免疫组化染色,也许低年龄和浸润生长的表现对诊断本病帮助大。本病例双下腔静脉与肾PNET同时发生,术前发现双下腔静脉畸形对手术意义重大。

【鉴别诊断】

1. 肾盂癌(侵润性泌尿上皮癌):起源于肾盂、肾盏上皮的恶性肿瘤,好发中老年人,无痛性肉眼血尿是最常见的临床表现。CT平扫表现为局限性的肾盂内软组织密度肿块,可侵润肾实质,致肿瘤边界模糊不清,常可见轻度肾积水。密度通常低于肾实质而高于尿液;增强后肿瘤呈渐进性强化。

2. 肾集合管癌:起源于肾髓质,属于少血供肿瘤,肾集合管癌恶性征象显著,肿瘤形态多不规则,肿瘤与正常肾交界模糊,易累及肾盂,淋巴结和远处转移常见。

【参考文献】

[1] Risi E, Iacovelli R, Altavilla A, et al. Clinical andpathological features of primary neuroectodermal tumor/Ewing sarcoma of the kidney. Urology, 2013, 82: 382–386.

[2] Ellinger J, Bastian PJ, Hauser S, et al. Primitive neuroectodermal tumor: rare, highly aggressive differential diagnosis in urologic malignancies. Urology, 2006, 68: 257–262.

[3] Wu Y, ZHU Y, Chen H, et al. Primitive neuroectodermal tumor of the kidney with inferior vena cava tumor thrombus during pregnancy response to sorafenib. Chin MedJ, 2010, 123: 2155–2158.

[4] Lee H, Cho JY, Kim SH, et al. Imaging findings of primitive neuroectodermal tumors of the kidney. Journal of Computer AssistedTomography, 2009, 33:882–886.

[5] Li X, Zhang W, Song T, et al. Primitive Neuroectodermal tumor arising in the dominopelvic region: CT features andpathology characteristics. Abdominal Imaging, 2011, 36: 590–595.

[6] Dong JQ, Xing JJ, et al. CT Features andPathological Correlation of Primitive Neuroectodermal Tumor of the Kidney. Cell Biochem Biophys, 2015, 73(1): 59–64.

(闫 坤 王 刚 赵建洪)

病例028　皮下脂膜炎样T细胞淋巴瘤
(*Subcutaneous Panniculitic T-cell Lymphoma*)

【临床资料】

　　患者,男,21岁。因全身红色结节伴发热1个月,饱餐后突发上腹部胀痛6天入院。在当地医院抗炎、对症治疗无效后转入我院。

　　专科检查:腹部平坦柔韧,腹壁浅静脉无曲张,未见肠形及蠕动波;腹壁可见多发扁平状红色结节,上腹部压痛明显,无反跳痛。

　　实验室检查:葡萄糖:10.5mmol/l,淀粉酶:818U/L,以"急性胰腺炎"收住我院,给予抗炎药物治疗后上述症状未见明显缓解。血常规:血红蛋白:91g/L。

【影像学检查】

　　CT检查:平扫示肝、脾体积增大,胰腺颈部一类圆形肿块影,直径约3.5cm,体部胰管扩张,尾部见不规则片状低密度影,腹腔脂肪间隙模糊,腹壁皮下见多发盘状结节影,心包、左侧胸腔见少量液性密度影;增强扫描示胰颈部肿块、腹壁皮下及背部结节轻度强化,胰尾部病灶未见明显强化,双肾见多发斑片状、结节状低密度影,腹主动脉旁、腹膜后见增大淋巴结影。

　　CT诊断:肝脏、脾脏肿大,胰腺肿块、双肾多发病灶及皮下多发结节,伴心包、左侧胸腔少量积液、腹腔多发淋巴结增大,考虑淋巴瘤。

【图片】

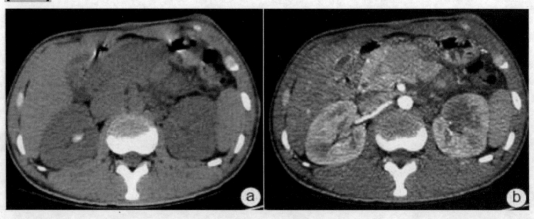

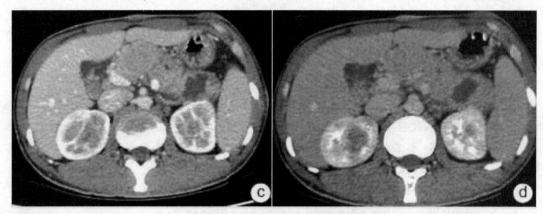

图4-028 皮下脂膜炎样T细胞淋巴瘤

男性,21岁。CT平扫(a)示肝、脾体积增大,胰腺颈部一类圆形肿块影,尾部见不规则片状低密度影,腹壁皮下及背部见多发盘状结节影;增强扫描动脉期(b)示胰颈部肿块、腹壁皮下及背部结节轻度强化,胰尾部病灶未见明显强化;静脉期、延迟期(c,d)示双肾见多发斑片状、结节状低密度影,腹主动脉旁、腹膜后见增大淋巴结影。

【手术与病理】

手术记录:取皮肤结节活检,见灰白色结节样组织一个,大小1.0cm×1.0cm×0.7cm,切面灰白,质中。

免疫组化染色:CD20、CD79α、反应性B细胞(+),CD3(+),CD43(+),CD45RO(+),CD30(-),CD21(-),CD68组织细胞(+),MPO(-),CD34(-),CD15(-),CD56(+/-),粒酸B(+),TIA(+),EBER原位杂交(-),TDT(-),Ki67阳性细胞数30%。

病理诊断:(非霍奇金)皮下脂膜炎样T细胞淋巴瘤。

【讨论与分析】

皮下脂膜炎样T细胞淋巴瘤(subcutaneous panniculitic T-cell lymphoma,SPTCL)是一种罕见的皮肤原发淋巴瘤,占非霍奇金淋巴瘤的1%不到,主要累及皮下组织,2001年WHO淋巴瘤分类将其确定为一种独立的类型。本病首发以皮肤损害为多,随病情加重,可出现高热、肝脾肿大和血细胞减少以及多脏器浸润。CT平扫多表现为单发或多发、大小不等的皮下结节或肿块,随病情发展,可有多器官受累,骨质无明显破坏,增强扫描皮下结节不均匀轻度强化,可伴肿大并强化的淋巴结。

本例患者单纯由发热、肝、脾体积肿大、心包、左侧胸腔少量积液、腹腔脂肪间隙模糊,以及腹主动脉旁、腹膜后多发增大淋巴结等这些来考虑,符合淋巴瘤的初步诊断;增强后可见胰腺及双肾多发结节、类圆形肿块并异常轻度强化,更是符合多脏器淋巴瘤的特征;而21岁的青年男性以皮肤损害为首发症状,伴腹壁、腹背皮下多发盘状结节影,综合以上可以考虑皮下脂膜炎样T细胞淋巴瘤。

【鉴别诊断】

1.良性皮下脂膜炎:包括结节性红斑、硬红斑,病情进展缓慢,可自发消退,影像表现无多器官侵犯征象。

2.结节性脂膜炎:儿童多见,成批反复发生的皮下结节,皮下结节与皮肤粘连,结节有疼痛感和明显触痛,可伴发热、肝脾肿大、骨髓抑制、淋巴结增大等,病理检查无肿瘤性T淋巴细胞浸润。

【参考文献】

[1] 陈志丰, 梁宏, 胡平等. PET/CT 诊断皮下脂膜炎样 T 细胞淋巴瘤一例报道并文复习[J]. 影像诊断与介入放射学, 2010, 19(1): 57-58.

[2] 孔庆聪, 王晓燕, 郭若泊等. 皮下脂膜炎样T细胞淋巴瘤的临床及影像征象分析[J].中华临床医师杂志, 2015, 9(8):1326-1330.

[3] Knag BS, Choi SH, Cha HJ, et al.Subcutnaeous Panniculitis—like T celllymPhoma:US and-CT findings in three Patients.Skeletal Radiol, 2007, 36:567－571.

[4] 穆海玉, 冯义伶, 郑爱青.侵犯多器官的皮下脂膜炎样T细胞淋巴瘤1例并文献复习[J].中国实用内科杂志, 2007, 27(9):703-705.

（陈　菲　赵建洪）

病例029　神经母细胞瘤并弥漫性颅骨转移
（*Neuroblastoma with Diffuse Skull Metastasis*）

【临床资料】

患者,女,1岁。入院前2月无明显诱因出现面色苍黄,并伴有间断性发热1月余。发病以来,患者精神差,食欲减退。结合实验室检查,门诊以"淋巴细胞性白血病"收住入院。

专科检查:重度贫血貌,全身皮肤黏膜无黄染,无瘀点、瘀斑,胸骨压痛阴性,肝脾肋下未触及。

【影像学检查】

CT检查:颅板下弥漫性混杂稍高密度影,CT值约62HU,左侧额颞部皮下软组织肿胀。

CT诊断:多考虑弥漫性硬膜下血肿;颅骨多处骨质破坏。

MRI检查:颅骨内外弥漫性等T1等T2信号影,FLAIR呈等高信号,DWI呈不均匀高信号,邻近脑组织受压,并颅骨骨质破坏及针状骨膜反应。

MRI诊断:多考虑血液病颅骨受侵。

腹部CT检查:左侧肾上腺区混杂密度影,CT值20-45HU,与周围组织界限不清,内见坏死及钙化密度影。

CT诊断:多考虑神经母细胞瘤。

【图片】

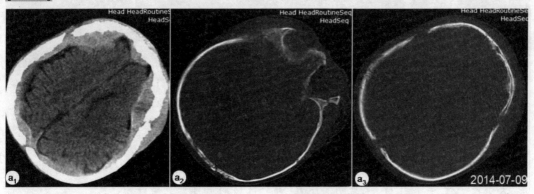

女性,1岁。(2014-07-09,a)头颅CT:沿颅骨内外板可见弥漫性分布的稍高密度影,邻近脑组织受压,颅骨不均匀溶骨性骨质破坏,并见大量针状骨膜反应。

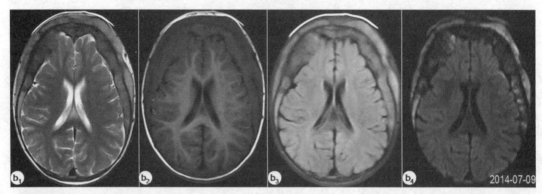

(2014-07-09,b)头颅MRI:沿颅骨内外板可见弥漫性分布的等T1、等T2信号影,其内信号混杂,邻近脑组织受压,颅骨不均匀溶骨性骨质破坏。

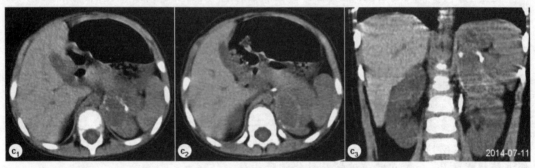

(2014-07-11,c)腹部CT:左侧肾上腺区较大团块状软组织密度影,与周围组织界限不清,其内密度不均匀,可见斑片状低密度区和点线状钙化影。

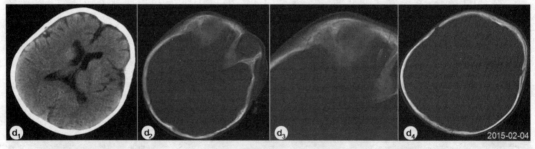

(2015-02-04,d)左侧肾上腺区占位切除术后复查,头颅CT示较术前片,颅骨仍较毛糙,针状骨膜反应明显减少,骨质破坏有好转,颅板内外软组织肿块基本消失。

【手术与病理】

手术记录:头皮下肿物穿刺活检术。

镜下表现:送检骨组织间大量肿瘤性小细胞,细胞呈片状、团块状分布。核圆形、卵圆形,大小较一致,核粉尘样,未见明显胞浆,部分区域间质可见红染纤维。

免疫组化染色:瘤细胞syn(+)、CD99(+/-)、CD(-),CD45RO(-),TDT(-),CD43(-),CD34(-),CK(-),GFAP(-),Ki67>70%。

病理诊断:(颅骨)小细胞恶性肿瘤,根据病理形态及免疫组化染色,结合患者年龄及临床所见,考虑为神经母细胞瘤骨转移。

【讨论与分析】

神经母细胞瘤(neuroblastoma)又称成神经细胞瘤,起源于交感神经节和肾上腺髓质,最常发生的部位是肾上腺髓质,占50%左右;其次是腹部交感神经节,颈、胸、骨盆部位的交感神经的嗜铬组织也会发生,男性稍多见。是儿童最常见的恶性肿瘤之一。在小于5岁儿童常见的肿瘤中居第三位。此肿瘤可发生于新生儿期,发病的高峰年龄为2岁。在小于1岁的儿童中肿瘤可自然消退。位于腹部的神经母细胞瘤常合并纵隔转移,预后不好。与肾母细胞瘤不同,本瘤很少合并其他先天性畸形。发现本病时,2/3的病人已有远处转移,其转移方式是通过淋巴、血液或直接转移,肿瘤早期可扩散到区域淋巴结、肝及骨(可高达70%)。

神经母细胞瘤骨转移:2岁以上儿童就诊时约70%已发生转移,2岁以下小儿转移率也达40%~50%。转移方式:大多由肿瘤细胞血行转移至骨髓,黏附或渗出至骨间质,形成骨髓腔内的结节状或弥漫性病灶,骨髓内瘤细胞分裂、增殖,破坏骨松质、骨皮质,最后形成骨质周围的软组织肿块。颅骨转移的的患者属于神经母细胞瘤IV期。以骨质破坏区为中心的不规则肿块;形状不一,CT常呈等密度,MRI呈等T1、等T2信号。特征性针状骨膜反应是神经母细胞瘤的特征性表现。骨膜反应通常发生在骨皮质受累后,由于骨膜受肿瘤刺激,内层成骨细胞活动增加形成骨膜新生骨和血管所致。

本例为1岁患儿,左侧肾上腺肿块伴钙化,首先考虑肾上腺来源的神经母细胞瘤;颅骨弥漫性病变伴周围异常软组织肿物及放射状的针状骨膜反应,符合骨恶性肿瘤;但颅骨恶性肿瘤呈弥漫性、对称分布以及颅板骨质内外软组织肿瘤,而不是局灶性发生,符合骨髓广泛转移并浸润的特征;结合肾上腺原发神经母细胞瘤的诊断,以及切除术后随访发现颅骨明显骨质恢复和颅骨内外肿瘤软组织的消失,印证了颅骨的转移性质。

【鉴别诊断】

1. 尤文肉瘤(ewing's sarcoma):好发于青少年,起源神经外胚层的骨或软组织的小圆细胞肿瘤,常为骨质的肿块型病变,很少沿骨骼形状弥漫性生长。恶性度高,病程短,转移快;有典型的"洋葱皮"样骨破坏伴软组织包块。

2. 骨原发性网织细胞肉瘤:多发生于30~40岁,病程长,全身情况尚好,临床症状不重,表现为不规则的溶骨性骨破坏,有时呈溶冰状,无骨膜反应。

3. 骨肉瘤:好发于青少年,偶见于成人,临床表现发热较轻微,主要为疼痛,夜间重,肿瘤穿破皮质骨进入软组织形成的肿块多偏于骨的一旁,内有骨化影,骨膜反应的大小形态常不一致,常见Codman三角及放射状骨针改变。

【参考文献】

[1] 丁宜, 席越, 孙晓琪等. 骨小细胞恶性肿瘤套针穿刺活检与术后病理诊断比较[J]. 中华病理学杂志, 2013, 42(3):163-167.

[2] 边昕, 王振常, 鲜军舫等. 儿童神经母细胞瘤颅面骨转移的影像表现 [J]. 中华放射学杂志, 2009, 43(3):258-261.

[3] 李金矿, 严华, 龚福林等. 儿童神经母细胞瘤颅面骨转移的CT和MRI表现 [J]. 放射学实践, 2014, (04):441-443.

[4] 李萌. 儿童期常见颅骨肿瘤的螺旋CT诊断[J]. 医学信息旬刊, 2011, 24(3):883-884.

(刘 宏 赵建洪 王 刚)

病例030　恶性胃间质瘤
(*Malignant Gastrointestinal Stromal Tumors*)

【临床资料】

患者,女,32岁。1月前无明显诱因出现上腹饱胀不适,餐后为著,纳差。1周前自觉右上腹一质软肿物,无压痛,遂入我院就诊。

专科检查:腹平坦柔软,腹壁浅静脉无曲张,未见肠形及蠕动波;右侧肋缘下可触及一质软肿物,约拳头大小,无明显触痛,活动度可。移动性浊音阴性,肠鸣音正常,4次/分。

实验室检查:血常规、尿常规等阴性。

【影像学检查】

CT检查:肝胃间隙可见较大不规则肿块影,大小约7.0cm×9.2cm×7.1cm,呈分叶状,肿块部分突入胃腔,其内见更低密度影,CT值约34HU,增强扫描呈渐进性不均匀强化,最亮区三期CT值分别约49HU、50HU、67HU;肝内见多发类圆形环形强化灶。左侧肾上腺区可见可见类圆形肿块影。

CT诊断:(1)胃恶性间质瘤并肝脏、左侧肾上腺及腹腔淋巴结转移。(2)腹腔间叶组织肿瘤。

MRI检查:肝胃间隙可见较大不规则肿块影,大小约7.0cm×9.2cm×7.1cm,呈分叶状,肿块部分突入胃腔,边界清楚,T1WI不均匀稍高信号,T2WI高低混杂信号,DWI不均匀等稍高信号。肝左叶可见稍长T2、稍长T1信号结节。左侧肾上腺区可见肿块影。

MRI诊断:腹腔间叶组织来源恶性肿瘤并多发转移。

【图片】

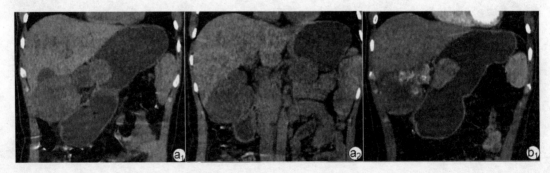

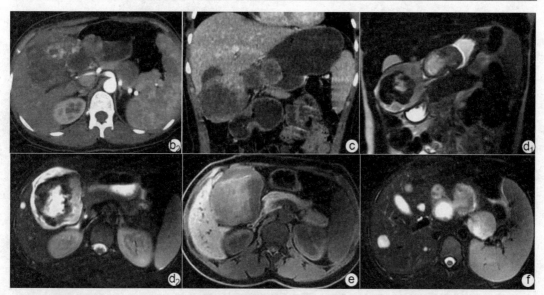

图4-030 恶性胃间质瘤

女性,32岁。CT平扫(a)示肝胃间隙可见较大不规则团块状软组织密度影,部分突入胃腔,其内见更低密度影,增强扫描呈渐进性不均匀强化(b、c分别为动、静脉期),左侧肾上腺区可见一类圆形软组织肿块影,边缘光整。另肝内见多发类圆形环形强化灶。MRI示上述病灶T1WI(e)不均匀稍高信号,T2WI(d)高低混杂信号,压脂序列呈不均匀高信号。

【手术与病理】

手术记录:胃镜活检。

病理镜下:出血中见少量肿瘤组织,由梭形细胞呈杂乱排列组成,细胞间界限不清,胞浆嗜酸,核呈梭形,怪异核可见,核分裂像少见。

免疫组化染色:瘤细胞示CD117(+++),Dog-1(+++),CD34(-),CKpan(-),SMA(-),Desmin(-),Syn(-),S-100(-),Ki67<20%。

病理诊断:恶性胃肠道间质瘤。

【讨论与分析】

胃肠间质瘤(gastrointestinal stromal tumors,GIST)是胃肠道最常见的间叶源性肿瘤,既非平滑肌瘤,也非神经鞘瘤的胃肠道间叶源性肿瘤,起源于胃肠道间质干细胞。发病多在40岁以上,男女之比为3:1。发病部位:胃(39%)、小肠(32%)、大肠(15%),肠系膜、网膜及腹膜后罕见。根据肿瘤大小、细胞核异形性及核分裂相活性等指标可进一步区分为良性、交界性、恶性。

临床症状:腹部不适(腹部肿块、腹痛、腹胀);消化道出血(呕血或便血);头晕乏力、腹泻、吞咽困难、肠道梗阻等;瘤体较小时可无明显不适。

组织学上,依据瘤细胞的形态通常将GIST分为3大类:梭形细胞型(70%)、上皮样细胞型(20%)和梭形细胞上皮样细胞混合型(10%)。免疫组化染色检测CD117阳性率为94%~98%,DOG1阳性率为94%~96%,其中CD117与DOG1具有高度一致性。DOG1是应用基因表达谱技术发现的一种高度表达于GIST的基因,是一种敏感和特异性的胃肠道间质瘤的标记。

根据瘤体与胃肠道壁的关系分为3型：①腔外型：肿瘤自浆膜下向腔外生长突出，与管壁宽基底或有细蒂相连；②哑铃型：肿瘤同时向腔内外生长；③腔内型：肿瘤自黏膜下向腔内生长。

影像特点：①多向腔外生长，肿瘤边界清楚；②体积较小者，密度/信号均匀；③体积较大者，因囊变、坏死或出血而密度/信号不均，钙化少见；④增强：肿瘤实性部分中度至明显强化；⑤动脉期强化，门脉期明显强化，平衡期无有减退；⑥转移，肝脏转移最多，少有周围淋巴结转移。

本例患者为32岁女性，肿瘤巨大，临床症状出现晚，且无恶病质表现，考虑肿瘤生长缓慢，起始为良性；肿瘤位于胃小弯侧胃壁且夸腔内外生长（哑铃型），此点符合胃间质瘤的特征，肿瘤巨大（>5cm），分叶生长、内部坏死，增强后渐进性不均匀强化，周围可见增大淋巴结及肝左叶结节、左侧肾上腺（转移），可以考虑恶性胃间质瘤（高危）。

[鉴别诊断]

1. 胃肠道神经鞘瘤：起源于胃肠道壁肌间的Auerbach´s神经丛神经鞘的Schwann细胞，胃肠道神经鞘瘤仅占全身神经鞘瘤的0.2%，而发生于胃者则占整个消化道神经鞘瘤的90%，大部分为良性，恶变率为6.0%~7.7%。神经鞘瘤生长缓慢，病史长。肿瘤呈圆形或卵圆形，密度均一，增强后呈轻度至中度强化。

2. 良性胃肠间质瘤：肿瘤体积较小，呈圆形或卵圆形，密度均一，增强后呈轻度至中度强化。与胃肠道神经鞘瘤在影像学上不易区分。

3. 胃癌：胃癌是源自胃黏膜上皮的恶性肿瘤，占消化道恶性肿瘤的首位，占胃恶性肿瘤的95%。胃癌的消化道症状一般较胃间质瘤出现早；无论溃疡型、隆起型或浸润型胃癌都突向胃腔生长为主，且肿瘤坏死更早、更明显，腔外结节或肿块都是淋巴结转移性增大，增强后大部分肿瘤呈动脉期明显强化特征。

[参考文献]

[1] 钱家新. 64层螺旋CT在胃肠道间质瘤诊断中的应用 [J]. 医学影像学杂志, 2012, 22(1): 79-81.

[2] 陈朔, 许乙凯, 贾飞鸽. 胃肠道间质瘤的CT诊断及误诊分析 [J]. 医学影像学杂志, 2010, 20(2):274-277.

[3] 蒋忠毅. 胃肠道间质瘤的CT诊断分析[J]. Contemporary Medicine, 2010, (09):14-15.

（张学凌　赵建洪）

病例031 十二指肠间质瘤
(Duodenal Gastrointestinal Stromal Tumors)

【临床资料】

患者,女,42岁。入院前1年无明显诱因出现间歇性腹部疼痛不适,无恶心、呕吐,近期上述症状逐渐加重入院。

专科检查:腹平坦柔软,未见肠形及蠕动波;右中腹部可触及鹅蛋大肿块,质硬,活动度可,轻压痛。移动性浊音阴性。肠鸣音正常,4次/分。

【影像学检查】

CT检查:下腔静脉右旁可见一软组织肿块影,大小约4.0cm×5.3cm×6.5cm,与下腔静脉边界尚清楚,呈均匀等密度,平扫CT约48HU,增强三期CT值分别为100HU、88HU、80HU,强化不均匀,延迟期肿瘤密度均匀;病灶与十二指肠降部、水平部移行处关系较密切,血供丰富,主要来自胰十二指肠动脉。

CT诊断:右侧腹膜后占位,神经鞘瘤多考虑,神经内分泌肿瘤不除外。

【图片】

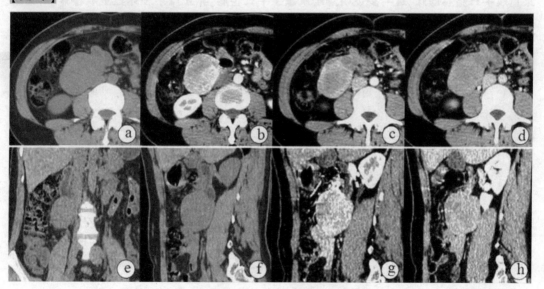

图4-031 十二指肠间质瘤

女性,42岁。CT平扫(a、e、f)示下腔静脉右旁可见一软组织肿块影,密度尚均匀,与下腔静脉边界尚清楚,重建冠状位示病灶与十二指肠降部、水平部移行处关系较密切;增强扫描

(b-d、g-h)病灶前两期强化不均匀,动脉期达峰值,延迟期密度均匀。

【手术与病理】

手术记录:切开横结肠系膜,显露瘤体,大小约7.0cm×7.0cm×6.0cm,仔细分离,逐一切断结扎瘤体滋养血管,游离瘤体至底部,见瘤体与十二指肠第二段、第三段交界处紧密粘连,粘连范围约1.5cm×1.5cm,锐性游离粘连,注意保护十二指肠,完整切除瘤体。

镜下表现:瘤细胞短梭形,核卵圆形,呈弥漫状、束状、栅栏状排列,核分裂像少见。

免疫组化染色:瘤细胞示CD117(+),Dog-1(+),CD34(-),SMA(-),Desmin(-),S-100(-),CKp(-),Ki67阳性细胞数10%。

病理诊断:(十二指肠降部)胃肠道间质瘤,核分裂像<5/50HPF,肿瘤复发危险度分级:高危。

【讨论与分析】

胃肠道间质瘤(gastrointestinal stromal tumors,GIST)发生于十二指肠者较少见,仅占小肠间质瘤的10%~20%,十二指肠间质瘤以中老年人多见,无明显性别差异,发病部位主要集中在十二指肠降部和水平部,球部和升部少见,十二指肠间质瘤以外生为主,病灶内部与肠腔发生沟通后,肠腔内气体可进入肿瘤灶内部。

肿瘤轮廓清晰规整,实性部分一般呈等密度,与同层肌肉相似,体积较小时内部无坏死或仅局灶性轻度坏死,随肿瘤的增大而恶性程度增高,病变呈不规则形或分叶状,病变内坏死明显甚至呈囊实性,但其对周围结构的浸润依然相对轻微,增强后显著强化,通常在动脉晚期强化达到顶点,这有别于消化道其他部位的间质瘤。

本例患者为中年女性,肿瘤发生于十二指肠降部和水平部,增强后显示滋养血管主要来自胰十二指肠动脉,进一步说明肿瘤来源于十二指肠,并且属于腔外型生长特点,肿瘤不大,密度均匀,形态光整,首先考虑胃肠道间质瘤;强化于动脉晚期达到顶点,不同于消化道其他部位的间质瘤,据此特点,更明确了十二指肠间质瘤的诊断。

【鉴别诊断】

1. 神经鞘瘤:起源于外周神经系统中神经鞘细胞和成髓鞘细胞的间叶来源良性肿瘤,多发生于20~50岁,尤以50岁左右的女性好发,多见于头面部、四肢末端神经及中枢神经系统,腹膜后及胃肠道亦可发生,十二指肠神经鞘瘤罕见,CT平扫及增强均表现为类圆形均质实体肿块,起源于神经组织富含脂质成分,尽管为富血供肿瘤,但其平扫密度一般近似或略低于正常机体软组织,增强时可见缓慢轻中度强化。

2. 神经内分泌肿瘤:胃肠道神经内分泌肿瘤是一种极少见的特殊类型的低度恶性肿瘤,可发生在消化道的任何部位,十二指肠神经内分泌肿瘤罕见。十二指肠近段出现息肉样或壁内肿块,CT动态增强早期强化明显(增强幅度较间质瘤更大),门静脉期及延迟期强化程度逐渐减低时应考虑到神经内分泌肿瘤的可能。

【参考文献】

[1] 徐宏伟,刘庆猛,朱秀益等.十二指肠间质瘤的临床、CT影像与免疫组织化学特点初探[J].

临床放射学杂志, 2015, 34(2):228–231.

[2] 杨彩仙, 赵宏光, 史晋伟等.十二指肠间质瘤X线与CT影像诊断对照分析[J].实用医学影像杂志, 2013, 14(1):58–60.

[3] 田彤彤, 吴晶涛, 胡晓华等.十二指肠神经内分泌肿瘤的CT表现(4例报道合并文献复习)[J].临床放射学杂志, 2013, 32(12):1810–1813.

（张学凌　王　刚　赵建洪）

病例032 小肠平滑肌肉瘤
(*Small Intestinal Leiomyosarcoma*)

【临床资料】

患者,男,56岁。于七月前无意中发现中上腹部包块,未予重视,后肿块逐渐增大,伴有腹痛、腹胀。

专科检查:腹部平坦,未见胃肠型及蠕动波,无腹壁静脉曲张,腹软,中上腹部轻压痛,无反跳痛,于中上腹部可触及一拳头大小包块,活动可。肝脾肋下未触及,Murphy征阴性,双肾区无叩击痛,移动性浊音阴性,肠鸣音3次/分。

实验室检查:血常规、尿常规等阴性。

【影像学检查】

MRI检查:中腹部腹腔内、小肠系膜根部可见多发类圆形等T1、等T2信号影纠集呈团,大小约4.0㎝×8.0㎝,病灶边界清晰,其内可见不规则短T2信号影,DWI呈明显高信号,压脂呈较高信号。病灶呈较大分叶状,邻近肠管受压移位。

MRI诊断:肠系膜纤维瘤病。

【图片】

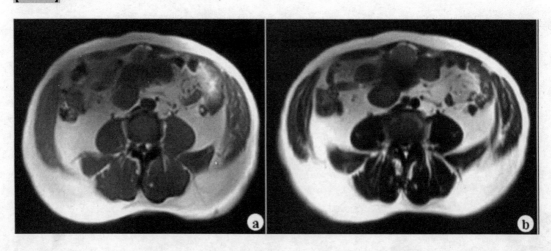

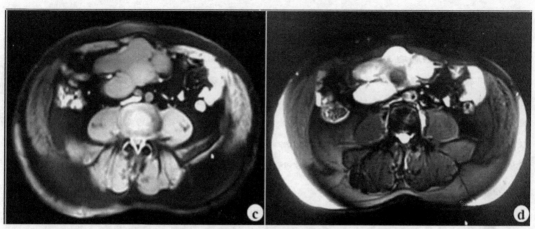

图4-032 小肠平滑肌肉瘤

男性,56岁。MRI平扫示中腹部腹腔内、肠系膜根部可见分叶状、大小不等的结节融合肿物影,边界清晰,T1WI(图a)呈等信号,T2WI(图b)亦呈等信号,其内可见不规则低信号影,T1WI、T2WI(图c、d)压脂呈高信号。

【手术与病理】

手术记录:入腹探查,于距十二指肠约4cm处、小肠根部一大小不等的融合肿物,切除肿物及粘连的小肠约50cm,以45mm吻合器行肠-肠侧侧吻合,以60mm闭合器闭合小肠残端。

镜下表现:瘤组织梭形,呈束状排列,核卵圆形、长梭形,胞浆粉红,间质疏松,伴片状坏死,部分区域瘤细胞异型明显,核分裂像>10/HPF。

免疫组化染色:CD117(-),CD34(-),Dog1(-),只表达SMA,肿瘤做基因重排确诊为野生型(北京肿瘤医院),不支持胃肠道间质肿瘤。

病理诊断:小肠分化好的平滑肌肉瘤。

【讨论与分析】

小肠平滑肌肉瘤(small intestinal leiomyosarcoma)是少见的肠道肿瘤,占小肠恶性肿瘤的第三位,多发生于40岁以上,男女之比约4:1。腹痛、腹部包块和黑便是小肠平滑肌肉瘤的三大特征。肿瘤源自肠壁固有肌层、粘膜肌层或血管平滑肌组织,呈膨胀性生长,发生部位以空肠和回肠最多见,占80%以上。根据肿瘤生长方式,病理大体类型分为腔内型、腔外型、腔内外型和壁间型,以腔外型多见,小部分为腔内型。腔外型肿瘤常表现为腹部肿块,腔内型肿瘤易导致肠套叠和肠梗阻。小肠平滑肌肉瘤呈结节状生长,边界清楚,多数有完整的包膜。

CT:表现为由肠道壁向肠腔内或肠腔外突出的类圆形软组织密度肿块,其边缘多呈分叶状,内部密度不均匀,中央可有低密度坏死液化区、散在气体影或高密度出血灶,极少数肿块内有钙化,肿瘤与邻近器官的界限较清。增强扫描实质部分呈明显强化,坏死区内无强化。血管造影对于小肠平滑肌肉瘤有很大的诊断价值,能清楚显示肿瘤的大小和血供情况,对于肿瘤的位置也有充分评估。

MRI:T1加权像显示为中等信号的不规则软组织肿块,T2加权像显示肿块内不均匀信号增高,且见坏死液化的高信号区,其边界显示清晰。增强扫描实质部分强化较明显,坏死液化区不强化。MR扫描能较好地显示肿瘤的范围及其与周围结构的关系。

本例为56岁的中年男性患者，肿瘤位于腹腔，与小肠及小肠系膜关系密切，应该考虑小肠或小肠系膜来源肿瘤；肿瘤呈结节融合状生长方式，且每个结节大小均一，不符合常见的胃肠道间质瘤的特征；小肠淋巴瘤大多数为环肠壁弥漫浸润性生长，部分向腔内生长的淋巴瘤呈肿块型，不像这种多结节融合生长的特点，也不符合腹腔淋巴瘤的特征（腹膜后多见、腹主动脉周围、融合后界限不清）；因此，小肠或小肠系膜根部的常见肿瘤均不符合，所以我们可以考虑此部位少见的肿瘤，结合肿瘤呈"结节状融合生长、边界清楚"，DWI和压脂呈明显高信号（恶性肿瘤可能性大），符合小肠平滑肌肉瘤的特征。

【鉴别诊断】

1. 小肠间质瘤（gastrointestinal stromal tumors，GIST）：是非常少见的非上皮性肿瘤，属于胃肠道间叶源性肿瘤。良性者，多数<3cm，密度较均匀，增强后轻度至中度强化；恶性者，多数>3cm，密度多不均匀，肿块内可见出血囊变坏死区，肿瘤明显不均匀强化，部分病例可见周围器官或组织受侵犯征象，以及肝脏等处的转移灶。

2. 小肠淋巴瘤：表现为典型的肠腔动脉瘤扩张及"夹心面包"征，邻近常有肿大淋巴结。淋巴瘤局限于肠壁者表现为肠腔内息肉样肿块，多发性肿块及节段性受损。肠壁浸润性表现为肠壁呈结节样向心性增厚，小肠淋巴瘤向肠腔外生长的类型可表现为巨大软组织肿块。CT表现呈局部软组织肿块和肠壁增厚，可累及多节段，肿瘤密度常不均匀，其特征是常伴有肠系膜和腹膜后淋巴结肿大；其增强程度较小肠平滑肌肉瘤为轻。

3. 小肠平滑肌瘤：小肠平滑肌瘤是小肠常见的良性肿瘤，仅次于腺瘤，腔内型多见，约占75%。常发生于空肠、回肠，但瘤体相对较小，直径常<5cm，呈圆形或椭圆形，外缘较规则、清晰，密度均匀，增强后强化明显。瘤体较大者中心可发生坏死、囊变，可并发肠梗阻。有时可向肠外生长，且多发。

4. 小肠腺瘤：腺瘤属于上皮性肿瘤，是由一纤维血管核心履盖黏膜和黏膜下层的息肉样突出物所构成；上皮层内有分化程度不同的腺细胞。腺瘤单发，也可多发，累及一段小肠，甚至整个消化道，称为腺瘤病。腺瘤大小不一，带蒂或广基。有管状腺瘤、乳头状腺瘤及混合性腺瘤；有恶性的潜能，尤以乳头状腺瘤更为突出。腺瘤的CT特征为表面光滑，呈圆形或卵圆形突入肠腔内的均质软组织肿块；增强扫描显示肿块中～重度强化。大多数腺瘤带有蒂，较大的腺瘤可无蒂、广基。肿瘤的大小与恶变有关，一般在1.5～5cm以下；如肿瘤>5cm时，其恶变率在50%以上。

【参考文献】

[1] 王铸，王正颜，周纯武. 小肠平滑肌肉瘤的影像学诊断 [J]. 中国医学影像技术，2003，19(3)：335-337.

[2] 李春卫，武乐斌，刘村等. 胃肠道平滑肌肉瘤的临床及影像学诊断价值 [J]. 医学影像学杂志，2007，16(11)：1192-1195.

[3] 冯永明，钱斌，陈宏伟. 小肠间质瘤的 CT 诊断 15 例分析 [J]. 实用医学杂志，2013，29(20)：3399-3401.

（魏晋艳　赵建洪）

病例033　腹腔黏液性乳头状囊腺癌
(Peritoneal Mucinous Papillary Cystadenocarcinoma)

【临床资料】

　　患者,女,57。半年前无明显诱因出现吞咽困难,间断出现,自行服用助消化药物,治疗效果欠佳,期间无发热,腹痛、腹泻,无尿频、尿急等;近日上述不适症状加重伴腰背部疼痛不适。为进一步诊治来我院就诊,于我院行胃镜示胃体部粘膜下病变,门诊以"胃间质瘤"收住入院。

　　专科检查:全腹软,无明显压痛,反跳痛,未触及明显肿物,移动性浊音阴性,肠鸣音正常,4次/分。

　　实验室检查:血常规、尿常规等阴性。

【影像学检查】

　　CT检查:左侧腹膜后、左肾外下方,降结肠内后方见一囊性病灶,大小约5.0cm×3.5cm×3.2cm,密度不均匀,中间密度稍高,CT值约27HU,周围环形低密度影,囊壁菲薄均匀,边界清楚,增强扫描囊壁轻中度强化,三期CT值分别约30HU、44HU、46HU,中间未见强化。

　　CT诊断:左下腹神经源性肿瘤或肠源性肿瘤。

【图片】

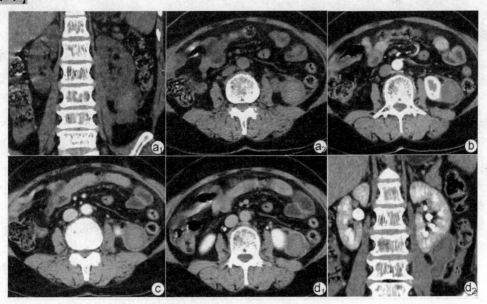

图4-033　腹腔黏液性乳头状囊腺癌

　　女性,57岁。左肾外下方、降结肠内后方见一囊性低密度肿块影,大小约5.0cm×3.5cm×3.2cm,边界清楚,平扫(a)病灶呈边缘液性低密度影,中央密度稍高。增强扫描(b-d)病灶囊壁可见轻中度强化,中间未见强化。肾周筋膜增厚、毛糙。

【手术与病理】

　　手术记录:腹腔镜探查见左下腹囊性病灶,包膜完整,与周围大网膜及部分降结肠有粘连,仔细分离粘连,完整切除肿瘤。

　　镜下表现:肿瘤囊壁及增生乳头表面衬覆肠上皮型黏液柱状上皮,部分区域上皮增生2~4层,胞核增大,异型,核仁明显。

　　病理诊断:腹腔黏液性乳头状囊腺癌。

【讨论与分析】

　　腹腔黏液性乳头状囊腺癌(peritoneal mucinous papillary cystadenocarcinoma):腹腔原发性浆液性或黏液性囊腺瘤、囊腺癌组织来源尚不清楚,可能来自异位卵巢组织或副卵巢组织、副肾和中肾组织,或者由胚腔上皮化生而来,即小蔟胚腔上皮细胞沿卵巢发育过程中下降途中停留,增生、化生而导致肿瘤发生。

　　CT特征缺乏特异性,多为囊腺癌表现;多为单发;单房或多房囊性变;包膜完整;囊壁有不均匀增厚;囊壁有强化的结节影;钙化少见。

　　本例为左下腹膜后(肾旁)囊性病灶,考虑包裹性积液、脓肿、单纯性囊肿或囊腺类肿瘤;临床症状及病史可以排除包裹性积液和脓肿;肿瘤密度不均匀,中间密度稍高(出血),不符合常见的浆液性囊腺瘤;患者为57岁的女性、左下腹膜后(肾旁)囊性病灶(可能来自异位或副卵巢组织、副肾和中肾组织)囊性病灶,有强化囊壁,边界清楚,可以考虑单房黏液性囊腺瘤;尽管没有看到异常强化的壁结节或粗细不均的壁及分隔,但囊壁较厚且较明显的延迟强化,也是符合黏液性囊腺癌的特征。

【鉴别诊断】

　　1. 肠系膜囊肿或肠源性囊肿:腹腔内的大小不一的囊性肿块,形状规则,多为类圆形和椭圆形;边界锐利清晰,囊壁菲薄且无明显结节,囊壁多不强化。

　　2. 囊性转移瘤:有原发恶性肿瘤病史,转移性,形态多不规则,多发,与周围组织界限多不清,增强后环形强化。

【参考文献】

[1] 庄奇新, 王纪龙, 朱莉莉等. 腹膜腔囊性病变的CT表现 [J]. 放射学实践, 2009, (2):183-185.

[2] 丰琅, 张峰波, 张道新等. 原发性腹膜后黏液性囊腺瘤1例报告并文献复习[J]. 临床泌尿外科杂志, 2011, 26(12):934-936.

[3] 杨建祥, 陈明会. 原发性腹膜后黏液囊腺癌1例报告[J]. 现代康复, 1998, (01):45-45.

(马来阳　赵建洪)

病例034 子宫肌瘤伴重度玻璃样变性
(*Uterine Fibroids with Severe Hyaline Degeneration*)

【临床资料】

患者,女,50岁。于入院前两年无明显诱因出现腹胀,伴食欲减退,无恶性、呕吐,无寒战、高热,无腹痛、腹泻,在当地医院行B超及MRI检查后诊断为"腹腔占位性病变",遂来我院就诊。

专科查体:腹部膨隆,全腹软,无明显压痛,腹部触及大小约30.0cm×30.0cm×20.0cm巨大包块,活动可,无触痛;浅表淋巴结未触及。

MRI诊断(外院):腹盆腔巨大囊性占位,多考虑囊腺瘤。

【影像学检查】

CT检查:腹盆腔内见巨大类圆形囊实性占位,大小约15.2cm×24.5cm×25.0cm,实性密度病灶CT值约44HU,边界清,病灶内见分隔及多发斑片状骨化影,增强扫描病灶实性成分及分隔明显强化,三期CT值分别约60HU、78HU、82HU,胰腺、肠管及膀胱受压移位,病灶与子宫底分界不清,实性成分强化与子宫肌层同步。

CT诊断:畸胎瘤。

【图片】

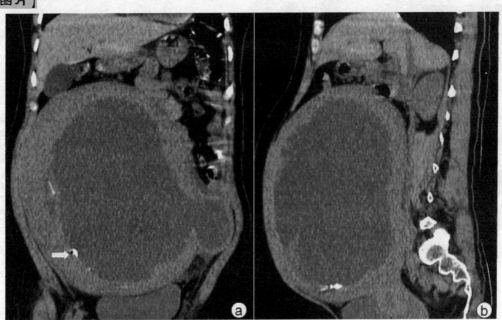

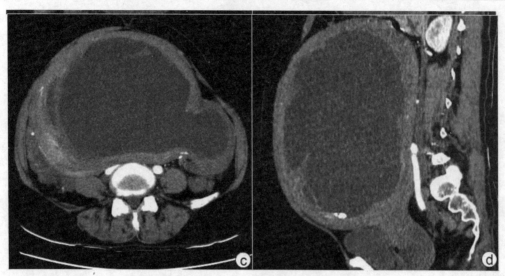

图4-034　子宫肌瘤伴重度玻璃样变性、囊性变

女性,50岁。平扫(a为冠状位)腹腔内见巨大类圆形囊实性肿块影,壁厚且薄厚不均匀,边界清,病灶内见分隔及多发斑片状钙化影(图a箭头示),矢状位(b)可清楚显示病灶下方与子宫相连。增强扫描(c,d)病灶实性成分及分隔明显强化,且与子宫肌层强化同步。

【手术与病理】

手术记录:探查见子宫增大如孕7月余大小,表面多个突起囊性肿物,最大位于前壁约10.0cm×8.0cm×7.0cm,双侧附件未见异常,行子宫及双侧附件切除术。术中送快速冰冻,病检回报为子宫肌瘤囊性变。

镜下表现:瘤组织出血,变性、坏死;部分区域瘤组织生长活跃,核分裂增多。

病理诊断:子宫平滑肌瘤伴重度玻璃样变性、囊性变。

【讨论与分析】

子宫肌瘤(myomaofuterus),又称子宫平滑肌瘤,是女性生殖系统最常见的良性肿瘤。好发年龄30~50岁,20岁以下少见。组织学结构:子宫平滑肌(主要)和纤维结缔组织增生。

按肌瘤与子宫肌层的关系分为:①肌壁间肌瘤:肌瘤位于肌壁内,周围均为肌层所包围,初发病时多为此类肌瘤,故最常见,约占60%~70%。②浆膜下肌瘤:肌壁间肌瘤向浆膜方向发展,并突出于子宫表面,与浆膜层直接接触,约占20%。如突入阔韧带两叶之间生长,即为阔韧带内肌瘤。③黏膜下肌瘤:肌壁间肌瘤向宫腔内生长,突出于子宫腔内,与黏膜层直接接触,约占10%~15%。此瘤可使子宫腔逐渐增大变形,并常有蒂与子宫相连,如蒂长可堵住子宫颈口或脱出于阴道内。

肌瘤失去其原有典型结构时称肌瘤变性,常见的变性有:①玻璃样变:又称透明变性,最常见。肌瘤剖面漩涡状结构消失,为均匀透明样物质取代。镜下见病变区肌细胞消失,为均匀透明无结构区。②囊性变:子宫肌瘤玻璃样变继续发展,肌细胞坏死液化即可发生囊性变,此时子宫肌瘤变软,很难与妊娠子宫或卵巢囊肿区别。肌瘤内出现大小不等的囊腔,其间有结缔组织相隔,数个囊腔也可融合成大囊腔,腔内含清亮无色液体,也可凝固成胶冻状。③红色样变:多见于妊娠期或产褥期,为肌瘤的一种特殊类型坏死,发生机制不清,可能与肌瘤内小血管退行性变引起血栓及溶血，血红蛋白渗入肌瘤内有关。患者可有剧烈腹痛伴恶心呕吐、发热，白细胞计数升高，检查发现肌瘤迅速增大、压痛。④肉瘤样变：肌瘤恶变为肉瘤少见，仅为0.4%~0.8%，多见于年龄较大妇女。肌瘤在短期内迅速长大或伴有不规则出血者应考虑恶变。若绝经后妇女肌瘤增大更应警惕恶性变可能。肌瘤恶变后，组织变软而且脆，切面灰黄色，似生鱼肉状，与周围组织界限不清。⑤钙化：多见于蒂部细小血供不足的浆膜下肌瘤以及绝经后妇女的肌瘤。常在脂肪变性后进一步分解成甘油三酯，再与钙盐结合，沉积在肌瘤内。

子宫肌瘤的CT表现通常为子宫分叶状增大，偶伴有不规则钙化，浆膜下型、壁间型及粘膜下型其表现略有差异，肌瘤本身为边界清楚的圆形实性肿块，密度与正常肌层近似，继发玻璃样变、液化及坏死时，内部可出现不规则或旋涡状低密度区，极少数甚至形成假性囊肿，此类囊肿壁相对较厚，内壁不光整，常有乳头状突起，增强扫描时肌瘤实性成分与正常肌层一样显著强化。

MRI表现：无变性的子宫肌瘤在T1WI、T2WI上均呈低信号，T2WI肿瘤周围可见高信号薄环，增强扫描肿瘤强化。有变性者根据变性的性质其信号不一，T2WI囊性变呈高信号，透明变性呈中等信号，钙化在T1WI、T2WI均为低信号。

本例为腹盆腔内的巨大肿块，小肠及肾脏受压向上及后上方移位，考虑盆腔来源的肿瘤。患者为女性，盆腔来源的肿瘤首先考虑卵巢或子宫的肿瘤性病变，肿瘤呈巨大囊实性改变，尽管囊性面积过大且其内见分隔影，似乎符合卵巢来源的囊腺类肿瘤，但肿瘤"囊壁"很厚，此点不符合囊性类肿瘤的特征，我们仔细观察重建矢状位可以发现，肿瘤绝大部分边界与周围组织界限清楚，只有子宫颈可见，子宫体未见，子宫不是向下被压，而是"生长于"子宫颈上，另外平扫及增强可见肿瘤实质密度及强化均与子宫颈一致并同步强化，说明此肿瘤来源于子宫，伴多发钙化灶，因此可以考虑巨大的子宫肌瘤并玻璃样变、囊性变。

【鉴别诊断】

1. 卵巢癌：常呈囊实混合性肿块。囊壁及间隔较厚，结节状突起，包膜不完整，有腹水及腹腔转移征象，肿瘤与子宫关系不密切，增强扫描结节状突起呈较明显强化，囊性成分不强化。

2. 子宫体癌：多发于50岁以上的更年期或绝经期妇女，临床表现较突出，为阴道不规则出血，早期因肿块小CT不易诊断，当子宫体癌使子宫增大时，表现为子宫对称性或局限分叶状增大。可有低密度坏死区，CT增强，肿瘤强化不均，与正常组织边界不清。但两者单靠CT有时很难区别，MRI增强检查更易区分。中后期子宫体癌则易浸润宫旁和盆腔侧壁。

3. 子宫平滑肌肉瘤：发病年龄较大，肿瘤有明显坏死，坏死内缘凹凸不平，呈结节状突起。

4. 畸胎瘤：肿瘤内含有3个胚层的组织，有其特征性的钙化、脂肪密度表现，鉴别不难。

【参考文献】

[1] 宦坚, 张博, 张伟等. 巨大浆膜下子宫肌瘤的CT诊断及鉴别诊断 [J]. 实用放射学杂志, 2010, 26(9):1308-1311.

[2] 谢锦兰.子宫平滑肌瘤变性的MRI表现 [J]. 中国CT和MRI杂志 ,2013,11(3):36-38.

[3] 苏佰燕, 薛华丹, 金征宇. 子宫肌瘤的影像诊断及与影像医学相关的治疗 [J]. 协和医学杂志, 2011, 273–276.

[4] Reynolds A. Diagnosis andmanagement of uterine fibroids [J]. Radiol Technol, 2007, 79(2): 157–178.

[5] 杜铁桥, 董杰, 许全英等. 输卵管卵巢脓肿的CT诊断价值[J]. 中华放射学杂志, 2006, 40(3):285–287.

（孙　秋　赵建洪）

病例035 腹膜后黏液性囊腺瘤
(*Retroperitoneal Mucinous Cystadenoma*)

【临床资料】

患者,女,19岁。因腰腹部疼痛不适一月入院,疼痛为绞痛。无恶心、呕吐及尿频、尿急等膀胱刺激征。当地医院超声检查:于右肾前下方探及一6.4cm×6.0cm大小的囊实性肿物,右肾积水。

专科检查:腹部膨隆,腹壁浅静脉无曲张,未见胃肠形及蠕动波;右上腹部可触及一约5.0cm×6.0cm大小包块,质韧、无压痛。

实验室检查:肿瘤标志物等实验室检查正常。血常规、尿常规均正常。

【影像学检查】

CT检查:右侧腹膜后见类圆形囊实性病灶,大小约5.5cm×5.8cm×5.2cm,壁厚,CT值约41HU,边界清晰,其内见斑点状、弧线状高密度影及液性密度影,增强扫描囊壁及病变内实性部分渐进性强化,三期CT值分别约55HU、78HU、82HU,右侧输尿管明显受压狭窄,右肾盂扩张。

CT诊断:右侧腹膜后囊实性占位,多考虑畸胎瘤合并感染,右侧输尿管受压并右肾积水、扩张。

【图片】

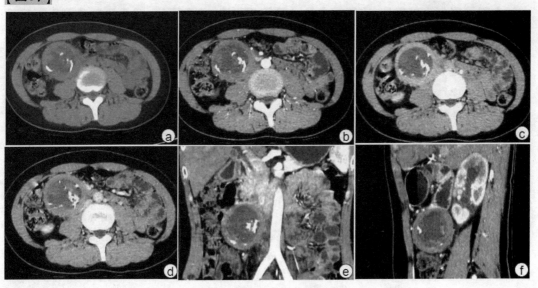

图4-035 腹膜后黏液性囊腺瘤

女性,19岁。CT平扫(a)右侧腹膜后囊实性占位,壁厚且薄厚不均,边界清晰,边缘及内部见多发斑点状弧线样钙化影,增强扫描(b,c)病灶边缘及病灶内实性部分渐进性强化。动脉期冠状位(e)及矢状位(f)重建图像。

【手术与病理】

手术记录:于脐右侧经腹直肌切开,进入腹腔,可见包块位于右侧,腔镜充分暴露肿物,表面覆盖大网膜,仔细剖解分离包块,见位于腹膜后,大小约6.0cm×5.0cm,有包膜,切开后见乳黄色果冻样液体,未见毛发及牙齿等。其外后方与右侧输尿管粘连,后方与腹主动脉、下腔静脉粘连,上方与十二指肠水平部粘连,完整分离,切除肿瘤。

镜下表现:瘤组织纤维囊壁较厚,纤维组织间伴淋巴细胞浸润,囊壁内衬黏液柱状上皮,上皮乳头状增生,部分区域细胞有异形。

病理诊断:(腹膜后)黏液性囊腺瘤(部分交界性)。

【讨论与分析】

腹膜后囊肿性病变甚为少见,可分为:①胚胎性或发育性囊肿(淋巴性、肠源性、支气管源性、尿生殖源性和皮样囊肿);②创伤性及炎症后囊肿;③肿瘤性;④寄生虫性囊肿等。该肿瘤可能来源于腹膜后属第二苗勒系统组织。第二苗勒系统与第一苗勒系统(即苗勒管)有着密切的胚胎学关系,该组织具有在腹腔(最常见于盆腔)内发生各种化生性及肿瘤性病变的潜能,此种化生及肿瘤性病变与发生在卵巢、子宫或女性生殖道其他器官的同类病变相似。

黏液性囊腺瘤(mucinous cystadenoma)是上皮性肿瘤中较常见的一种肿瘤。主要来源于卵巢表面上皮,向宫颈内膜上皮分化;另一来源是良性囊性畸胎瘤的单胚叶生长,其上皮和肠上皮相似,并可见杯状细胞。多发生于30~50岁妇女,多数为单侧,很少为双侧。

腹膜后黏液性囊腺瘤包括良性、交界性和恶性三类;男女均可罹患。影像学及手术均未查见生殖道及盆腔肿瘤或同类肿瘤的可考虑为原发于腹膜后。肿瘤的钙化特点:呈小斑点状及条絮状,沿囊壁及间隔散在分布。

本例肿瘤与下腔静脉、右侧腰大肌边界模糊不清,关系密切,肠系膜动脉受压向前推移,说明肿瘤位于腹膜后、脊柱右侧,因此首先神经源性肿瘤;肿瘤为囊实性改变,且以囊性占据绝大部分,伴多发钙化灶,比较符合节细胞神经纤维瘤的特征,但增强后肿瘤实性成分呈渐进性强化,以及无论从轴位图像,还是重建的冠状位、矢状位图像观察,肿瘤呈"圆形"、"质硬"感觉(与体查触感为质韧相符),而不是柔软塑形性生长的特点,据此两点可排除节细胞神经纤维瘤的诊断。既然不符合神经源性肿瘤的诊断,我们可以转换一下思路,此患者为女性,右侧腹膜后右肾下方囊性为主的肿瘤性病灶,是否能够考虑来源于腹膜后第二苗勒系统组织(第二苗勒系统与第一苗勒系统"即苗勒"有着密切的胚胎学关系),该组织具有发生各种化生性及肿瘤性病变的潜能,此种化生及肿瘤性病变与发生在卵巢、子宫或女性生殖道其他器官的同类病变相似——囊腺瘤,因此我们可以将囊腺瘤纳入鉴别诊断;其内部囊性成分密度较高,符合粘液性囊腺瘤表现,壁及内部分隔上斑点状、短线样或弧线状钙化符合黏液性囊腺瘤的表现,而该黏液性囊腺瘤壁厚,边界模糊不清,增强扫描囊壁及病变内分隔部分明显强化,则符合交界性黏液性囊腺瘤或恶性黏液性囊腺瘤的特征。

【鉴别诊断】

　　1. 囊性畸胎瘤：可发生于不同年龄，儿童较多见，女性多于男性，男女之比约为1:3~4，发病率有两个高峰期，第一个高峰期为出生后六个月，第二个高峰期为少年期。成人腹膜后畸胎瘤占腹膜后占位的7.7%。肾前间隙和腹主动脉前方为最好发的部位。瘤体内因含有牙齿、骨骼、脂肪等成分在CT上有特征性表现。

　　2. 囊性淋巴管瘤并感染：淋巴管瘤好发颈胸部，腹膜后发病少见，因属发育异常性疾病，所以易发于婴幼儿及胎儿，偶见于成人。CT所见为壁薄、边界清、有分隔的囊性包块，周围脏器受压、移位，增强扫描囊壁及分隔有轻度强化。

　　3. 创伤性血囊肿：患者多有局部外伤病史。新鲜血囊肿CT表现为高密度，CT值约50~80HU。慢性血囊肿可呈水样低密度改变，囊壁可见环形、虚线状钙化，囊壁一般稍厚、均匀，增强扫描时血肿囊壁可有强化，而囊内容物无强化表现。

【参考文献】

[1] 李晓杰, 高冬霞, 廖松林. 腹膜后单房性局部交界性黏液性囊腺瘤一例. 中华病理学杂志. 2001, 30(6).468.

[2] 李果珍. 临床cT诊断学. 北京:中国科学技术出版社, 1994:520.

[3] 陈凯, 柳学国, 杨林等. 腹部巨大囊性病变CT诊断. 放射学实践. 2000, 15(5).330-332.

[4] 吴伟清, 肖珍科, 张亿星. 不同病因腹膜后血肿的临床特点及影像诊断 [J]. 临床和实验医学杂志, 2010, (11):829-831.

[5] 李玉坤, 蒋彦永, 宋少柏. 成人腹膜后畸胎瘤的诊断与治疗. 中华外科杂志. 2000, 38 (12): 892-894.

（蒋　健　赵建洪）

病例036　巨大囊性淋巴管瘤
(Huge Cystic Lymphangioma)

【临床资料】

患者,男,17岁。患者于入院两周前出现无明显诱因的右上腹持续性钝痛,呈间断性,自己可触及表面光滑的囊性肿块,无压痛,皮肤轻度黄染。患者自发病以来神情、精神差,饮食欠佳,无恶心、呕吐、发热、畏寒,体重无明显增减。

专科检查:腹部膨隆,未见胃肠形及蠕动波;右中上腹部可触及巨大囊性肿块,触之有波动感,边界不清。浅表淋巴结未触及。肠鸣音正常,3次/分。

实验室检查:血常规、尿常规等阴性。

【影像学检查】

CT检查:右中上腹可见一巨大囊实性病灶,大小约19.1cm×16.1cm×9.5cm,CT值约14HU,囊内可见一块状稍高密度影,CT值约40HU,伴点状高密度影;增强扫描,两者均无明显强化,后腹膜区可见多发包裹性液性密度影。

CT诊断:畸胎瘤。

MRI检查:右中上腹可见一巨大稍短T1,稍短T2异常信号,大小约19.3cm×16.8cm×9.5cm,形态不规则,边界清楚;病灶右后尚可见一不规则片状稍长T1,短T2信号影,周围脏器呈受压推挤改变。

MRI诊断:畸胎瘤。

【图片】

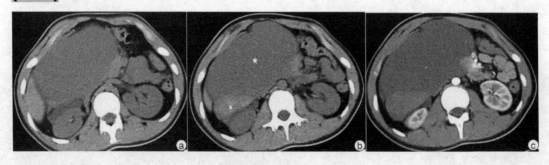

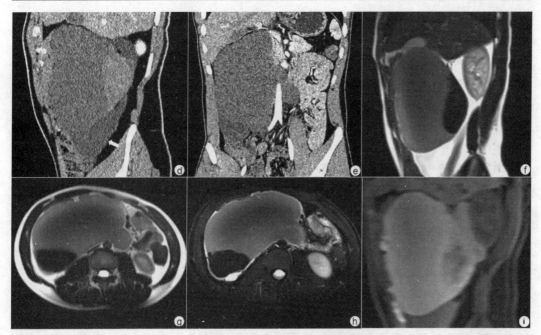

图4-036　巨大囊性淋巴管瘤

男性,17岁。右侧腹腔内巨大占位病变(图b★所示),大小约19.1cm×16.1cm×9.5cm,CT值约14HU,囊内可见一团块状稍高密度影,CT值约40HU(图b▲所示),病灶周围见液性密度影(图d→所示)。增强扫描(c-e),病灶无明显强化效应。MRI平扫病灶呈稍短T1,稍短T2异常信号,形态不规则,边界清楚,病灶右后上方边缘可见一不规则片状稍长T1,短T2信号影(f、g、i),压脂序列(h)信号无明显减低,周围脏器呈受压推挤改变。

【手术与病理】

手术记录:取右侧经腹直肌切口,长约15cm。依次切开皮肤、皮下组织、腹肌、腹膜。右上腹后腹膜可见一巨大囊性肿瘤,活动度差,病灶位于右肾、结肠肝区及其系膜、十二指肠、胰头、下腔静脉、腹主动脉之间,约20.0cm×25.0cm,空针穿刺抽出咖啡样囊液;逐层分离暴露肿瘤,肿瘤与周围组织粘连,沿囊壁分离瘤体,尽可能完整剥离囊肿送检,置引流管后关腹。

镜下表现:囊肿壁由纤维、脂肪组织构成,囊壁见团状淋巴组织及脂肪母细胞,囊腔内有淡红色淋巴液,间质血管扩张充血。

病理诊断:囊性淋巴管瘤。

【分析与讨论】

囊性淋巴管瘤(cystic lymphangioma)是一种先天性脉管发育畸形,属于错构瘤性质,是淋巴源性少见的良性病变,通常易发生于婴幼儿及青少年,偶尔可发生于成人。胚胎发育过程,如有部分原始淋巴囊不能向中央静脉引流,正常分化的淋巴结构异常错构或未能与正常引流通道建立联系,隔离的淋巴管或淋巴囊异常增生扩大即形成淋巴管瘤。也可继发于外伤或手术引起淋巴管损伤,导致淋巴液引流不畅最终发展而成。由于原始胚胎淋巴囊发生于颈部、腹膜后髂内静脉,故大部分淋巴管瘤发生在颈部(75%)和腋部(20%)。囊性淋巴管瘤具有潜在和长期缓慢增长的特征,合并感染时,可以突然增长,这可能是因为感染引起淋巴管发生阻塞,使淋巴回流入囊肿内所致;轻度的外伤引起内出血也可使囊性淋巴管瘤突然增大。囊性淋巴管瘤还具有沿血管神经周围"浸润性"或"塑形性"生长的特性,但罕有引起压迫症状者。

典型病灶在CT图像中表现为类圆形、不规则形呈分叶状的囊性肿块,密度与水相仿,CT值15~20HU左右,壁菲薄,无结节,部分可见分隔,增强后无强化或轻度强化。MRI图像中,病灶呈稍长T1、长T2信号,压脂呈高信号,壁菲薄,其内可见多发条状短T2信号分隔影,壁及分隔可见轻度强化。巨大病灶周围组织多受压变形移位,可沿组织间隙"爬行性生长",同时累及多个组织间隙,病灶形态与局部间隙相吻合,呈塑形性改变,囊内可见线条状、点状明显强化影这可能是淋巴管多与血管相伴行,淋巴管瘤在发展过程中逐渐包裹血管所致,该征象对确诊腹腔囊性淋巴管瘤及与其他囊肿的鉴别有非常重要的意义。囊内含有黏液、出血或感染积脓时密度可不均匀性增高,出血后可见液-液平面;增强扫描时囊内容物无强化,囊壁和间隔无强化或有轻度强化,是由于瘤体大部分为囊性组织,血供少,感染时因炎性肉芽组织增生,囊壁血供丰富而强化明显。

本例为17岁的男性青少年,符合囊性淋巴管瘤发病的年龄特征;右中上腹巨大囊性肿块,触之有波动感,从重建的冠状位可明确观察到肿瘤部分跨中线、包裹腹主动脉"塑形"的生长特征,伴少许稍高密度和稍长T1、短T2出血信号,符合囊性淋巴管瘤的临床特性和缓慢生长特征、塑性生长特性和伴发出血特征;增强后无强化;以上均符合囊性淋巴管瘤的综合表现。

【鉴别诊断】

1. 胰腺假性囊肿:多见于青壮年男性,多呈单房,常有胰腺炎病史可鉴别。

2. 肠系膜囊肿:一般较小,周围肠管受压移位后出现症状较早,多为单房,极少分隔,可有蒂,易发生扭转。

【参考文献】

[1] Bezzi M, Spinelli A, Pierleoni M, et al. Cystic lymphangioma of the spleen: US-CT-MRI correlation[J]. European radiology, 2001, 11(7): 1187-1190.

[2] 黄磊,许崇永,赵雅萍等. 小儿颈部淋巴管瘤的影像学表现 [J]. 中华放射学杂志, 2005, 39(8): 835-837.

[3] Ozdemir H, Kocakoc E, Bozgeyik Z, et al. Recurrent retroperitoneal cystic lymphangioma[J]. Yonsei medical journal, 2005, 46(5): 715-718.

[4] 李晖,殷庆龙,王代兵. 螺旋 CT 在腹部囊性淋巴管瘤诊断中的价值 [J]. 医学影像学杂志, 2012, 22(7): 1224-1225.

(翟永川 赵建洪)

病例037 腹膜后去分化脂肪肉瘤
(Retroperitoneal Dedifferentiatedliposarcoma)

【临床资料】

患者,女,49岁。入院前两周无意中发现右上腹一包块,无发热及其他明显不适。

专科查体:腹部膨隆,未见胃肠形及蠕动波;右上腹可触及较大包块,边界模糊不清,质韧,无压痛及反跳痛。浅表淋巴结未触及。肠鸣音正常,4次/分。

实验室检查:血常规、尿常规等阴性。

【影像学检查】

CT检查:右上腹巨大混合密度肿块,形态不规则,大小约17.3cm×10.5cm×5.5cm,边界较清。肿块上1/3以不规则脂肪密度为主,其间可见多发条形分隔;中1/3以不均匀囊性密度为主,囊壁可见结节,中间囊性影被脂肪密度影包绕,后缘可见多发斑点状、片状钙化灶;下1/3以实性肿块密度为主,其内可见多发低密度区。增强后病变实性部分、部分囊壁均明显不均匀强化。病变边界尚清,周围组织受压推移,右肾前移至腹壁下。

CT诊断:生殖细胞肿瘤。

【图片】

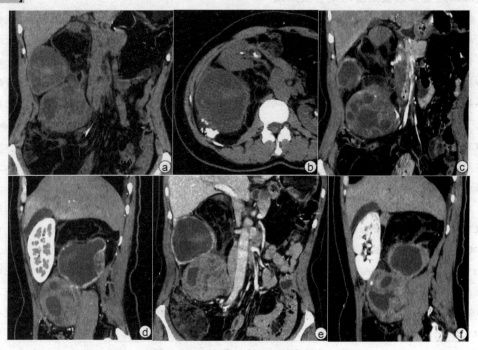

图4-037 腹膜后去分化脂肪肉瘤

女性,49岁。CT平扫(a-b)右侧中上腹膜后可见巨大混合密度肿块,大小约17.3cm×10.5 cm×5.5cm,边界较清,上1/3以不规则脂肪密度为主,其间可见多发条形分隔;其中1/3以不均匀囊性密度为主,囊壁可见结节,中间囊性影被脂肪密度影包绕,后缘可见多发钙化灶;下1/3以实性肿块密度为主,其内可见多发低密度区;脂肪成分与非脂肪成分界限清楚。增强后(c-f)病变实性部分、部分囊壁明显不均匀强化。病变边界尚清,周围组织受压推移。

【手术与病理】

手术记录:取右上腹经腹直肌切开,长约18cm,进入腹腔,后腹膜可见约25.0cm×18.0cm×15.0cm,囊实性混合性质包块,占据整个右侧腹腔,将右肾及升结肠顶向左侧腹腔,小肠及结直肠未见侵犯,胰腺脾脏未见异常。

肉眼及镜下表现:肿块切面多形状,灰白灰黄,伴有出血坏死,镜下瘤组织由多种成分构成,有非典型性脂肪细胞、梭形细胞的纤维肉瘤样组织,梭形细胞单一、纤细,未见单核、多核瘤巨细胞。

免疫组化染色:瘤细胞SMA(+/-),Vimentin(+),desmin(-),calponin(-),S-100(-),CD117(-),CD57(-),CD21(-),Ki67阳性细胞数>30%。

病理诊断:腹膜后去分化脂肪肉瘤,去分化成分以纤维肉瘤为主。

【讨论与分析】

1979年Evans首次提出了去分化脂肪肉瘤(dedifferentiatedliposarcoma,DL)的名称。新WHO软组织肿瘤分类将脂肪肉瘤分为:非典型性脂肪瘤性肿瘤/高分化脂肪肉瘤(ALT/WDL);去分化脂肪肉瘤(DL);黏液样脂肪肉瘤/圆形细胞脂肪肉瘤(ML/RCL);多形性脂肪肉瘤(PL);混合型脂肪肉瘤(MTLs)。DL的概念是指ALT/WDL移行为富于细胞的非脂肪源性梭形细胞或多形性肉瘤的混合性肿瘤。

临床多无症状或肿块压迫症状。DL好发于老年人,60~80岁,男性略多于女性,最常见的发病部位为腹膜后及盆腔(约占75%),其次为四肢(约占15%)和躯干(约占7%)。

影像学上多呈混合密度改变,瘤内同时见脂肪密度成分及等或高于肌肉密度成分,脂肪密度肿块位于肿瘤表浅部,与等或高于肌肉密度成分的二者之间界限清楚;注入对比剂后早期呈中度到显著强化,且不均匀,延迟期强化较早中期明显且趋于均匀,囊变坏死区无强化。复发病例多为少脂肪型或单一密度影,瘤内脂肪成分少于10%或呈腹盆腔多发病灶,脂肪密度肿块与等或高于肌肉密度肿块散发于不同部位。钙化较少,无骨骼、牙齿等结构;腹膜后的病例,肿物体积一般较大,脂肪性成分和非脂肪性实性成分并存,但有时可以是不相连的肿物。

本例患者肿瘤巨大,CT轴位和重建矢状位显示右肾推移至前腹壁下,说明肿瘤来源于后腹膜腔,考虑生殖细胞肿瘤和腹膜后间叶组织肿瘤。肿瘤密度混杂,包含脂肪组织,伴钙化,具备畸胎瘤的基本特征,增强后实性成分明显强化,要考虑恶性畸胎瘤,但该患者为49岁的中年女性,超过生殖细胞肿瘤的好发年龄(平均25岁以下);肿瘤位置偏于一侧,也不符合生殖细胞肿瘤好发于中线位置的特点;另外,肿瘤组织中的脂肪组织位于肿块外周、表浅部(畸胎瘤中脂肪位于肿瘤的深部、中间),其内实性和囊实性肿块呈多发,实性成分呈等密度(肌肉)的软组织影,伴多发囊变和囊壁、壁结节,脂肪成分与非脂肪成分界限清楚,这些特征均不符合生殖细胞肿瘤中恶性畸胎瘤的表现,因此只能考虑腹膜后间叶源性肿瘤—脂肪肉瘤,肿瘤边界清楚,增强后早期实性成分及间隔、囊壁、壁结节中度至明显强化,随后强化趋于均匀;综合以上特征,可以考虑去分化脂肪肉瘤。

【鉴别诊断】

1. 畸胎瘤:可发生于不同年龄,平均在25岁以下,儿童较多见,女性多于男性,腹膜后趋于中线位置的肿瘤内发现有脂肪或类似牙齿等骨组织,对肿瘤的定性具有确诊的作用。

2. 硬化性脂肪肉瘤:CT平扫同去分化脂肪肉瘤,软组织相对较少,特别是增强后不强化或轻微强化。

3. 多形性未分化肉瘤:老年患者,无脂肪成分,腹膜后好发,肿瘤不大时,密度均匀,肿瘤较大时,可见囊变坏死;增强后渐进性强化。

【参考文献】

[1] 崔力方,罗成华,张继新等.腹膜后去分化脂肪肉瘤临床病理分析 [J].实用肿瘤杂志,2012, 27(6): 620-623.

[2] 刘权,彭卫军,王坚.腹膜后去分化脂肪肉瘤的 CT 诊断 [J].中华放射学杂志,2005, 38(11): 1206-1209.

[3] 张兆祥,韩林.去分化脂肪肉瘤的病理学研究进展 [J].临床与实验病理学杂志,2010(1): 97-100.

[4] 穆殿斌,原银萍,莫海英等.去分化脂肪肉瘤 28 例临床病理分析[J].临床与实验病理学杂志, 2011, 27(5): 506-509.

(罗永军 赵建洪)

病例038 腹膜后多形性脂肪肉瘤
(*Retroperitoneal Pleomorphic Liposarcoma*)

【临床资料】

患者,男,38岁。因左下肢疼痛、麻木,发现左髋前部包块3月入院。患者于5月前站立过久后出现左下肢麻木,呈间歇性发作,不伴腹痛、腹胀、恶心、呕吐等;无发热。患者由站立位变换为坐、卧位时症状缓解、消失。近一月,患者排便次数增加,2~3次/天,体重无明显增减。

专科检查:腹稍膨隆,左下腹至左髂窝区可触及一大小约10.0cm×11.0cm类圆形包块,质地较硬,边界较清,活动度不佳,无明显压痛。移动性浊音阴性,肠鸣音3次/分。浅表淋巴结未触及。

【影像学检查】

CT检查:左侧髂窝处见椭圆形较低密度影,大小约10.6cm×11.0cm×12.4cm,其内密度欠均匀,似见分隔,CT值约20HU;增强扫描病变内见条、絮状轻度不均匀强化,CT值约23HU。左侧髂总动脉、髂内、外动脉及髂腰肌受压推移,且与髂腰肌界限不清。

CT诊断:左侧髂窝囊性占位,考虑神经源性肿瘤或纤维源性肿瘤。

【图片】

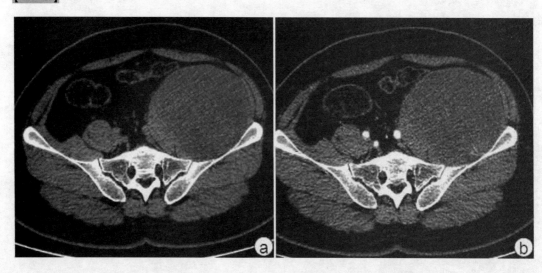

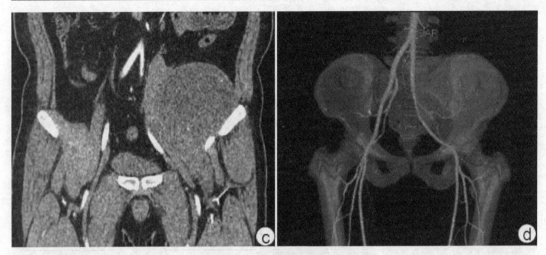

图4-038 腹膜后多形性脂肪肉瘤

男,38岁;左侧髂窝区占位。CT平扫(a)于左侧髂窝处见一较大椭圆形较低密度影,密度欠均匀,边界光整,左侧髂腰肌显示不清,推挤受压。增强扫描(b,c)病灶轻度强化效应,内见细小血管影,CTA图像(d)示左侧髂总动脉、髂内、外动脉受压推移改变。

【手术与病理】

手术记录:入腹探查见肿瘤位于盆腔左侧腹膜后,有包膜,肿瘤与周围组织粘连不密切,有疏松间隙,沿肿瘤表面包膜分离,见肿瘤来源于左侧闭孔内肌,肌肉组织受侵,肿瘤约12cm×10cm×10cm大小。

镜下表现:圆形原始间叶细胞,核有切迹,纤细的芽枝状、网状毛细血管网,粘液样基质。

免疫组化染色:瘤细胞示S-100(+),SMA(+),Vimentin(++),NSE(+/-),CD57(+/-),Ki67阳性细胞数>70%。

病理诊断:腹膜后高度恶性肿瘤,考虑为多形性脂肪肉瘤。

【讨论与分析】

脂肪肉瘤(liposarcoma)为来源于脂肪细胞和向脂肪细胞分化的间叶细胞的恶性间叶组织肿瘤。为成年人第二常见软组织恶性肿瘤。组织学分为5型:高分化型(脂肪瘤样、硬化性和炎症性)、黏液型、多形性、圆形细胞型、去分化型,其中黏液脂肪肉瘤占30%~40%,多形性脂肪肉瘤占20%,圆形细胞脂肪肉瘤约占10%,去分化型占10%。男性多于女性,性别比2.12:1。40~60岁常见,20岁前少见,儿童罕见(儿童多为脂肪母细胞瘤)。

脂肪肉瘤多位于深部软组织,很少位于皮下,以腹膜后、下肢(以股四头肌和腘窝)常见。常为无痛性软组织肿块,生长缓慢,体积较大,可呈分叶状,边界清晰,晚期出现疼痛、肿胀及功能障碍。病变早期可出现血行转移至骨、肺。

多形性脂肪肉瘤(pleomorphic liposarcoma)是一种发生于成人的软组织肿瘤,无性别差异,多见于70岁年龄组,发病高峰年龄与高分化脂肪肉瘤和去分化脂肪肉瘤基本一致,也可发生于放疗后或与神经纤维瘤病伴发。

CT表现为圆形或不规则软组织肿块,浸润性生长。分化良好者密度近于脂肪密度;分化不良或多形性脂肪肉瘤密度近于软组织，肿瘤可有骨骼破坏。增强扫描：分化良好肿瘤不强化或轻度强化；分化不良者呈结节或弥漫性强化。

MRI表现为形态不整、边界不清、大小不一、信号不均的软组织肿块，成分决定其信号表现，脂肪肉瘤分隔厚、不规则。增强扫描显著强化。

本例为左下腹及髂窝处较大肿块，伴左下肢麻木、疼痛，说明压迫坐骨神经，左侧髂总动脉及髂内、外动脉受压向前向内推移，考虑腹盆腔腹膜后肿瘤，间叶源性肿瘤或神经源性肿瘤；肿瘤密度欠均匀，边界清楚，未见脂肪密度影，增强后呈斑点状、片絮样轻度强化，可能与脂肪肉瘤有些距离，但肿瘤位于后腹膜向下的延续区域以及后腹膜概率很高的脂肪肉瘤，影像学上可能见不到成熟脂肪等特点，有必要坚定信心做出诊断。

【鉴别诊断】

1. 神经源性肿瘤：为较常见的腹膜后肿瘤，在腹膜后肿瘤中居第二位。可源于腹膜后任何神经结构，包括神经鞘瘤、神经纤维瘤、恶性神经鞘瘤和神经纤维肉瘤，大多数来自脊神经鞘细胞，故好发于脊柱旁、肾脏内侧和盆腔骶前区等神经组织丰富的部位，与腰大肌关系密切，一般沿神经走向分布，可呈卵圆形或棱形，纵径大于横径；神经鞘瘤多呈分叶改变，瘤内可含有脂类成分，瘤体大者可见坏死、囊变区，偶见钙化灶。增强扫描病灶呈轻度或明显强化，但强化不均匀，发生囊变时呈环形强化，坏死、囊变区无强化。

2. 纤维肉瘤：好发于大腿，其次为腹膜后，平均发病年龄45岁左右；当脂肪肉瘤分化不好，以实性成分为主时，不易与纤维肉瘤区分。

3. 黏液性脂肪肉瘤(假囊肿型)：肿瘤密度较低，近似水样密度，比脂肪密度高，CT表现似为囊性病变。

【参考文献】

[1] 李杰, 丁小南, 袁建华. 软组织脂肪肉瘤CT表现与组织分化的关系. 实用肿瘤学杂志. 2006, 20(3), 228-229.

[2] 唐涛, 范娜娣, 林建韶. 多形性脂肪肉瘤的临床病理特征. 诊断病理学杂. 2006, 13(6) 457-459.

[3] 丁建平, 李石玲, 刘斯润. 骨与软组织肿瘤影像学. 人民卫生出版社. 2009年6月第1版. 132-134.

[4] 杜晓辉, 李荣, 宋少柏. 原发性腹膜后神经源肿瘤93例分析. 中国普通外科杂志. 2004, 13(12):915-917.

[5] 笑爱兰, 韩萍, 冯敢生等. 腹膜后神经源性肿瘤的CT诊断. 临床放射学杂志. 2006, 25 (6):547-550.

（蒋　健　赵建洪）

病例039 腹腔孤立性纤维性肿瘤
(Abdominal Cavity Solitary Fibrous Tumor)

【临床资料】

患者,男,70岁。下腹部渐进性无痛性包块十年,间断恶心一月。既往体健。

专科检查:腹部膨隆,下腹部可触及一巨大包块,质软,无压痛,活动度尚可,全腹软,无压痛及反跳痛,肝脾肋下触诊不满意,移动性浊音阴性,肠鸣音正常。

实验室检查:血常规、尿常规及肿瘤标记物正常。

【影像学检查】

CT检查:腹腔内巨大囊实性肿块影,大小约18.3cm×11.6cm×14.7cm,肿块与左前下腹壁界限不清,实性部分CT值约28HU;增强后实性成分动脉期呈轻度强化,静脉期和延迟期呈渐进性轻度强化,CT值分别为44HU、50HU、55HU;左侧髂外动脉和髂外静脉参与肿瘤供血与引流。

CT诊断:腹腔巨大占位,考虑腹膜(或系膜)黏液纤维瘤或孤立性纤维瘤。

【图片】

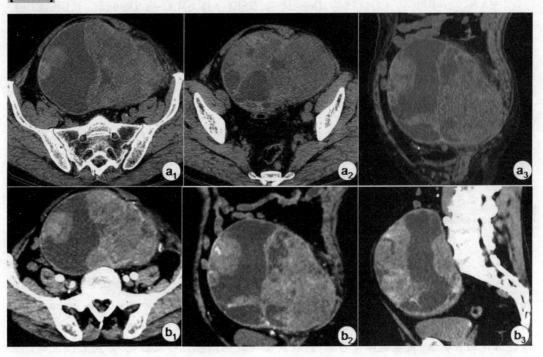

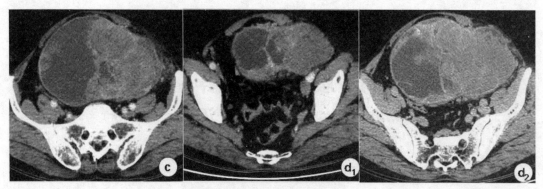

图4-039　腹腔孤立性纤维瘤

男性,70岁。CT平扫(a_{1-3})腹盆腔巨大囊实性占位,囊性成分与实性成分相间存在,增强后动脉期(b_{1-3}),实性成分呈轻度强化;左侧髂外动脉和髂外静脉参与肿瘤供血与引流,肿块与左前下腹壁界限不清。静脉期(c)及延迟期(d_{1-2})渐进性轻度强化。

【手术与病理】

手术记录:麻醉成功后,消毒铺巾,取下腹部正中切口入腹,见肿瘤源于左下腹前腹壁,约18cm×14cm×20cm大小,呈囊实性包块,占据整个盆腔,包膜完整(包膜与壁层腹膜融合),包膜与盆腔内脏器轻度粘连,与膀胱分界清楚,小肠与结直肠未见明显异常。逐步分离粘连,游离肿瘤,注意保护输尿管及髂血管,保存壁层腹膜,完整分离并切除腹壁巨大肿瘤。

镜下表现:肿瘤由细胞密集区和少量细胞稀疏区构成,密集区细胞卵圆形、梭形,细胞无明显异型性,细胞稀疏区胶原纤维增多。

免疫组化染色:细胞示CD34(+++),Vimentin(+++),CD99(+),Bcl-2(+),EMA(-),S-100(-),CD117(-),Dog-1(-),NSE(+/-),SMA(-),Desmin(-),GFAP(-),Ki67(+2%)。

病理诊断:(腹盆腔及腹壁)孤立性纤维性肿瘤,伴囊性变。

【讨论与分析】

孤立性纤维性肿瘤(solitary fibrous tumor,SFT):1931年由Klemperer 和Rabin首次命名的罕见梭形细胞肿瘤,当时认为该病仅发生于胸膜。目前认为,SFT是起源于表达CD34抗原的树突状间质细胞,该间质细胞弥漫分布于人体结缔组织中,具有向纤维母/肌纤维母细胞分化而形成的肿瘤。故此瘤可广泛分布于全身各个部位,其中胸膜为其最好发部位。约30%出现在胸膜以外的部位。大多数SFT生物学行为呈良性经过,10%~20%为恶性或倾向恶性,好发于中老年人,平均46岁,无性别差异。临床症状多较轻微,实验室检查及肿瘤标记物多正常,极少部分肿瘤可产生副瘤综合征,如产生胰岛素样生长因子导致低血糖。

SFT生长缓慢,肿块往往较大,多为圆形或椭圆形,膨胀性生长,周围组织多表现为推压移位改变,多具有完整包膜;钙化少见。MRI对于肿块内部组织成分显示较为清晰,肿瘤内部存在片状或结节状T2低信号的纤维组织成分被认为是SFT的较特异性征象。SFT多表现为轻中度延迟强化,与肿瘤血管、细胞密集区和致密胶原纤维的分布密切相关。肿瘤血管丰富区、细胞密集区强化明显,强化早期瘤内迂曲血管影显示清晰;细胞稀疏区、致密胶原纤维区强化相对较弱,呈延迟强化特点;黏液变性延迟扫描可见轻度强化;坏死囊变区始终无强化。延迟强化的特点具有重要的鉴别诊断价值。

　　本例肿瘤位于腹盆腔，关键在于定位肿瘤的起源位置，从CT轴位图像和重建冠状位图像可以观察到肿瘤起源于左前下腹壁深面的壁腹膜，突向腹盆腔生长，因此壁腹膜最常见的肿瘤为孤立性纤维瘤；该肿瘤生长缓慢（十年病程），肿瘤巨大、膨胀性生长特点，边界清楚，以及60多岁的好发年龄，增强后结节状、片状实性成分呈渐进性明显强化，亦符合孤立性纤维瘤的特征；肿瘤囊性变明显，可以考虑孤立性纤维瘤伴囊性变或腹膜黏液纤维瘤。

【鉴别诊断】

　　1. 腹膜（或系膜）间质瘤：两者形态学相似，均可出现囊变、坏死、斑点状钙化、周围血管增多。但间质瘤增强后肿瘤内较少见多发迂曲蜀行的肿瘤血管影及"多发结节状"强化。

　　2. 纤维肉瘤：一般较大，边界不清，密度或信号不均，T2WI多呈高信号，增强强化不均，钙化相对较SFT多见，而SFT肿块边界相对清楚，T2WI呈等低信号。

【参考文献】

[1] 张禹, 骆祥伟, 朱友志等. 孤立性纤维性肿瘤的临床、病理和影像学表现[J]. 中国医学计算机成像杂志, 2013, 19(3):222-226.

[2] 刘毅, 刘剑羽, 王宏磊等. 孤立性纤维性肿瘤的影像表现[J]. 中华放射学杂志, 2012, 46(5).

[3] 丁汉军, 刘灶松, 徐向东. 孤立性纤维性肿瘤的MSCT、MRI表现及病理学特征分析[J]. 中国CT和MRI杂志, 2013, 11(05):28-31.

[4] 王关顺, 刘云霞, 高得培等. 孤立性纤维性肿瘤的CT和MRI表现 [J]. 放射学实践, 2013, 28(4):455-458.

（韩引萍　赵建洪）

病例040 结肠神经鞘瘤
(*Colon Neurilemmoma*)

【临床资料】

患者,女,47岁。患者于入院前1月无明显诱因出现进食后腹胀、腹痛伴恶心不适,无腹泻,无便血、便秘,无发热、盗汗。

专科检查:腹平软,未见胃肠形及蠕动波;右中腹部可触及鸡蛋大肿块,活动度可,质硬,有压痛。移动性浊音阴性,肠鸣音正常,3次/分。浅表淋巴结未触及。

实验室检查:血常规及大小便常规阴性。

【影像学检查】

CT检查:回盲部结构失常,阑尾、末段回肠及盲肠套入升结肠,升结肠管腔内见一大小约3cm类圆形软组织肿块影,CT值约43HU,增强动脉期中度强化,三期CT值分别约68HU、94HU、101HU;相应系膜区见多发增大淋巴结影,部分明显强化。

CT诊断:结肠癌。

MRI检查:结肠肝曲及升结肠上段结构混杂,部分管腔结构显示不清,此区域可见较大团块状混杂信号影,T2以高信号为著并内部可见结节样等信号影,T1以等信号为著,病灶周围可见一低信号影环绕,与邻近肠管界限欠清,局部肠管受压;DWI示病灶呈边缘环状高信号,内部可见稍高信号影。增强呈厚壁环状轻至中度强化。

MRI诊断:结肠癌。

【图片】

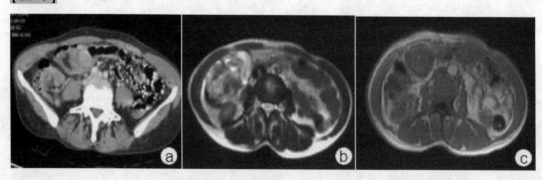

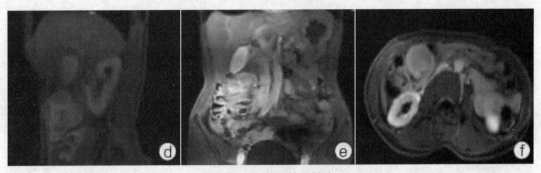

图4-040 结肠神经鞘瘤

女性,47岁。CT图(a)示阑尾、末段回肠及盲肠套入升结肠,升结肠管腔内见软组织肿块影,大小约3cm,增强动脉期中度强化,相应系膜区见多发增大淋巴结影,部分明显强化。b、c、d、e分别为MRI成像的横断面(b)、矢状(d)及冠状面(e)图象,示肿块以长T2(b)、长T1(c)信号为主,内见低信号结节,肿块与周围肠管界限不清;增强(f)肿块轻中度强化。

【手术与病理】

手术记录:取右侧腹直肌旁切口长约13cm,进腹探查,见腹腔内少量积液,淡黄色,肠管轻度积气,于盲肠起始部可见一肿瘤,约5.0cm×6.0cm大小,向肠腔内生长导致肠腔狭窄,质韧,边界欠清,未突破浆膜层,与周围脏器无粘连,邻近系膜可见淋巴结。

镜下表现:瘤组织梭形,呈束状排列,核卵圆形、长梭形,胞浆粉红。瘤细胞周边可见淋巴细胞。

免疫组化染色:CD117(−),CD34(−),Dog-1(−),SMA(−),Desmin(−),S-100(+),CKp(−),Vimentin(+),Ki阳性细胞数10%。

病理诊断:(结肠)神经鞘瘤。

【讨论与分析】

神经鞘瘤(neurilemmoma)是来源于神经鞘细胞常见的软组织肿瘤,又称神经膜纤维瘤(schwann cell tumor)或雪旺瘤(schwannoma),通常为单发性神经鞘瘤,来源于神经鞘;常发生于头面部、四肢末端神经及中枢神经系统,亦可见于皮下组织、腹膜腔、纵隔等部位,然而胃肠道的神经鞘瘤相对甚少,结肠部位则尤为罕见。有研究报道称胃肠道神经鞘瘤的发病率仅为所有胃肠道肿瘤的0.4%~1%。结肠神经鞘瘤是生长缓慢且包膜完整的良性肿瘤,好发于直肠乙状结肠,其临床表现取决于肿瘤原发部位及生长速度,常表现为便秘或排便困难,亦可出现便血、腹痛、腹胀或肛门疼痛。综合文献报道,结直肠神经鞘瘤平均发病年龄为60岁,肿瘤平均大小4.7cm,有恶变可能。

神经鞘瘤的典型影像学表现:CT表现为类圆形肿块,边界清楚,密度均匀或不均匀,密度可从水样密度到肌肉样等密度,常发生液化、坏死,可囊变,表现为不均匀强化,其中可有不均匀间隔。MRI多表现为边界清楚的单发类圆形肿块,可见有完整包膜,易发生囊变、出血、坏死,肿块内信号多不均匀,T1WI多为低信号,T2WI呈囊实性混杂信号,增强扫描分隔和包膜有强化。组织病理学上,S-100阳性是其特异性指标,栅栏状及淋巴细胞袖套是神经鞘瘤最典型的组织学特征。

　　本例患者回盲部结构失常，阑尾、末段回肠及盲肠套入升结肠，首先考虑肠套叠；肠套叠多继发于肠息肉、肠肿瘤、肠憩室、肠壁炎性增生、腹型紫癜致肠壁血肿等病变导致的肠蠕动力式改变，蠕动节律失常，成为引起肠套叠的诱导点，从而牵引肠壁发生肠套叠。肠道肿瘤是成人肠套叠最常见的继发原因。该患者升结肠管腔内可见直径约3cm类圆形软组织肿块影，因此考虑肿瘤引起的肠套叠；该患者为47岁的中年女性患者，回盲部突向肠腔内生长的类圆形肿块，边缘光整，CT与MRI显示肿瘤斑点状、环形液化密度或信号，增强后呈中度环形强化，易误诊为（恶性）间质瘤，而不易考虑到神经鞘瘤。

【鉴别诊断】

　　1. 结肠癌：多见于中老年人，30~69岁占绝大多数，男性多于女性。早期主要表现为肠壁呈管状局部僵硬或环形、半环形增厚，管腔狭窄；中晚期CT表现为含有小气泡的分叶状软组织肿块或肠侧壁肿块影突向腔内或腔外，肿块较大时内部可出现坏死；当肿瘤侵犯浆膜层时可见浆膜面不规则、毛糙，病变可与邻近器官粘连、侵犯，合并淋巴结肿大，增强动脉期可见肿块明显均匀或不均匀强化，门脉期持续强化。

　　2. 胃肠道间质瘤：是一组独立起源于胃肠道间质干细胞的肿瘤，属于消化道间叶性肿瘤，免疫组化染色检测特异性地表达CD117和CD34。好发于中老年，平均年龄为50~60岁。CT主要表现为软组织块状影，病变多为类圆形或椭圆形，较大时可呈分叶状或不规则形，主要向突向腔外生长，也可同时向腔内外生长，其内可有液化坏死区，增强扫描病灶呈中度强化及无强化的出血囊变坏死区。

　　3. 结肠淋巴瘤：发病率低，占结肠恶性肿瘤的0.5%~2.0%，病变以回盲部最多见，占70%，这与回盲部淋巴组织丰富有关。结肠淋巴瘤与相应部位结肠癌的临床表现极为相似，腹痛、腹部包块、排便习惯改变、便血、有或无发热为主，缺乏特异性临床表现，术前诊断较为困难。淋巴瘤局限于肠壁者表现为肠腔内息肉样肿块；肠壁浸润性表现为肠壁呈结节样向心性增厚。CT表现呈局部软组织肿块和肠壁增厚，肿瘤密度常不均匀，其特征是常伴有肠系膜和腹膜后淋巴结肿大；其增强程度较结肠癌为轻。

【参考文献】

[1] 赵波, 钟华戈, 徐艳松等.升结肠神经鞘瘤诊治1例报道.肿瘤防治研究, 2013, 40(6):628.

[2] 周伟文, 李勇, 何旭升, 温志玲等.螺旋CT扫描对结肠癌的诊断与分期.实用医学影像杂志, 2010, 11(5):300-302.

[3] 谭雪雁, 李胜, 邹文远. 结肠类癌MSCT增强表现一例. 放射学实践.2014, 29 (10):1239-1240.

（沈雪娇　赵建洪）

病例041 大网膜尤文肉瘤/PNET
(*Omentum Majus Extraskeletal Ewing's Earcoma/PNET*)

【临床资料】

患者,男,35岁。入院前6月无明显诱因发现腹部肿块,伴腹部钝痛、间歇性上腹痛,无恶心、呕吐,无便秘、腹泻,近3天症状加重入院。

专科检查:腹部膨隆,腹壁浅静脉无曲张;未见胃肠形及蠕动波;腹部偏左侧可触及巨大肿块,质地较硬,活动度差。压痛不明显;移动性浊音阴性;肠鸣音正常,3次/分;浅表淋巴结未触及。

【影像学检查】

CT检查:腹腔偏左侧见一巨大等低混杂密度肿块,大小约15.0cm×19.0cm×23.0cm,内部密度不均匀,CT值约26HU,可见多发结节样、斑片状稍低密度区,似为多个结节融合;腹腔脂肪间隙内可见多发结节样软组织密度影;增强扫描实性成分呈渐进性轻度强化,三期CT值分别为28HU、30HU、32HU,病灶推挤小肠肠管,供血动脉主要为脾动脉及胃网膜右动脉分支,引流静脉主要为脾静脉属支。

CT诊断:腹腔巨大占位,考虑胃肠道外间质瘤(位于大网膜可能性大)。

【图片】

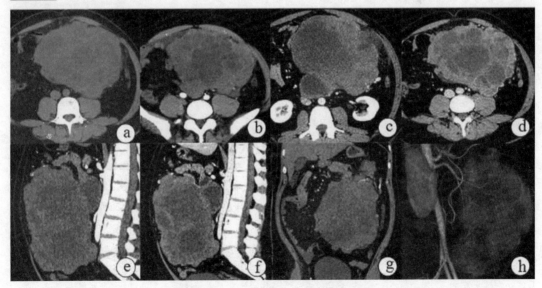

图4-041 大网膜骨外尤文肉瘤/PNET

男性,35岁。CT平扫(a)腹腔偏左侧见一巨大等低混杂密度肿块,内部密度不均匀,可见多发斑片状稍低密度区;增强三期(b~g)实性成分呈渐进性轻度强化,病灶推挤小肠管,VR(h)重建示供血动脉主要为脾动脉及胃网膜右动脉分支。

【手术与病理】

手术记录:依次切开皮肤及皮下组织,进腹探查见少量淡黄色腹水,肝脏光滑无结节,胃、空回肠未见明显异常,肿瘤位于腹部左侧,上端始于胃结肠韧带,延伸至盆腔入口,大小约25.0cm×22.0cm×18.0cm, 侵及大网膜及左侧降结肠, 与其他周围相关组织器官界限尚清楚,呈囊实性;遂行腹腔肿瘤切除术,钝锐性分离肿瘤周围组织及血管,确切止血,术中注意保护肠管及周围脏器,完整切除肿瘤;术中见大网膜大量囊实性结节,遂行大网膜完全切除。

镜下表现:瘤细胞弥漫分布,细胞较小,大小较一致,细胞生长较密集,细胞核深染,核分裂像易见。

免疫组化染色:瘤细胞示CK广(-),Vimentin(+),CD99(-),Syn(-),NSE(灶+),S-100(-),CgA(-),Ki-67阳性细胞数30%。

病理诊断:(大网膜)骨外尤文肉瘤/PNET。

【讨论与分析】

骨外尤文肉瘤/外周原始神经外胚层瘤家族 (extraskeletal Ewing's sarcoma/ peripheral primitive neuroectodermal tumor,EWS/pPNET)是一组发生于软组织的小圆细胞肉瘤,肿瘤具有不同程度的神经外胚层分化,包括骨外尤文肉瘤、外周原始神经外胚层瘤和好发于儿童胸肺部的Askin瘤,三者在组织形态、免疫表型、细胞遗传学和分子遗传学上具有相似性,常常不能区分,现已被认为属于同一瘤谱。

在EWS/pPNET家族中,EWS适用于在光镜形态、免疫组化染色或电镜检测上缺乏神经外胚层分化的肿瘤,而pPNET则适用于显示神经外胚层分化的肿瘤。

EWS极少见,15~30岁好发,男性略多见,主要发生于椎旁或胸壁,侵袭性强,预后差。影像学表现不典型。

pPNET也称外周神经上皮瘤或外周神经母细胞瘤,35岁以下多见,好发于脊柱中轴旁、腹膜后、胸部皮下软组织及下肢,部分可位于眼眶和马尾等处。1/3病例中,肿瘤紧密附着于大神经干,极少数发生于实质脏器中。好发部位深,生长快,常无痛感,转移率高,预后差。肿瘤体积大,常见液化、坏死。增强后明显强化。

本例是发生于腹腔网膜的巨块型囊实性病灶,影像学表现不典型,且EWS/pPNET发生于腹腔及大网膜者极罕见,诊断困难。但该病灶①年龄<35岁;②腹盆腔巨大肿瘤;③液化、坏死明显;④似有多结节融合征象;⑤有转移(腹腔脂肪间隙内多发结节);⑥增强后较明显渐进性强化,与文献报道的EWS/pPNET特征非常类似。

【鉴别诊断】

1. 胃肠道外间质瘤(EGIST):好发于中老年人,无明显性别差异,多见于肠系膜、网膜、腹膜后。多表现为较大肿块,边界清,可呈分叶状,囊变坏死常见肿瘤实质部分呈等肌肉密度,增强扫描明显强化,恶性者可血行转移或种植转移。

2. 孤立性纤维性肿瘤(SFT)：发病年龄多大于40岁，无性别差异，胸部多见，多为边界清晰的单发肿块，肿瘤实质部分呈等肌肉密度，等T1等高T2信号，肿瘤较大时可有囊变、坏死、钙化、出血致密度(信号)不均匀，增强扫描呈"地图"样明显强化。

3. 多形性未分化肉瘤：好发于中老年人，男性多见，好发于四肢、腹膜后、腹膜腔，多为类圆形、边界不清，常伴有钙化、坏死或囊变，易侵及邻近组织器官，肿瘤实性部分多位于周边，增强后呈不同程度强化。

【参考文献】

[1] 孙宇, 路瑶, 何苗等.骨外尤文肉瘤临床病理观察[J].齐齐哈尔医学院学报, 2014, 35(7): 965-967.

[2] 金开元, 李邦国, 宋之光等. 原始神经外胚层肿瘤的CT、MR诊断 [J]. 临床放射学杂志, 2014, 33(3):335-338.

[3] 王关顺, 刘云霞, 李振辉等.胃肠道外间质瘤的CT和MRI表现[J].临床放射学杂志, 2013, 32(1):76-79.

[4] 王关顺, 刘云霞, 高得培等.孤立性纤维性肿瘤的CT和MRI表现[J].放射学实践, 2013, 28(4):455-458.

[5] 董丽卿, 毛丹丹, 叶彩儿等.腹部恶性纤维组织细胞瘤的MSCT诊断[J].医学影像学杂志, 2010, 20(5):697-699.

（张学凌　周俊林）

第五部分　骨关节与肌肉

病例001 类似血管瘤的颅骨骨纤维异常增殖症
(*Fibrous Dysplasia of Skull Mimicking Hemangioma*)

【临床资料】

患者,女,24岁。于一周前发现右侧头顶部肿物,质硬,未做任何治疗,遂来我院就诊。

专科检查:神志清楚,头颅形态失常,右顶部可触及大小约6.0㎝×6.0㎝的皮下肿物,质硬,与头皮无粘连,边界清楚,无活动及触痛,头皮无红肿,皮温正常,毛发如常。

【影像学检查】

CT检查:右顶骨骨质靠近矢状窦处见骨性突起,大小约4.2㎝×4.7㎝×5.8㎝边界较清楚,密度欠均匀,无法分辨颅骨内、外板,周围软组织未见异常。

CT诊断:顶骨良性肿瘤,考虑海绵状血管瘤。

【图片】

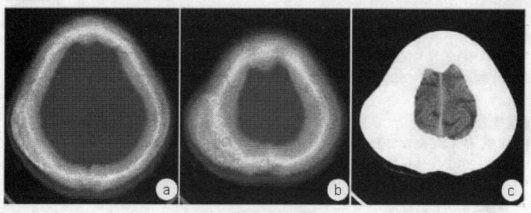

图5-001 骨纤维异常增殖症

女性,24岁。右顶骨骨质增厚,密度增高且不均匀,颅骨内、外板及板障结构不能分辨(a,b),颅内脑组织(c)及头皮下软组织均未见异常。

【手术与病理】

手术记录:常规切开头皮,止血后连同骨膜一起翻起,丝线固定,显露异常颅骨,见一大小约4.0㎝×5.0㎝×6.0㎝的肿物,表面略红,质地坚硬,血供一般,与周边正常颅骨界限不清。完整切除肿瘤组织。

镜下表现:瘤组织由增生的纤维组织及不成熟的骨小梁构成,骨小梁周围无骨母细胞围绕。

病理诊断:(右顶部颅骨)骨纤维异常增殖症。

【讨论与分析】

　　骨纤维异常增殖症(fibrous dysplasia)：又称骨纤维结构不良，是一种良性的骨组织病变，其特点是正常的骨组织被骨纤维结缔组织所取代，组织学上表现出不同程度的骨组织变性。分为单骨型和多骨型，单骨型的患病率较多骨型高6倍。所有患骨纤维异常增殖的患者中有50%~100%的累及颅面部。

　　CT表现：①囊状膨胀性改变，病变中有含液体囊腔形成，并有间隔，常有硬化边，皮质变薄，外缘光滑，囊内常有散在条状骨纹和斑点状致密影，可与骨囊肿鉴别；②毛玻璃样改变，囊状膨胀性改变中的密度均匀增高如磨玻璃状，是本病的特征性改变；③丝瓜瓢状改变，病变区以粗大成熟骨小梁为主，间以少量骨纤维组织；④虫蚀样改变，表现为溶骨性破坏，边缘锐利如虫蚀样，病变区高度骨化呈广泛密度增高。

　　本病例影像误诊为顶骨海绵状血管瘤的原因，是受到病变较规整膨胀性生长的干扰，加上外层骨板较厚，有可疑星芒状骨脊形成，但仔细观察，星芒状征象还是不典型，并且没有突破骨皮质，骨脊较为粗大和模糊。本例病变区以粗大成熟骨小梁为主，间以少量纤维组织，符合骨纤维异常增殖症中丝瓜瓢状改变。

【鉴别诊断】

　　1. 骨海绵状血管瘤：是临床较少见的一种良性骨肿瘤，据相关文献报道，骨海绵状血管瘤约占所有骨肿瘤的0.7%~1%；临床可有轻微局部疼痛或胀痛，也可无症状。病理上，病变起自板障，向板障两侧条形蔓延。CT表现为骨海绵状血管瘤为边界清晰，边缘无硬化，病变部位表现为从轻度到中度膨胀性溶骨性骨质破坏，最大径约0.8~4.3cm，可见放射状排列的骨针，呈片状低密度区及点状密度增高影肿块，肿块密度不均匀，增强呈不均匀性强化。

　　2. 骨瘤：常见于额窦和筛窦，发生于颅骨时，多为骨密质型，常见于颅骨外板，表现为象牙状外生骨疣。

【参考文献】

[1] 张壁, 韩其滨, 赵吉宏等. 30例颌面部骨纤维异常增殖症诊治的临床分析 [J]. 口腔医学研究, 2010, 26(5): 713-715.

[2] 姜怀洲, 程广河, 朱海东等. 骨纤维异常增殖症影像学表现及病理对照分析 [J]. 中国医师杂志, 2011, 2(z2).

[3] 朱光斌, 张雪林. 颅面骨纤维异常增殖症的影像病理学表现[J]. 实用放射学杂志, 2010, 26(2): 172-174.

[4] 史志勇. 骨纤维异常增殖症的影像诊断 [J]. 中国中西医结合影像学杂志, 2010, 8(1): 35-37.

（魏晋艳　毛俊杰）

病例002 颅骨弥漫性大B细胞淋巴瘤
(*Diffuse Large B cell Lymphoma of Skull*)

【临床资料】

　　患者,男,73岁。于入院前4月发现额部靠近右眼眶内侧处包块,伴面部痒感和右眼视物模糊,于入院前4天又出现右侧面部感觉缺失。

　　专科检查:神志清楚,睑裂不宽,闭合正常;额部肿块触诊质韧,界限清,最大径约3cm,局部皮肤活动度差。

【影像学检查】

　　MRI检查:额骨偏右侧见一不规则形等T1、等T2信号影,大小约4.0cm×3.5cm×3.7cm,边界清楚,信号尚均匀,DWI呈等稍高信号,病灶破坏颅骨内外板障,双侧额窦受累,显示不清,前组筛窦右侧亦受累,并向颅板内外膨胀性生长,邻近右侧额叶脑回受压推挤改变,右侧眼眶亦受压;病灶与邻近皮下组织界限模糊;增强扫描呈轻-中度强化,与同侧大脑镰、上矢状窦关系紧密,可见"脑膜尾征"。

　　MRI诊断:多考虑颅骨浆细胞瘤。

【图片】

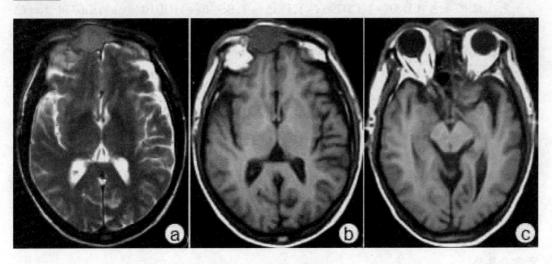

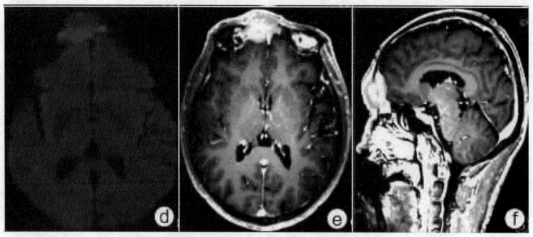

图5-002　颅骨弥漫性大B细胞淋巴瘤

　　男,73岁。额骨实性占位。MRI平扫,病灶在T2WI(a)及T1WI(b)上均以等信号为主,边缘清楚,信号尚均匀,病灶破坏颅骨板障,双侧额窦受累,显示不清,前组筛窦右侧亦受累(c),并向颅板内外膨胀性生长,邻近右侧额叶脑回受压推挤改变,右侧眼眶亦受压,DWI(d)上病灶呈等稍高信号,增强扫描(e-f)呈轻-中度强化,与同侧大脑镰、上矢状窦关系紧密,可见"脑膜尾征"。

【手术与病理】

　　手术记录:横行切开额部皮肤及皮下组织,在额骨距离肿瘤1cm处环形切除肿瘤及部分大脑镰前部和硬脑膜,见右额叶受压改变,色泽如常。

　　镜下表现:瘤细胞为中等偏大淋巴样细胞,弥漫性分布,瘤细胞圆形、椭圆形,胞质较丰富,胞界不清,胞核增大,异型,核染色质细,伴囊性变。

　　免疫组化染色:CD20(+),CD79α(+),Pax5(+),Bcl-6(+),CD10(灶+),Ki67阳性细胞数>80%。

　　病理诊断:(额部)非霍奇金弥漫性大B细胞淋巴瘤。

【讨论与分析】

　　骨原发性非霍奇金淋巴瘤(primary non-Hodgkin's lymphoma of bone)是指起源于骨髓内淋巴组织,不伴有区域淋巴结及内脏受侵,且在6个月内没有发现全身性播散灶的少见骨肿瘤,其发病率仅占全部恶性淋巴瘤的1%~2%。弥漫性大B细胞淋巴瘤是最常见的侵袭性非霍奇金淋巴瘤,好发于老年人,女性多于男性。弥漫性大B细胞淋巴瘤发生于骨骼时以股骨、脊柱及骨盆多见,颅骨少见,病变以单骨改变为主,也可多骨多灶。颅骨弥漫性大B细胞淋巴瘤一般病程进展迅速,临床症状、体征与发病部位密切相关。发生于颅盖骨者最常表现为单发无痛性头皮肿物,肿物进行性增大,当病变破坏颅骨,浸润硬脑膜时可以表现为头痛,少数患者可因皮层受累出现癫痫及局灶性神经功能缺失,有些还可致发热盗汗、进行性消瘦等全身症状。

　　CT多表现为穿透性生长模式,大的软组织肿块和非常轻微的皮质破坏,随着病变的进展可浸润颅骨,甚至发生完全性骨质破坏,但很少出现骨质增生和硬化,增强扫描显示软组织肿块呈较均匀的轻中度强化,邻近的脑实质可见低密度水肿带。MR平扫软组织肿块表现为等T1、等T2信号,信号较均匀,增强后呈轻度~中度强化,可伴有脑膜尾征;其骨质破坏多较轻微,颅骨外形基本保持完整,仅表现为正常板障的T1WI高信号影消失。

本例为额骨起源肿瘤,肿瘤组织表现为穿透性生长模式,无论颅板内还是颅板外(皮下)瘤组织呈弥漫性蔓延生长,向上累及双侧额窦,向下累及前组右侧筛窦,向深部累及硬脑膜、大脑镰,且与邻近皮下组织界限模糊,此点符合骨淋巴瘤的弥漫浸润生长的特点;该例患者为73岁的老年男性,符合淋巴瘤好发年龄;肿瘤组织较均匀的等T1、等T2信号以及增强后呈轻度~中度强化亦符合淋巴瘤的表现。

【鉴别诊断】

1. 恶性脑膜瘤:好发于中年女性,引起颅骨破坏的同时,常见颅骨增生硬化改变,一般颅骨外肿块范围与颅内部分相对应,且肿块内常见钙化灶,增强后肿瘤显著强化。

2. 颅骨转移瘤:一般以受累的颅骨为中心向内外形成软组织肿块,颅骨的破坏范围与软组织肿块的范围较为一致,或颅骨的破坏更为明显。

3. 骨髓炎伴硬膜外脓肿:可表现为颅骨骨质破坏及颅骨内板下方及头皮下肿块,但其多有炎症的临床表现,如局部红肿热痛症状、全身中毒症状、血白细胞增高及中性粒细胞左移等;骨质增生硬化较为明显;增强扫描脓肿壁明显强化,而脓腔内容物不强化。

4. 多发性骨髓瘤:可表现为颅骨的破坏性改变,但其典型表现为颅骨穿凿样骨质破坏,局部软组织肿块不明显,伴血清碱性磷酸酶升高。

5. 嗜酸性肉芽肿:为原发于骨的肿瘤样病变。好发于男性儿童和青少年,好发年龄为5~10岁,75%小于20岁,多为单骨受累。颅骨最多见(36%);以疼痛、软组织肿胀为主要症状。影像表现为类圆形、穿凿状骨质破坏;边缘清晰,无骨膜反应、骨质硬化;病灶易向颅外生长,形成柔软的软组织肿块,破坏区见"纽扣样"死骨。增强后有明显均匀强化。

【参考文献】

[1] 曹代荣,李银官,游瑞雄等.颅骨及硬膜恶性淋巴瘤的CT和MRI表现(附6例报告)[J].中国介入影像与治疗学,2009,6(1):47-50.

[2] 岳松虹,魏晋艳,曹向荣,周俊林等.外周T细胞淋巴瘤颅骨表现1例[J].中国医学影像学杂志,2014,22(8):576-580.

[3] 旷仁钊,唐晓平,张涛等.顶枕部颅骨弥漫性大B细胞淋巴瘤1例[J].中华神经外科疾病研究杂志,2015,14(1):85-86.

[4] 王亮,初君盛,崔向丽等.颅骨原发性非霍奇金淋巴瘤三例报告并文献复习[J].中华神经外科杂志,2010,26(11):980-983.

(张玉婷　赵建洪　毛俊杰)

病例003 髋骨淋巴瘤

(*Lymphoma of Hip Bone*)

【临床资料】

患者,男,13岁。患者出现左侧髋部疼痛9个月,夜间疼痛明显。当地医院以韧带拉伤对症治疗,症状好转,入院前4个月时左侧腹股沟处出现肿块。

专科检查:左侧腹股沟处膨隆,触之质硬,无活动度,压痛明显,髋关节活动受限,局部皮肤色泽正常,皮温不高。

【影像学检查】

CT检查:左侧髂骨、髋臼骨质髓腔扩大,骨皮质广泛间断缺损,残存骨皮质明显硬化,局部增厚;髂骨周围可见较大软组织肿块,CT值约45HU,密度均匀,增强后轻度强化,CT值约54HU。

CT诊断:骨肉瘤。

【图片】

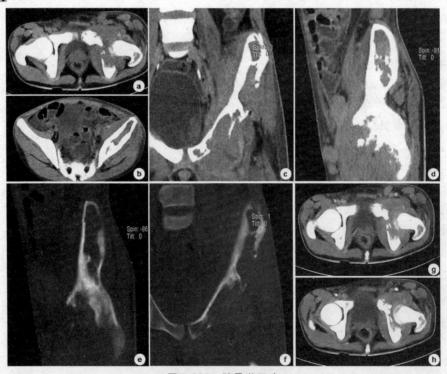

图5-003 髋骨淋巴瘤

男性,13岁。CT平扫(a,b)及冠、矢状位重建(c~f)。见左侧髂骨、髋臼骨质髓腔扩大,骨皮质间断缺损,残存骨皮质明显硬化,局部增厚,髂骨周围可见较大软组织肿块,密度均匀,CT值约45HU,增强后(g,h)轻度强化,CT值约54HU。

【手术与病理】

手术记录:取左侧髂嵴与髂前上棘切口长约8cm,逐层切开皮肤、皮下组织、筋膜,显露髂骨外板及臀肌;将臀肌分离,显露髂骨,直视下可见直径3cm大小隆起及破溃皮质数个,外露为鱼肉样组织,血供丰富,骨刀切开髂骨外板,刮出病变组织,留出病检组织标本,骨蜡明胶封堵,充分止血,逐层缝合切口。

镜下表现:瘤组织较松散排列,细胞体积大,胞浆丰富,细胞核大,核仁清晰。瘤组织无成骨现象。

免疫组织染色:CD30(+),ALK(-),EMA(+/-),LCA(-),HMB45(-),S-100(-),CK(-),Vimentin(+),Ki-67阳性细胞数15%。

病理诊断:左侧髂骨间变型大细胞淋巴瘤。

【讨论与分析】

间变性大细胞淋巴瘤(anaplastic large cell lymphoma, ALCL)亦称ki-1淋巴瘤,细胞形态特殊,类似R-S细胞,有时可与霍奇金淋巴瘤和恶性组织细胞病混淆。细胞呈CD30+,亦即Ki-1(+),常有t(2;5)染色体异常,临床常有皮肤侵犯,伴或不伴淋巴结及其他结外部位病变。免疫表型主要为T细胞型,部分为裸细胞型。临床发展迅速,尤其容易累积皮肤和骨骼。

间变性大细胞淋巴瘤,是非霍奇金淋巴瘤的一种独立类型,由德国病理学家Stein等于1985年应用Ki-1(CD30)抗体识别,呈间变性特征,遂被命名为间变性大细胞淋巴瘤。REAL(欧美淋巴系统肿瘤分类)分类将B细胞表型者归为弥漫性大B细胞性淋巴瘤。目前,ALCL只包括T表型和Null(非T非B)表型。约60%~85%左右ALCL病例表达间变性淋巴瘤激酶(anaplasticlymphomakinase,ALK)融合蛋白,这是由于2号染色体上的ALK基因位点的畸变所致。最常见的是t(2;5)(p23;q35)而形成融合基因NPM-ALK,它是由位于5号染色体上的核仁磷酸蛋白B23(NPM)基因与位于2号染色体的ALK基因相融合形成,表达融合蛋白为NPM-ALK蛋白;最近尚有更多的ALK基因与其他基因通过染色体转位或者是染色体的倒转而形成的融合基因被发现,如t(1;2)(q25;p23)所形成的TPM3-ALK基因,t(2;3)(p23;q21)产生的TFG-ALKs基因,TFG-ALKL基因和TFG-ALKxL基因,inv(2)(p23;q35)所形成的AT-IC-ALK基因,t(2;17)(p23;q23)形成的CLTCL-ALK基因及t(X;2)(q11;p23)形成的MSN-ALK基因。

在临床上ALCL被分为原发性(系统性和皮肤)及继发性(由其他淋巴瘤转化而来)两种,约占全部NHL的2%~7%。由于越来越多研究表明原发性系统性ALCL中ALK阳性和ALK阴性病例其表现有明显差异,因此将ALK阳性和ALK阴性的原发性系统性ALCL分别介绍。

ALK阳性的原发性系统性ALCL主要发生在30岁之前的病人。Falini等的研究还表明其性别差异很明显,男女比率为6:1,并且主要发生在20~30年龄段。ALCL通常表现为外周和腹部淋巴结的肿大。约有2/3的病人有发热或者是III/IV期。在约60%的病例有结外的累及,约40%有两个或两个以上结外被累及。而皮肤(21%)、骨(17%)和软组织(7%)是最常见的被累及的结外部位。众多的研究表明ALK阳性的ALCL其预后明显好于ALK阴性的病例。

ALK阴性的原发性系统性ALCL与ALK阳性的病例有许多形态学、免疫表型及临床特征都是相同的，ALK融合基因的检测是区别他们的唯一方法。ALK阴性原发性系统性ALCL更多见于年龄大的病人，且这些病人的预后较差。

CT：主要表现为骨质不规则破坏，周围软组织内形成等密度肿块。

MRI：PLB取代了正常骨髓组织，因此在MRI上出现异常信号——T1WI信号与肌肉信号相似，T2WI上信号低于脂肪，淋巴瘤骨髓浸润部分DWI均表现为高信号（这一点与颅内淋巴瘤相同）。但PLB最显著的影像学特点是软组织肿块明显而骨皮质破坏相对较轻，骨皮质轮廓大部保持。PLB肿瘤细胞通过产生细胞因子，如IL-1、IL-6，引起破骨活动增加，骨质吸收形成"肿瘤通道"，骨髓腔内淋巴瘤通过皮质内通道在病骨四周形成较大软组织肿块，而骨皮质可以不出现广泛性破坏。

本病例因为病变广泛，骨质破坏及软组织影明显，且没有进一步行MRI和增强检查，考虑到年龄和临床症状较符合，因此误诊为骨肉瘤。但确实未见明确肿瘤骨，且软组织肿块巨大，呈弥漫侵润性破坏、包埋、浇筑骨盆骨质，受累骨质大致形态与轮廓存在，这些征象符合骨的淋巴瘤特征。另外，该病例为ALK阴性的骨的间变型大细胞淋巴结，预后较差。

【鉴别诊断】

1. 骨髓瘤：好发年龄较大，多呈穿凿样骨破坏，边缘清晰，周围无硬化，病灶小且多发，软组织肿块不明显，多有广泛骨质疏松。

2. 尤文肉瘤：好发于5~25岁的青少年，患者往往有发热、白细胞增高等全身症状，骨破坏呈筛孔样，骨膜反应明显，多呈葱皮样骨膜反应。

3. 骨髓炎：急性骨髓炎与溶骨性原发性骨淋巴瘤（primary lymphoma of bone，PLB）较难鉴别；慢性骨髓炎骨质硬化明显，但骨髓炎周围软组织无明显肿胀。

4. 恶性纤维组织细胞瘤：呈斑片状骨破坏区，轮廓多光整，似良性病变，部分破坏区见云絮样钙化影。

【参考文献】

[1] 陈任政，张雪林，曲华丽等. 原发性骨淋巴瘤的MRI常见和特征表现 [J]. 临床放射学杂志, 2011, 30(6):863-866.

[2] 朱海云，王莉，田建明. 骨原发性淋巴瘤的MR表现[J]. 中国医学影像技术, 2004, 20(11):1742-1744.

[3] 许尚文，成官迅，陈自谦. 骨原发性淋巴瘤的MRI表现[J]. 中国临床医学影像杂志, 2006, 17(3):161-163.

[4] 张泽坤，刘记存，丁建平等. 儿童骨原发性非霍奇金淋巴瘤三例 [J]. 中华放射学杂志, 2008, 42(1):102-103.

[5] Ribrag Viviane lD, Schlumberger M, et all Prospective study of bone marrow infiltration in aggressive lymphoma by three independent methods: whole-body MRI, PET/CT andbone marrow biopsy. Euro J Radio 2008, 66: 325.

（董永兴　毛俊杰　赵建洪）

病例004　腰大肌淋巴瘤
(*Psoas Major Muscle Lymphoma*)

【临床资料】

患者，男，71岁。一月前，无明显诱因逐渐出现左侧腹部疼痛，疼痛性质不明确，与饮食无明显关系。仰卧或右侧卧时左上腹疼痛加重。近10日出现右侧髋部、腰部疼痛感。翻身、端坐或行走时疼痛剧烈，且逐渐出现双下肢无力，难以活动。近期体重明显减轻。

专科检查：双下肢肌力Ⅳ级。右侧竖脊肌隆起，肿胀，有压痛。

实验室检查：癌胚抗原:5.09ng/ml(0-3.4)，CA-199:28.46U/ml(正常:0-27)，C反应蛋白:13.9mg/l(正常:0-8.2)，凝血酶原时间等多个DIC指标升高。

【影像学检查】

CT检查：胸6~8及腰2~4椎体右侧椎间孔扩大，见软组织样密度影连通椎管内外，同侧腰大肌及竖脊肌体积增大。病灶强化均匀，腰1椎体内可见类圆形不均匀强化灶。

CT诊断：右侧腰大肌恶性淋巴瘤多考虑。

MRI检查：腰1椎体上缘见一类圆形等T1、稍长T2信号影，边界清，内部信号欠均匀；腰2~4椎体平面右侧腰大肌、竖脊肌内见不规则片状长T1、稍长T2异常信号影，边界不清，DWI上呈高信号，病灶于腰2/3椎间盘平面右侧神经根孔延伸至椎管内匍形生长，包绕同向对侧推挤硬膜囊。

MRI诊断：右侧腰大肌恶性肿瘤多考虑。

【图片】

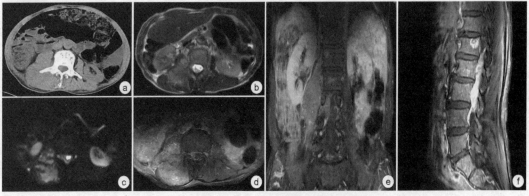

图5-004　腰大肌淋巴瘤

男性,71岁。CT(a)示右侧椎旁腰大肌前缘软组织肿块,腰大肌、竖脊肌肿胀;MRI(b,e,f)示腰2~4椎体平面右侧腰大肌、竖脊肌内见不规则片状长T1、稍长T2异常信号影,边界不清,于右侧神经根孔延伸至椎管内匍形生长;DWI(c)上呈高信号;T2压脂序列(d),病灶呈高信号。

【手术与病理】

手术记录:患者俯卧位,以病变椎体为中心,做胸5~10后正中入路,于右侧竖脊肌内见肿物似鱼肉状,包膜不完整,侵犯右侧竖脊肌,与周围组织粘连。右侧椎管内肿瘤组织明显压迫相应节段硬膜囊,肿瘤组织质脆,易出血,包绕压迫脊髓,切除椎管内瘤组织。

镜下表现:瘤组织由小至中等大小淋巴细胞样瘤细胞构成,瘤细胞弥漫成片分布,胞质少,胞核圆形、卵圆形、异型、深染,可见核分裂像。

免疫组化染色:CD20(+),CD79a(+),Pax-5(+),CD10(+),Bcl-6(-),Mum-1(-),CyclinD1(-),CD56(-),粒酶B(灶+),TIA-1(-),TdT(-),MPO(-),Syn(-),CgA(-),NSE(-),CD99(-),CK广(-),TIF-1(-),反应性T细胞CD3(+/-),CD43(+),Ki67阳性细胞数>90%。

病理诊断:非霍奇金弥漫性大B细胞淋巴瘤。

【讨论与分析】

淋巴瘤(lymphoma)是淋巴细胞恶性增生所形成的实体瘤,主要原发于淋巴结和结外器官。

软组织淋巴瘤是指发生于皮下结缔组织、骨骼肌和脂肪等处的淋巴瘤,在霍奇金淋巴瘤(HL)中约占0.3%,在非霍奇金淋巴瘤(NHL)中约占1.5%。分为原发性和继发性,原发性罕见,继发性者为晚期累犯。好发于中老年人,发病高峰在50~60岁,无明显性别差异。最常发生于四肢,尤其是下肢,其次是躯干(胸椎多见)。临床表现多为无痛性逐渐增大肿块,多数为单发。肿瘤位于皮下、筋膜或肌肉内,多为境界较清晰的肿块,但无包膜。软组织原发性淋巴瘤几乎均为NHL,有3种组织学类型,即弥漫大B细胞淋巴瘤(DLBCL)、非特殊型外周T细胞淋巴瘤和间变型大细胞淋巴瘤。脊柱区淋巴瘤病变往往同时累及椎骨和椎旁软组织,发生骨质破坏者一般均有软组织肿块,但有软组织肿块者不一定发生骨质破坏。软组织肿块范围大,常大于骨质病变范围;易通过椎间孔同时累及椎管内外或包绕脊髓和椎骨,呈围椎和围髓生长表现,即:钻缝样生长方式、匍形生长方式;肿块可紧靠硬脊膜,推挤挤压脊髓,无浅表淋巴结增大,周围血象正常。CD20、CD79a弥漫强阳性表达,部分病例呈CD10,Bcl2,Bcl6,MUM-1不同程度表达,Ki-67阳性细胞约40%~90%;bcl-6是生发中心细胞的一个标志蛋白,阳性,提示预后欠佳。软组织淋巴瘤发生于肌间者可以侵犯单块或多块肌群,主要特点为肌肉弥漫性肿胀,但仍保持肌肉的大致轮廓,在MRI上,T1WI呈等信号或略低信号,对比度较差,T2WI呈高信号表现,但信号强度低于绝大多数软组织恶性肿瘤;脂肪抑制T2WI有利于显示病变;即使肿瘤很大,也很少坏死、液化,因此肿瘤信号常较均匀,与小细胞肿瘤、细胞密集度高、富含液体的间质成分少、生长缓慢有关;肌间筋膜脂肪间隙的存在是软组织淋巴瘤又一特征。肿瘤后期可能会侵犯局部骨质,表现为极低信号的骨皮质内出现高信号,骨髓侵犯表现为低信号,与正常骨髓高信号反差明显。增强后呈轻到中度延迟强化。

本例患者为71岁的老年男性,病灶位于胸腰椎椎管内外,围管性特点,对腰大肌、竖脊肌浸润,且肌肉形态不变,病灶呈弥漫浸润生长,无坏死液化征象,增强后均匀轻中度强化,且腰1椎体单发孤立病灶，非软组织病变直接侵润、破坏所致；上述征象全部符合淋巴瘤的特点，诊断时应能考虑到淋巴瘤，但因为初次影像诊断经验不足，加之部位和形态特殊，未诊断到组织学类型层面，应引以为戒。

【鉴别诊断】

1. 脓肿：多为软组织化脓性炎症，急性期表现为蜂窝织炎，可见皮肤、皮下脂肪、肌肉弥漫性浸润，边界模糊不清，T1WI呈明显低信号，T2WI明显高信号；慢性期脓肿肉芽及纤维组织混杂形成壁，组织坏死、溶解形成脓腔，软组织肿胀、信号混杂，增强后脓肿壁明显环形强化，中央坏死区无强化。

2. 恶性纤维组织细胞瘤：50~70岁男性多见，好发于四肢深部肌肉内，多单发；T1WI呈等信号或略低信号，T2WI呈高信号，内部信号不均，可伴有囊性变、坏死，T2WI信号强度及增强后强化幅度超过软组织淋巴瘤，周围肌间筋膜、间隙常模糊不清。

3. 纤维瘤病：发病年龄相对较轻，30~50岁多见；组织病理学上属于良性肿瘤，但其生物学行为属于交界性，局部复发率高，按发病位置不同，分为浅表型和深部型；深部型以下肢发病率最高，T1WI呈等信号、稍低或稍高信号；T2WI呈高信号，增强扫描后明显强化。局部侵袭性生长，肌间筋膜、脂肪间隙常分界不清；不引起骨质破坏。

【参考文献】

[1] 杨静，张芬芬，房惠琼等.原发性软组织淋巴瘤7例及临床病理特征[J].中山大学学报(医学科学版)，2010，31(5):720-722.

[2] 孙景秋，姚楠，陈守康等.软组织原发性淋巴瘤2例MRI表现及病理学分析[J].蚌埠医学院学报，2013，38(12):1635-1637,1641.

[3] 于会明，于金明，范廷勇等.软组织非霍奇金B细胞型淋巴瘤一例[J].中华肿瘤杂志，2003，25(6):595.

[4] 周吉.软组织恶性纤维组织细胞瘤的临床和MRI诊断 [J]. 医学影像学杂志，2014，(10):1865-1867.

（沈雪娇　赵建洪　毛俊杰）

病例005　上颌骨软骨肉瘤
(*Chondrosarcoma of Maxilla*)

【临床资料】

　　患者,男,34岁。因"右侧上颌后牙区无痛性肿物三月余"入院,三月前无明显诱因后侧上颌牙有一黄豆大小肿物,服消炎药后缩小,后增大。

　　专科检查:颌面部左右不对称,右侧隆起,皮肤色泽正常,触诊肿物质地中等,无波动感,不活动,无压痛,口内右侧前磨牙区至磨牙区前庭沟消失,牙列两侧有一肿物呈分叶状,有蒂质稍硬,无压痛,触之不出血,活动性尚可,右侧上颌第一磨牙移位。

【影像学检查】

　　CT检查:右侧上颌骨后牙区骨质形态失常,大小约2.1cm×2.2cm×3.0cm,见斑点状、膨胀性肿瘤骨形成,溶骨及破骨明显,与正常骨质间界限模糊,周围可见软组织肿块影,与邻近结构界限较清。左侧上颌窦粘膜增厚。

　　CT诊断:右侧上颌骨肿瘤,性质待定。

【图片】

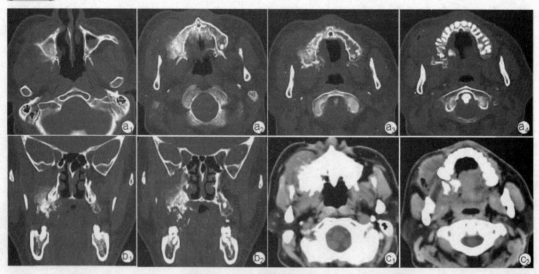

图5-005　上颌骨少见软骨肉瘤

　　男性,34岁。CT骨窗示(a_{1-4}, b_{1-2})右侧上颌骨后牙区骨质形态失常,大小约2.1cm×2.2cm×3.0cm,见斑点状、膨胀性肿瘤骨形成,溶骨及破骨明显,与正常骨质间界限模糊,周围可见软组织肿块影(c_{1-2}),与邻近结构界限较清。

【手术与病理】

　　手术记录：患者行上颌骨肿物活检术。

　　镜下表现：肿瘤由软骨组织构成，呈分叶状结构，软骨基质丰富，软骨陷窝内见多个软骨细胞，胞核轻度异型，深染，部分瘤组织粘液变性。

　　病理诊断：右侧上颌骨软骨肉瘤。

【讨论与分析】

　　软骨肉瘤（chondrosarcoma of bone）是从软骨细胞或间胚叶组织发生，并可起源于躯体任何软骨内化骨的骨骼。临床上好发于股骨、骨盆、肋骨及肩胛骨等，而发生在颌骨者较少见。可分为原发性和继发性，后者可继发于内生软骨瘤和骨软骨瘤。中央型软骨肉瘤常发生在长管状骨且常造成骨皮质破坏和侵入到软组织当中，这是它区别于内生软骨瘤的重要特点。同时常见到骨质破坏区边缘模糊，内部斑点状、或爆米花样钙化，钙化灶边缘可显示模糊；周缘型软骨肉瘤外观上是一个大的骨外的结节状肿瘤，即便是侵入了软组织，常常也有较好的分界线，软骨帽盖的厚度及形状对诊断有帮助，在成人良性骨软骨瘤的软骨帽盖厚度常小于1cm，若软骨帽盖厚度大于1cm，可疑恶性；大于2cm则可肯定有恶性变，在儿童和青少年例外，他们的良性骨软骨瘤帽盖厚度可达2.5~3.0cm，除此之外，典型的良性骨软骨瘤的帽盖是均匀而光滑的，但在软骨肉瘤，则为不规则，粗糙或呈颗粒状。周围型软骨肉瘤罕见于颌骨。

　　本病例为34岁男性患者，年龄偏小，病史为无痛性肿物三月余，且上颌骨多为膜内化骨，因此首次诊断软骨肉瘤相对困难，临床少见，但肿瘤肿块外形较规则，与上颌骨境界欠清，肿瘤软组织与周围软组织界限较清楚，肿瘤呈膨胀性模糊增高密度影、斑点状影，符合软骨钙化而非骨肉瘤的肿瘤骨，因此有恶性的软骨来源的肿瘤的一些征象存在。

【鉴别诊断】

　　1. 造釉细胞瘤：造釉细胞瘤具有侵袭性性，周围骨质破坏的范围大，易侵及周围软组织，牙根吸收多呈锯齿状或截断状，造成邻牙脱落者常见；多为囊实混合性，不规则厚壁，囊壁可见乳头状突起或壁结节；增强后造釉细胞瘤的囊壁，分隔，乳头状突起及壁结节均明显强化。

　　2. 上颌骨骨肉瘤：常发生于青少年，男性较女性多见，约有5%发生于颌骨，下颌骨较上颌骨为多见；骨肉瘤是由肿瘤性造骨细胞、肿瘤性骨样组织及肿瘤骨组成；成骨性骨肉瘤骨密度增高，有日光放射状或葱皮样骨膜反应，溶骨性骨肉瘤则表现为虫蚀样溶骨改变。

【参考文献】

[1] 赵启利, 李彩辉.下颌骨软骨肉瘤一例[J].临床放射学杂志, 2004, 23(5):374.

[2] 张志轩, 张哉根.上颌骨巨大软骨肉瘤1例[J].第三军医大学学报, 2002, 24(11):1269-1269.

[3] 袁小平, 谢榜昆, 林笑丰等. 颌骨肿瘤多层螺旋CT的诊断价值 [J]. 南方医科大学学报, 2008, 28(9): 1700-1702,1706.

[4] 何银, 刘雨成.颌骨肿瘤性病变的CT诊断[J].放射学实践, 2005, 20(1):65-66.

（李文一　赵建洪　毛俊杰）

病例006　股骨软骨肉瘤
(*Chondrosarcoma of Femur*)

【临床资料】

　　患者,女,44岁。一个月前无明显诱因出现膝关节肿痛,活动后加重。

　　专科检查:右膝关节略肿胀,股骨下端后方可触及软组织肿块,边界不清,有压痛,皮温高,腘窝处淋巴结无肿大,活动不受限,右小腿皮肤感觉正常,足趾运动感觉正常。

【影像学检查】

　　X线检查:右侧股骨下端后侧骨质不完整,呈虫蚀状改变,可见周围软组织内片絮状钙化影及软组织肿块影。

　　X线诊断:右股骨下端骨肉瘤。

　　MRI检查:右股骨下端见占位性病变,大小约4.5cm×4.6cm×7.5cm,病灶T1WI信号均匀,稍低于肌肉组织,T2WI呈混杂高信号。

　　MRI诊断:右股骨下端骨肉瘤。

【图片】

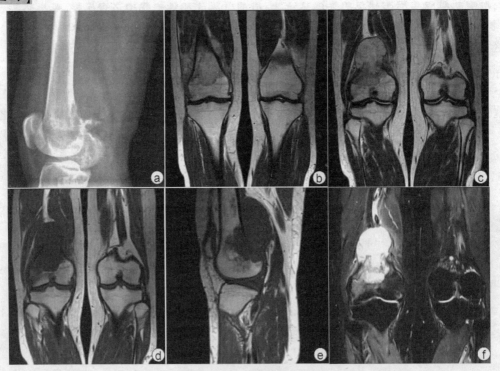

图5-006　股骨软骨肉瘤

女性,44岁。右股骨下段病变。X线片(a)示右侧股骨下端骨皮质连续性中断,骨质破坏较明显,受损骨质周围软组织内可见等密度肿物影,其内可见斑片状高密度骨样结构。MRI平扫(b-e)示右侧股骨下段后部可见一不规则肿块影,呈长T1、长T2信号,局部皮质中断,病灶累及髓腔内外,PD-WI并压脂序列(f)显示病灶呈明显高信号影,周围骨质呈稍高信号,但关节面完整,邻近软组织向外侧推移移位。

【手术与病理】

手术记录:取右股骨下段内侧切口长约30cm,切开皮肤,分离皮下组织,切开深筋膜,游离切除股骨下段及周围肿瘤组织,电锯切除胫骨平台,安装膝关节假体,止血冲洗置引流管后缝合切口,加压包扎。

镜下表现:透明软骨呈分叶状生长,扇形深分叶状侵蚀,穿透局部皮质形成软组织肿块。软骨基质见弧环样钙化,未钙化部分为含水量较高的透明软骨成分,恶性度高,钙化少。

病理诊断:(右侧股骨下端)软骨肉瘤。

【讨论与分析】

软骨肉瘤为常见原发性恶性骨肿瘤,居第三位,仅次于多发性骨髓瘤和骨肉瘤。最常见于长管骨,以干骺端最多见。良性者以骨干区多见,恶性者以干骺端多见。软骨肉瘤有多种分类方法,分为原发型和继发型,前者为新生肿瘤,后者起源于原有疾病基础上。根据发病部位分为中央型(又称为髓内型)、周围型和皮质旁型(骨膜型),中央型起源于骨髓内,周围型多为继发型,皮质旁型则发生于骨表面。

骨质破坏:软骨肉瘤多表现为浸润性骨质破坏,呈分叶状,边界不清,无硬化边。皮质内侵蚀的深度大于骨皮质厚度2/3时,高度提示为软骨肉瘤,而内生软骨瘤的深度一般不超过1/3。纵行侵蚀的范围超过病变长度2/3时,也高度提示为软骨肉瘤。钙化:良恶性软骨类肿瘤的软骨样基质均可发生环或弧样钙化,非钙化区为含水量丰富的肿瘤性透明软骨,CT上表现为低密度区,T1WI表现为中等信号,T2WI为不均匀高信号。

软组织肿块:恶性程度越高,肿物越大,肿块内常显示有斑片状或环弧状钙化及分叶状生长的特征。

增强表现:CT和MR增强扫描肿瘤呈轻度环样和分隔样强化。软骨肉瘤早期强化,内生软骨瘤无早期强化。

本病例不典型,因为瘤体内未见典型钙化灶,同时软组织影较大,加上红肿热痛的恶性肿瘤临床症状,因此X线及MRI误诊为骨肉瘤(溶骨性),但病灶境界较清,附近骨髓水肿范围不大,年龄偏大,与溶骨性骨肉瘤还是不符合,软骨肉瘤的这些特点应引起我们的重视。

【鉴别诊断】

1. 软骨瘤:软骨瘤内常有散在砂粒样钙化点,但较软骨肉瘤少而小,骨皮质多保持完整,无肿瘤性软组织肿块。

2. 滑膜肉瘤(synoviosarcoma):起源于具有滑膜分化的间叶细胞,是恶性程度很高的软组织肿瘤,好发年龄为15~40岁,男性比女性多见;好发于四肢,约70%发生于下肢,特别在膝关节附近,从关节附近的软组织内发生,罕见于关节内。可侵犯关节,破坏邻近骨质,延肌腱、腱鞘包绕侵润生长,易包绕邻近关节。约1/3可见钙化,2/3可见出血。

3. 骨肉瘤:特别是中心型软骨肉瘤与成骨性骨肉瘤表现相似,但前者病情进展较慢,发病年龄较大,病变内伴有大量环状或半环形致密钙化影。而后者当以成骨破坏为主时,见大量团块状棉花絮状肿瘤骨和肿瘤性钙化形成。

【参考文献】

[1] 李贵存.WHO(2013)骨肿瘤分类[WHO(2013)classification of bone tumors][J].中国骨与关节杂志, 2013, (7):419-420.

[2] 徐文坚.软骨肉瘤影像诊断与鉴别诊断[C].//中华医学会第17次全国放射学大会暨第7届医学影像山东国际论坛论文集.2010:148-149.

[3] 袁明智, 黄永, 任瑞美等.软骨肉瘤的影像诊断与鉴别诊断[J].放射学实践, 2012, 27(8): 893-897.

[4] 周建军, 丁建国, 曾蒙苏等. 原发性软骨肉瘤影像学表现与病理关系 [J]. 放射学实践, 2008, 23(1):62-65.

[5] 蒋智铭, 张惠箴. 软骨肉瘤的鉴别诊断和特殊组织学类型 [J]. 临床与实验病理学杂志, 2007, 23(5):517-519.

(李文一　毛俊杰)

病例007 下颌骨骨化性纤维瘤
(Osteogenic Fibroma of Mandible)

【临床资料】

患者,女,13岁。4年前,患者无明显诱因发现右侧下颌骨肿物,无疼痛,遂到当地医院就诊,当地医院给予CT检查发现右侧下颌骨肿物,遂转到我院进一步治疗。

专科检查:颌面部左右不对称,右下颌骨体部皮肤膨隆,可触及一约3cm大小的肿物,质硬、无压痛,不活动。局部皮肤色泽正常,皮温正常。

【影像学检查】

CT检查:右侧下颌体及下颌支骨质呈膨胀性改变,大小约5.8cm×2.6cm×5.4cm,骨质密度均匀增高,骨小梁模糊,无明显周围侵犯,无明显放射状改变,无骨膜反应。

CT诊断:下颌骨骨纤维异常增殖症。

【图片】

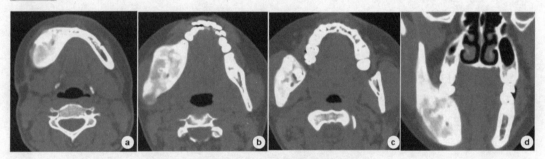

图5-007 下颌骨骨化性纤维瘤

女性,13岁。下颌骨右侧病变。CT骨窗(a~d)示下颌骨右侧骨质膨胀性改变,且骨皮质与骨髓腔密度均增高,骨质边缘光整,周围软组织未见侵犯。

【手术与病理】

手术记录:患者行下颌骨部分切除术,麻醉后,做下颌骨下缘皮肤弧形切口,显露下颌骨体部及下颌角,见肿物隆起于下颌升支及下颌角表面,将肿物分次凿除,止血并逐层缝合。

镜下表现:送检物为不成熟的编织骨,骨小梁周边有增生活跃的骨母细胞被覆,病灶中央有少量增生的纤维细胞。

病理诊断:骨化性纤维瘤。

【讨论与分析】

骨化性纤维瘤(ossifying fibroma)是较为常见的颌骨良性肿瘤,边界清楚。组织学上,肿瘤由富含细胞的纤维组织和表现多样的骨样组织构成。根据肿瘤中所含纤维成分和骨质成分比例的多寡,可分别命名为骨化性纤维瘤及纤维骨瘤。2005年WHO新分类简化了骨相关病变的分类和命名,以"骨化性纤维瘤"代替了"牙骨质—骨化纤维瘤",并将"青少年小梁状骨化纤维瘤"和"青少年沙瘤样骨化纤维瘤"作为骨化性纤维瘤的两种组织学变异型。常见于青年人,多为单发性,可发生于上、下颌骨,但以下颌骨较为多见,女性多于男性。上颌骨多位于尖牙窝、颧弓及鼻窦处,下颌骨以前磨牙区下缘和下颌角处多见。青少年小梁状骨化纤维瘤发病年龄小(8.5~12岁),青少年沙瘤样骨化纤维瘤患者平均年龄20岁左右,经典的骨化性纤维瘤为35岁。青少年小梁状骨化纤维瘤好发于上颌骨,青少年沙瘤样骨化纤维瘤好发于鼻旁窦的骨壁。

本病例误诊为骨纤维异常增殖症主要原因为肿瘤境界欠清,膨胀性生长且形态不规整,但内部较均质骨密度影和骨纤维异常增殖症内部不均匀钙化灶以及丝瓜瓤样骨质破坏区还是有较明显区别,回顾性分析更加符合骨化性纤维瘤的诊断。

【鉴别诊断】

1. 骨瘤:多位于额、筛窦,成年男性多见,CT骨窗上多为致密骨影。MR上呈长T1短T2的低信号,增强后多不强化。

2. 骨纤维异常增殖症:一般多骨受累,边界不清,沿骨长轴生长,MR呈类似于肌肉的长T1、短T2的低信号,增强后,多呈轻中度强化,病变位于下肢者可使受累骨骼弯曲变形。

【参考文献】

[1] 王建国,李可来,李庆隆等.下颌骨骨化性纤维瘤误诊成釉细胞瘤1例报告[J].山西医科大学学报,2013,44(1):81-82.

[2] 王勇,姜西良,寇晓岚等.下颌骨巨大牙骨质化骨化纤维瘤1例 [J].河北医科大学学报,2004,25(2):93-93.

[3] 张君,孙红星.骨化性纤维瘤1例[J].医学影像学杂志,2006,16(1):58.

(李文一　毛俊杰)

病例008 脊髓空洞症合并肩关节夏科氏关节病
(*Syringomyelia with Charcot's Arthropathy of Shoulder Joint*)

【临床资料】

患者,男,35岁。于3年前无明显诱因出现右侧上肢麻木、无力,曾由于外伤致右肩部肿胀、疼痛、活动受限,于当地医院行右肩部X线检查,未见明显异常,之后患者右上肢麻木、无力逐渐加重。

专科检查:右肩关节肿胀,压痛不明显,右手各指屈曲挛缩畸形,右手虎口区及尺侧麻木,抬腕及抬拇指正常,肩关节外展活动受限,前后活动范围超过正常,末梢血运可,生理反射存在,病理反射未引出。

【影像学检查】

X线检查:右肩关节X线平片,肱骨近端不规则骨质破坏,吸收,关节盂硬化、扩大,关节间隙增宽。

X诊断:右肱骨头恶性肿瘤。

CT检查:肩关节CT扫描示,关节腔积液、内见较多碎骨片影,岗上肌、岗下肌、肩胛下肌萎缩,密度减低,关节囊周边见蛋壳样高密度钙化影,患侧胸廓略塌陷。

CT诊断:右肱骨头软骨起源肿瘤。

MRI:肩关节核磁平扫,右侧肱骨头截断样改变,结构消失,代之为关节腔内主要呈等T1、长T2的信号,大小约8.5cm×7.4cm×8.2cm,肱骨残端界限清楚,关节囊肥厚、松弛。

MRI诊断:右肱骨头软骨黏液样纤维瘤。

核素骨扫描:全身骨扫描示右肩关节核素异常浓聚。

核素诊断:右肩关节恶性肿瘤。

MRI进一步行脊柱扫描:脊髓中央管呈串珠状扩张,脊髓实质萎缩变薄,颈膨大改变明显;于脊髓圆锥水平髓外硬膜下见一类圆形占位,直径约为1cm,病灶边缘可见血管流空影,增强病灶中度强化。邻近髓腔未见明显异常信号影。

MRI诊断:

1. 脊髓髓外硬膜下占位并脊髓空洞症,神经纤维瘤可能。
2. 右肩关节夏科氏关节病多考虑。

【图片】

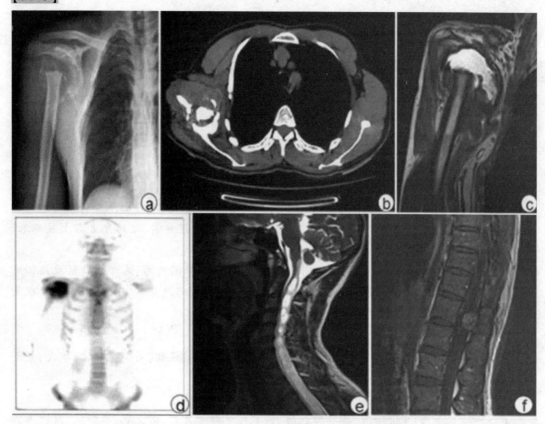

图5-008　脊髓空洞合并夏科氏关节病

男性,35岁。肩关节X平片(a);轴位CT平扫(b);冠状位T2WI(c);核素骨扫描(d)。脊髓矢状T2WI(e),脊髓中央管呈串珠状扩张;脊髓矢状位增强(f),脊髓圆锥水平髓外硬膜下结节占位。

【手术与病理】

手术记录:行椎管内肿物切除术,患者俯卧位,全麻后,取后正中入路,切口从胸11椎体至腰1椎体长约10cm,依次切开皮肤、皮下组织,分离牵开背部肌肉,显露棘突椎弓板,磨钻磨除胸12、腰1椎弓后部部分骨质,轻柔咬开胸12椎板。显微镜下见脊髓背侧肿物,大小约2cm×2cm,质地松软,色灰,与脊髓圆锥粘连紧密,向髓内长入,轻柔完整切除肿物,冲洗止血后,逐层关闭切口。

患者行右肩关节清理术。

镜下表现:仅见变性、坏死组织,呈结节状分布,期间见少量钙化,中等量急慢性炎症细胞伴纤维素渗出,未检出肿瘤细胞。

病理诊断:脊髓血管母细胞瘤。右肩关节非特异性炎症。

【讨论与分析】

夏科氏(charcot)关节病由Charcot于1868年首先提出,亦称神经营养性关节病、神经性关节等,是在中枢性或周围性神经疾病引起感觉障碍的基础上,反复多次的关节创伤所致。任何能引起神经损害的因素都可以导致本病。上肢关节发生本病多因脊髓空洞症引起,而脊髓空洞症的发病原因主要有Chiari畸形、创伤等,椎管内肿瘤亦可引起脊髓空洞症,尤其是血管母细胞瘤。以往报道多为Chiari畸形—脊髓空洞症合并夏科氏关节病,但本例脊髓MR未发现Chiari畸形及其它寰枕部畸形,临床考虑本例为椎管内占位—脊髓空洞症合并夏科氏关节病。夏科氏关节病的典型临床表现为无痛或轻微疼痛性关节肿胀、畸形和不稳,但影像表现多较严重。X线平片可见关节软组织肿胀、畸形、骨端骨质破坏、吸收,骨残端硬化及圆顿,骨膜增生少见,关节间隙可增宽、变窄或消失,严重者关节结构紊乱、脱位或毁损;CT可发现关节腔积液以及碎骨片和钙化;MR表现为关节积液,关节囊和滑膜肥厚,可出现"孤岛征",表现为骨残端被大量关节积液包绕,形似水湾中的孤岛,增强检查可见增厚的关节囊、滑膜增生形成的乳头状突起明显强化。

本例患者肩部影像学表现与文献报道基本一致,符合椎管内占位(脊髓血管母细胞瘤)—脊髓空洞症合并夏科氏关节病,患者右肩部分肌肉萎缩,考虑为长期神经营养不良及关节活动受限引起。本例启示我们,当关节发生上述异常改变时,在考虑夏科氏关节病的同时,要积极寻找发病原因,预防漏诊。

本病例最初误诊为骨关节恶性肿瘤是因为右侧肱骨头骨质破坏严重,同时有外伤史,首次诊断容易联想到骨关节恶性肿瘤合并病理性骨折。但仔细读片,发现关节积液较多,而具体的瘤骨或软组织肿块不明显,同时临床症状与关节破坏程度不一致,应该怀疑夏科氏关节病而行神经系统的进一步影像检查,从而确诊病变。

【鉴别诊断】

1. 骨关节恶性肿瘤:临床疼痛症状明显;影像表现有骨质破坏、瘤骨形成、骨膜反应及软组织肿块等可与之鉴别。

2. 大块骨质溶解症((Massive osteolysis)):又称鬼怪骨,中医称"鬼怪骨",西方也称"幽灵骨(Phaniom bone)",是一种以大块骨质溶解为特征的类肿瘤样骨损害,多发于5~25岁的儿童和青少年。病因和发病机理都不清楚,已知的临床病因只有三种:遗传、肿瘤和辐射。发生在肩部时影像学表现与夏科氏关节病相似,但临床多有疼痛、肿胀等症状,可帮助鉴别。

3. 软骨黏液样纤维瘤(Chondromyxoidfibroma of bone):多发生于长骨干骺端,呈偏心生长的卵圆形或圆形溶骨病变,向外生长,膨出,病变边界较清楚,可见硬化缘,内部可见斑点状钙化灶,骨膜增生及骨化少见。

【参考文献】

[1] Deng X, Wu L, Yang C, et al. Neuropathic arthropathy causedby syringomyelia: Clinical article[J]. Journal of Neurosurgery: Spine, 2013, 18(3): 303–309.

[2] 崔金涛. 双肘关节及双肩关节夏科氏关节病1例[J]. 医学影像学杂志, 2011, 21(7): 959–959.

[3] Mazl out O, Larnaout A, El Mufti T, et al. Shoulder arthropathy (Charcot joint)

andsyringomyelia: report of two patients [J]. European Journal of Orthopaedic Surgery & Traumatology, 2005, 15(1): 37-41.

[4] Nacir B, Cebeci S A, Cetinkaya E, et al. Neuropathic arthropathy progressing with multiple joint involvement in the upper extremity due to syringomyelia andtype I Arnold-Chiari malformation[J]. Rheumatology international, 2010, 30(7): 979-983.

（柴彦军　赵建洪　毛俊杰）

病例009 掌部汗囊瘤
(*Palm Hidrocystoma*)

【临床资料】

患者,男,67岁。30年前无意前间发现左掌部一个包块,质硬,大小约鹌鹑蛋,未作特殊处理;约20年前包块增大,并且有压痛,影响日常生活,行手术切除;约15年前包块又长出,再次行手术治疗;至今包块反复长出,并且增大,还伴有脓液,曾反复抽取脓液。患者无头晕,无胸闷、气短、心慌。

专科检查:左掌大鱼际处有两个包块,皮肤完整,无溃烂红肿,一大小约5cm×4cm,质硬,活动度差,有压痛,另一大小约4cm×3cm,无压痛,质软,活动度好。

实验室检查:类风湿因子571IU/ml,中性粒细胞计数$1.72×10^9$/L。

【影像学检查】

MRI检查:左手掌侧皮下见一多房囊性占位,边界尚清楚,分叶状,较大囊腔大小约2.6cm×5.5cm×3.7cm。各囊腔内信号不一,部分囊呈短T1、长T2信号,部分呈短T1、稍短T2信号,周围见长T1、短T2低信号完整包膜影。病变上下累及范围约7.9cm,向上达腕部,左右径约7.2cm,邻近掌侧肌群弧形受压,周围未见明显渗出影;增强扫描病灶未见明显异常强化。

MRI诊断:左手掌侧皮下多发囊性占位性病变,考虑良性病变,①腱鞘囊肿,合并感染或出血?②表皮样囊肿?

【图片】

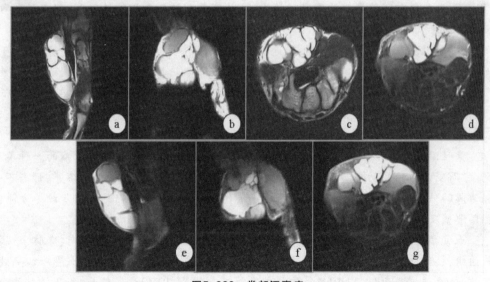

图5-009 掌部汗囊瘤

男性,67岁。MRI平扫T2WI (a-c),T1WI(d)示病灶呈多房状,含有短T1、长T2信号,短T1、稍短T2两种信号,病灶周围及各病灶之间见长T1、短T2低信号完整包膜影;增强后(e-g)病灶未见明显强化。

【手术与病理】

手术记录:切开皮肤,钝性分离皮下组织,见囊性包块,界限不清,有完整包膜,挤压周围肌组织,大小约5cm×2cm×3cm。因肿瘤组织与周围组织间有粘连,锐性分离出囊肿包块,灰白灰红色囊壁样组织一块,囊壁厚约0.3cm。

大体病理:灰白灰红色囊壁样组织1块,大小约4cm×3cm×1.5cm,囊壁厚约0.3cm。

镜下表现:囊壁组织,内衬双层上皮,内层细胞呈柱状,胞浆嗜酸性,外侧为扁平细胞。

病理诊断:(左掌心)符合汗囊瘤。

【讨论与分析】

汗腺汗囊瘤即汗腺囊腺瘤及汗管扩张症,临床分为两型:①经典的Rabinson型,②Smith and Chernosky型。Rabinson型汗腺汗囊瘤又称多发汗腺汗囊瘤,由外泌汗腺真皮内导管畸形而致汗液暂时或永久性潴留引起真皮内直行导管扩张,患者多为中年女性,皮损好发于面部,特别是眼周和颊部,也可见于外耳、躯干、四肢、腘窝及会阴,多个皮疹,夏季出汗较多时加重,冬季减少。病理变化为真皮中部可见扩大的囊性导管和囊腔,囊壁有两层细胞,内层为立方形,胞质透明,外层细胞呈柱状,囊内有无定形淡红色物质(嗜伊红物质),无断头分泌;但在某些区域可由一层扁平细胞组成。Smith and Chernosky型汗腺汗囊瘤皮损大,常单发,呈囊性丘疹或结节,直径1~3mm,可呈皮色、棕褐色、淡蓝色,穿刺后有液体流出。真皮可见一囊性结构,有些乳头状突起伸入囊腔内,其中含透明液体,囊壁通常由单层立方上皮组成,有断头分泌,囊壁细胞内含有J'B染色阳性、耐淀粉酶颗粒。

本例患者尽管是老年男性,但有慢性发病、手术及反复发作病史,病灶边界清楚,囊性成分、囊壁及分隔薄而均匀,符合良性囊性病变;因为病史较长,病变较大,临床罕见,因此造成影像诊断至组织病理学类型的困难,其实掌侧皮下为汗腺密集及分泌汗液的旺盛的部位,影像医生如果对汗腺囊腺瘤有充分认识,可以在鉴别腱鞘囊肿的基础上,考虑到此病。

【鉴别诊断】

1. 腱鞘囊肿:是发生于关节部位附近腱鞘内的囊性肿物,好发于腕背及足背,好发于青年女性。病理上与关节囊、腱鞘、韧带的结缔组织因局部营养不良,发生退行性黏液变性有关。腕背侧腱鞘囊肿,90%起源于腕背关节囊上的舟月韧带。MRI表现病灶在T1WI呈低信号,T2WI呈高信号,内有低信号的纤维分隔,部分因囊肿内蛋白含量高或合并囊内出血时,T1WI可呈高信号;增强扫描,囊肿壁环形强化,囊内未见强化。

2. 囊性淋巴管瘤:是淋巴管发育畸形所形成的一种良性肿瘤,是淋巴管瘤的一种类型。多见于2周岁以内的婴幼儿。病理上通常为单房或多个分房,各个房的大小不等,形态不一,间隔为薄的结缔组织,MRI表现T1WI呈低信号,T2WI呈高信号,其内见低信号纤维分隔;增强扫描囊壁及内容物不强化;若合并感染时,增厚的囊壁和(或)分隔可强化。

3. 血管瘤:是血管组织形成的良性肿瘤;软组织血管瘤多见于皮肤、肌肉、肌腱、滑膜及结缔组织,按组织类型分为3型:①毛细血管瘤;②海绵状血管瘤;③混合型血管瘤。病灶呈结节状、分叶状或条索状,T1WI呈等信号或高等混杂信号,T2WI呈高信号、条状低信号分隔的网格状改变。增强扫描呈扩散强化。

4. 顶泌汗腺(大汗腺)汗囊瘤:是一种少见囊肿性肿瘤,皮损相对较大,常单发,少数多发。好发于头颈,常累及颊部及眼睑,有时见于耳部或包皮。皮损为粟粒至豆大,有囊性硬度的圆形结节,表面紧张、光亮,呈半透明状,囊壁较厚,不会自行破裂,切开后可见透明液体。囊肿表面可呈正常皮色、棕色或蓝色。病理表现为真皮中部可见一个、偶有多个扩大的囊性导管和腔,囊壁有两层细胞,内层为高柱状细胞,胞浆嗜酸性,有顶浆分泌现象。外层为扁平肌上皮细胞,偶尔囊壁受压也可只有一层或二层扁平上皮细胞,部分囊壁呈多个皱折或乳头状增生。

【参考文献】

[1] Bourke JF, Colloby P, Graham−Brown RA. Multiple pigmentedeccrine hidrocystomas [J].J Am AcadDermatol, 1996, 35(3Pt2):480−482.

[2] 闫言, 刘跃华等.汗腺汗囊瘤1例.临床皮肤科杂志, 2003, 32(1),35−36.

[3] 李卫红, 王俊民等.汗腺汗囊瘤1例. 中国皮肤性病学杂志, 2002, 16(5),354.

[4] 赵辨.中国临床皮肤病学[M].南京:江苏科学技术出版社, 2011:1561.

[5] Kaur C, Sarkar R, Kanwar AJ, etal. Multiple eccrine hidrocystomas [J]. J Eur AcadDermatol Venereol, 2002, 16(3):288−290.

[6] 庞红菊, 方杰, 袁伟.小汗腺汗囊瘤.中国皮肤性病学杂志, 2013, 27(9):928−929.

[7] 舒正华, 李钧等.腕关节镜治疗腕背侧腱鞘囊肿.中国微创外科杂志, 2015, 15(3):248−250.

(叶建军　赵建洪)

病例010　肱骨软骨黏液样纤维瘤
(*Chondromyxoid Fibroma of Humerus*)

【临床资料】

患者,男,21岁。左肩部疼痛一年余。患者于一年前无明显诱因出现左肩关节阵发性疼痛,休息后减轻,内收外展活动轻微受限,日常活动尚可,局部无红肿。

专科检查:自主体位,左肩部疼痛、压痛明显,内收外展活动轻微受限。

【影像学检查】

CT检查:左侧肱骨干骺端见一囊性低密度影,大小约5.5cm×5.1cm×6.5cm,呈偏心的溶骨性骨质破坏,内见絮状高密度影,可见硬化边,外缘呈膨胀性改变,邻近骨皮质变薄,病灶沿肱骨呈纵向生长,周围软组织无明显肿胀。

CT诊断: 骨巨细胞瘤。

MRI检查:病灶呈长T1、长T2信号,大小约5.5cm×5.1cm×6.5cm,DWI图像病灶内部可见分隔样改变,压脂序列呈高信号;周围软组织未见明显异常信号。

MRI诊断: 成软骨细胞瘤与骨巨细胞瘤鉴别,前者可能性大。

【图片】

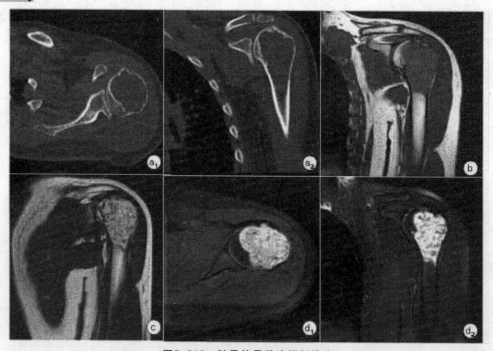

图5-010　肱骨软骨黏液样纤维瘤

男性,21岁。CT平扫(a_{1-2})左侧肱骨上段见一囊性低密度影,呈偏心的溶骨性骨质破坏,可见硬化边,外缘呈膨胀性改变,邻近骨皮质变薄,病灶沿肱骨呈纵向生长。MRI病灶呈长T1、长T2信号(b-d),DWI图(c)像病灶内部可见分隔样改变,压脂序列(d_{1-2})呈高信号。

【手术与病理】

手术记录:左肱骨近端骨病变病灶清除植骨术。于左上臂内侧依次切开皮肤、皮下组织、深筋膜,从肱二头肌、三角肌间隙进入,直达肱骨近端,用咬骨钳咬开大小约1cm×1cm窗口,用骨勺刮除肱骨近端骨病变组织,再用蒸馏水反复冲洗近端骨髓腔。

镜下表现:肿瘤组织呈分叶状分布,小叶内细胞稀疏,含黏液和软骨样组织,小叶周边见梭形纤维母细胞样细胞,局灶区域软骨母细胞周围出现窗格样钙化。

病理诊断:(左肱骨)软骨黏液样纤维瘤。

【讨论与分析】

软骨黏液性纤维瘤(chondromyxoidfibroma of bone)为一不常见的良性肿瘤。起源于形成软骨的结缔组织,易与软骨肉瘤或软骨黏液肉瘤相混淆。虽从组织形态学看,在肿瘤内既有软骨样组织,又在小圆细胞间形成的黏液样物质中存在巨核或细胞核形状奇特的细胞酷似恶性,但肿瘤的发展缓慢,表现为良性过程,临床上症状轻微,彻底术后一般不复发。本病发病率较低,男性多于女性,最常见于10~30岁。发病部位多见于长管状骨,70%在下肢,以胫骨上段最为多见,其次为股骨、腓骨近段和远段。临床症状为缓慢进行性疼痛、触痛、肿胀以及运动受限,症状持续1周至数年,自发骨折少见。

病理组织学上肿瘤由软骨样物质、黏液样结构和纤维按不同比例构成。免疫组化染色S100蛋白阳性。

影像学表现:多生长在长骨干骺端,可侵犯骨骺,CT最常见表现为偏心的溶骨性骨质破坏,可见硬化边,外缘呈膨胀性改变,骨皮质变薄,病灶可呈单囊或多囊,多囊病灶内可见粗大的骨嵴分隔,部分病灶内可见斑点状及小斑片状钙化。MRI检查T1WI呈中到低信号,T2WI呈明显高信号,高信号提示肿瘤内黏液成分和透明软骨,内可见骨性分隔形成的低信号;增强扫描一般为轻中度分隔强化,而T2WI显著高信号则多无明显强化。

本病例影像误诊为骨巨细胞瘤主要是因为骨端较大类囊状病变,内有分隔,骨皮质完整,周围结构清楚,为良性表现。但仔细观察后发现,此病灶突破骨骺,膨胀生长特点不明显,同时MRI表现内部有软骨样信号以及较多粘液(T1WI和T2WI信号都偏高),再者患者年龄偏小,考虑软骨粘液样纤维瘤应更准确。

【鉴别诊断】

1. 骨巨细胞瘤:好发20~40岁,20岁以前发病相对少见;多生长于长骨骨端且向关节方向扩展,病灶横径常大于纵径,皮质多变薄并膨出,一般无硬化边缘;肿瘤内无钙化。

2. 动脉瘤样骨囊肿:20岁以下;钙化少见;纵径膨胀性改变更明显,呈"吹气球样",分隔较纤细、密度高,病灶内常见液液平面,增强扫描显著强化,大约有9%的骨巨细胞瘤可继发动脉瘤样骨囊肿。

3. 软骨母细胞瘤:发病年龄50岁左右;主要位于长骨末端的骨骺,也可位于骨突,亦被称为Codman肿瘤。由于好发于二次骨化中心,也称为良性骨骺软骨母细胞瘤。组织学主要由软骨构成,缺乏骨性分隔;膨胀改变不明显;钙化常见且明显,无增厚间隔,具有明显的硬化环;关节和软组织渗出较常见。

【参考文献】

[1] 常荣, 马晓文.XCT及MRI对骨囊肿、动脉瘤样骨囊肿、骨巨细胞瘤、软骨黏液样纤维瘤的
评价 [C].//中华医学会放射学分会第三届全国乳腺学术会议暨长安医学影像论坛(2011
陕西省放射学年会)论文集.2011:155-156.

[2] 王莹, 吴文娟, 钟志伟等.软骨黏液样纤维瘤临床、影像、病理学分析与鉴别[J].河北医药,
2009, 31(10):1193-1194.

[3] 杨宏, 李树昌, 王舒靖等.右侧第6肋骨软骨黏液样纤维瘤1例[J].医学影像学杂志, 2009,
19(3):351,358.

(何　慧　毛俊杰)

病例011　胫骨软骨黏液样纤维瘤
(*Chondromyxoid Fibroma of Tibia*)

【临床资料】

　　患者,男性,8岁。患者于入院前4月无明显诱因出现左下肢疼痛不适,未重视、未治疗,症状间断出现,近1周症状加重,当地医院拍片提示"左胫骨骨囊肿",门诊以"左胫骨骨囊肿"收住入院。

　　专科检查:左胫骨前外侧局部隆起,压痛明显,肌力如常,踝关节活动自如。局部皮肤色泽正常,皮温正常。

【影像学检查】

　　CT检查:左侧胫骨干骺端见偏心性骨质缺失区,大小约1.0cm×2.4cm×3.0cm,界限清楚,髓腔侧有硬化缘,局部骨皮质扩张变薄,凸向周围软组织中,邻近可见软组织肿物,肿物内无钙化及分隔,CT值40HU。

　　CT诊断:胫骨下段纤维骨皮质缺损。

【图片】

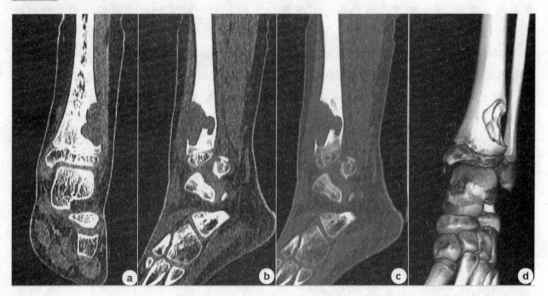

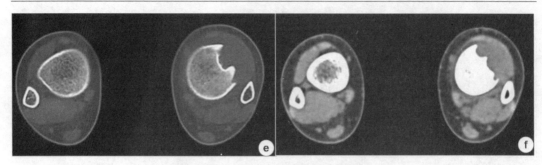

图5-011　左侧胫骨软骨黏液纤维瘤

男性,8岁。CT平扫(a-f):左侧胫骨远端干骺端见偏心性骨质缺失区,界限清楚,髓腔侧有硬化缘,局部骨皮质扩张变薄,凸向周围软组织中,邻近可见软组织肿物,肿物内无钙化及分隔。

【手术与病理】

手术记录:根据CT提示,在胫骨前外侧做5cm纵行切口,充分剥离周围骨质至正常骨组织,切除周围病变骨皮质并刮除瘤样组织送病理,并充分清除肿瘤组织。

病理诊断:软骨黏液样纤维瘤。

【讨论与分析】

软骨黏液样纤维瘤,好发于30岁以前的青少年,以长骨的干骺端多见,且以胫骨最多发,一般全身症状不明显,局部可膨胀变形,可有轻度压痛,病变浅表者及范围大者可触及软组织肿块。病变的形态在X线平片上可为多房蜂窝状、类圆形、不规则样,钙化少见,是与其他软骨类肿瘤相鉴别的要点。软骨黏液样纤维瘤可突破骨皮质,形成软组织肿块,骨皮质中断后,残余的骨壳可构成半月形骨质缺损。软骨黏液样纤维瘤的鉴别诊断较困难。

本例患者8岁,胫骨干骺端囊状膨胀性骨改变伴边缘硬化,病灶内未见到提示软骨来源肿瘤的钙化征象,因为对软骨黏液样纤维瘤的影像表现认识不足,加之没有MRI进一步检查,导致影像诊断出现偏差,但仔细研究本病例影像表现,相对还是比较典型,应引起以后工作中的重视。

【鉴别诊断】

1. 内生骨软骨瘤:为良性肿瘤,以股骨下段及胫腓骨上段多见,多发生于骨端或骨干骺端。发生于皮质或骨膜下者称为外生软骨瘤;发生于骨髓腔者称为内生软骨瘤;内生软骨瘤各年龄都可见到,以20~40岁最为常见。病灶范围相对广泛,但其中心一般位于管状骨的干骺端,X线多以骨囊状破坏、边缘硬化及破坏区内钙化为诊断此病的典型征象。CT能清楚显示髓腔内病变呈分叶状、类圆形骨质破坏或膨胀性骨质破坏,发生膨胀性骨质破坏可以观察到骨皮质变薄及骨皮质是否连续。

2. 骨巨细胞瘤:20~40岁常见,骨端的发病部位和膨胀性骨破坏为其特征。X线表现多较典型,常侵犯骨端,病变直达骨性关节面下,多数为偏侧性破坏,边界清楚。在CT平扫表现为位于骨端的囊性膨胀性骨破坏区,骨壳基本完整。

3. 骨囊肿:多数在长管状骨的干骺端,呈圆形或椭圆形骨质透亮区,内无结构,一般无钙化,常合并有病理骨折。

【参考文献】

[1] 曾效力,陈卫国,张振水等. 软骨黏液样纤维瘤综合影像分析 [J]. 实用放射学杂志, 2009, 25(2): 231-234.

[2] 杨新明,石蔚,成日清. 软骨黏液样纤维瘤临床影像学表现及病理分析 [J]. 实用放射学杂志, 2005, 21(1): 65-67.

(孙　秋　毛俊杰)

病例012 肋骨骨巨细胞瘤合并动脉瘤样骨囊肿
(Giant Cell Tumor of Bone with Aneurysm Bone Cyst)

【临床资料】

患者,男,67岁。入院前2月无明显诱因出现左侧胸部疼痛,无咳嗽、咳痰、咯血、心慌、气短等症状。当地医院胸部X线示左侧胸壁肿物,给予对症治疗后症状未见明显好转,具体治疗不详;遂来我院就诊。

专科检查:于左侧胸壁、约平第5、6肋骨水平可触及质硬隆起型肿块,无活动度,有轻度压痛。局部皮肤色泽正常,皮温正常。

【影像学检查】

CT检查:左侧第4肋弓处卵圆形稍低密度肿块,大小约5.7cm×4.4cm×4.8cm,边缘光整,肋骨骨质呈膨胀性骨质破坏,无骨膜反应。肿块内部密度不均匀,实性成分CT值约44HU,内见多发小片状囊样低密度区,CT值约24HU,未见骨嵴及钙化,肿块周围见薄层骨性包壳,薄厚不均且不连续,肋骨与肿块交界处呈杯口状改变;邻近胸壁组织受压变薄,无浸润征象,肺窗示肺野清晰,无异常密度病灶,瘤肺界面清楚。骨三维重建可见病变处骨皮质呈筛孔状改变。

CT诊断:左侧第四肋骨骨巨细胞瘤。

【图片】

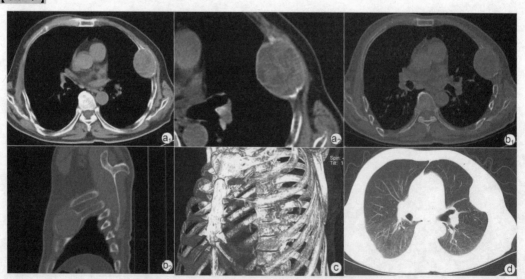

图5-012 肋骨骨巨细胞瘤合并动脉瘤样骨囊肿

男性,67岁。CT平扫纵隔窗(a$_{1-2}$)左侧第4肋弓处卵圆形稍低密度肿块,边缘光整,肿块内部密度不均匀,见多发小片状囊样低密度区,未见骨嵴及钙化;骨窗(b$_{1-2}$)肋骨骨质呈膨胀性破坏,无骨膜反应,肋骨与肿块交界处呈杯口状改变;骨三维重建(c)可见病变处骨皮质呈筛孔状改变;肺窗示(d)邻近肺内清晰,无异常密度病灶,瘤肺界面清楚。

【手术与病理】

手术记录:常规准备后在左侧第4前肋锁骨中线处沿肋骨走行切开约2cm,逐层分离到达第4肋骨,仔细分离骨膜,游离肋间血管及神经,充分暴露肋骨,距离肿瘤约2cm处用钢丝线锯切断肋骨。

镜下表现:见圆形、卵圆形、多角形的单核细胞以及均匀分布其间的破骨细胞样巨细胞,基质细胞的核与巨细胞的核形态相似,部分区域细胞生长活跃,伴坏死;血管腔大而壁薄,有纤维细胞与胶原纤维构成,有含铁血黄素沉着,并有许多吞噬细胞和巨细胞存在。

免疫组化染色:瘤细胞示CD68(+),Vimentin(+),EMA(-),S-100(-),P63(-),CD34(-),Desmin(-),SMA(-),Calopnin(-),Ki67阳性细胞数15%。

病理诊断:左侧肋骨骨巨细胞瘤,Ⅲ级,合并动脉瘤样骨囊肿。

【讨论与分析】

骨巨细胞瘤继发动脉瘤样骨囊肿是比较常见的一种继发性病理改变,也是继发性动脉瘤样骨囊肿最常见的伴随病变。由于认识的不足,影像上可能会将其单独诊断为骨巨细胞瘤或动脉瘤样骨囊肿,这种诊断可能导致临床对治疗方法的错误选择和治疗不足,使术后复发率增高。MRI上可以显示液—液分层表现,液—液平面的病理基础是囊腔内充满血液和血性液体,血液出现细胞沉淀,血浆与细胞分离,在MRI检查上T2WI图像上显示上层高信号(代表血浆),下层低信号(代表细胞)。而在CT上只有当细胞沉淀到一定程度并显示出密度差别时,才能够显示这一征象。

综上所述,骨巨细胞瘤继发动脉瘤样骨囊肿并不少见,充分理解其病理组织学基础,并选择恰当的影像检查方法对其正确诊断非常重要。对于X线上发生在骨端或骨盆的偏心性、囊状膨胀性的骨破坏,而CT或MRI上表现为囊—实性肿块合并多发液—液平面时,不应单独诊断为骨巨细胞瘤或动脉瘤样骨囊肿,应考虑到骨巨细胞瘤继发动脉瘤样骨囊肿的可能。

本病例因为没有行MRI检查而直接依据CT行手术治疗,影像未见明确液—液平面,术前未能准确提示骨巨细胞瘤继发动脉瘤样骨囊肿,而经验表明二者并发几率相对较大,遇到类似病例,既要进行细节观察(膨胀生长),更要充分想到二者合并发生的概率,应该建议MRI进一步检查,获取更多的影像信息,这样才能做出准确诊断。

【鉴别诊断】

老年男性患者,病灶与肋骨骨质膨胀性破坏并局部软组织肿块形成,无其他原发肿瘤病史,故排除骨转移瘤。首先考虑来源于肋骨的肿瘤性病变。须鉴别的有:

1. 骨巨细胞瘤:是较常见的原发性骨肿瘤,为良性肿瘤,但有潜在恶性。青壮年多见,好发于四肢长骨,以股骨远端、胫骨近端最为好发,发生于肋骨的亦有报道。在CT上表现为偏心性、膨胀性、骨质破坏,由于生长迅速,周围硬化不明显,并伴有软组织肿块形成。恶性者可突破骨皮质或骨包壳形软组织肿块。本例肋骨呈骨质膨胀性骨质破坏,皮质明显变薄呈围绕软组织肿块的骨性包壳。影像学表现符合,但非典型的发病部位,但发生于肋骨的骨巨细胞瘤有报道,故支持此诊断。

2. 动脉瘤样骨囊肿:为一含血性囊肿,多发生于10~30岁,女性多于男性。四肢长骨、脊柱及骨盆为好发部位,肋骨较少见。病程较长,病灶周围常常有明显的硬化边。X线表现为皮质旁或骨膜下偏心性、吹气球状的膨胀性病变,可见多个骨性分房。本例病灶内未见骨嵴及分房样改变。

3. 骨囊肿:80%发生在20岁以下,多见于干骺端或骨干,呈囊状骨破坏区,有沿着骨干纵轴发展的趋势,膨胀性不如骨巨细胞瘤明显,边缘硬化,可为单房或多房,易发生病理性骨折,骨折后碎片掉入腔内,形成典型的"碎片陷落征"。

【参考文献】

[1] 齐荣秀, 方挺松.骨巨细胞瘤的MRI诊断价值[J].临床放射学杂志, 2004, 11:972-975.

[2] 赵得荣, 李刚泽.肋骨骨巨细胞瘤误诊一例[J].临床放射学杂志, 2005, 24(7):582.

[3] 陈建宇, 刘庆余等. 骨巨细胞瘤继发动脉瘤样骨囊肿的影像诊断 [J]. 中华放射学杂志, 2007, 41(12):1309-1313.

[4] 邹月芬.骨巨细胞瘤的影像学诊断[J].医学影像学杂志, 2009, 19(3):319-322.

(谢一婧　毛俊杰)

病例013 类似恶性肿瘤的脊柱海绵状血管瘤
(*Spinal Cavernous Hemangioma Mimicking Malignant Neoplasm*)

【临床资料】

患者,女,39岁。五月前无明显诱因出现胸背部疼痛,口服镇痛药后好转,未予重视,半月前上述症状加重并伴左下肢麻木,左下肢肌力Ⅳ级,在外院行颈椎、腰椎MRI未见明显异常。行胸椎核磁示:T1椎体骨病变,考虑骨肿瘤。为进一步治疗,遂来我院就诊。

专科检查:脊柱生理曲度存在,胸1棘突压痛(+),余棘突无压痛、叩击痛,左半身自乳头线以下皮肤痛、温觉减退,左下肢肌力Ⅳ级,右半身温觉正常,双下肢感觉运动存在,末梢血运良好。

【影像学检查】

CT检查:T1椎体及附件见多发斑片状骨质破坏区,骨小梁稀疏,局部骨皮质稍变薄,周围见增厚软组织影,椎管略狭窄。

CT诊断:骨恶性肿瘤

MRI:T1椎体、双侧横突、椎弓板及棘突正常结构消失,表现为不规则稍长T2、长T1信号,椎体病变呈膨胀性改变,病变突入椎管内,椎管明显狭窄,相应水平脊髓受压变细,其内见纵行条状高信号影;增强扫描T1椎体病变明显均匀强化,相邻硬脊膜明显强化。

MRI诊断:骨恶性肿瘤,骨髓瘤待排。

【图片】

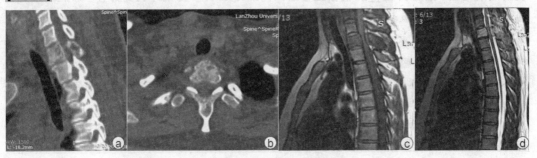

图5-013 脊柱海绵状血管瘤

女性,39岁。CT(a,b)示T1椎体及附件见多发斑片状骨质破坏区,骨小梁稀疏,局部骨皮质稍变薄,周围见增厚软组织影,椎管略狭窄。MRI(c,d)示T1椎体、双侧横突、椎弓板及棘突正常结构消失,呈稍长T2、长T1信号,病灶呈膨胀性改变,突入椎管内,椎管明显狭窄,相应水平脊髓受压变细。

【手术与病理】

手术记录：以T1棘突为中心作胸背部正中切口约12㎝。逐层切开皮肤、皮下组织至背阔肌，经棘突左、右侧入路剥离显露椎板至关节突关节和横突。切除T1棘突及椎板病变骨送检。

镜下表现：骨小梁及增生的纤维组织中见大小不一、充满血液的血管腔，血管之间见较多反应性新生骨形成。

病理诊断：脊柱海绵状血管瘤。

【讨论与分析】

骨血管瘤是一种少见的骨肿瘤，国内统计约占全部骨肿瘤的1.4%，良性骨肿瘤的2.6%，国外占原发骨肿瘤约0.85%，良性骨肿瘤的1.89%。骨血管瘤呈瘤样增生的血管组织，掺杂于骨小梁之间，无包膜，不易单独分离。病理上可分为海绵型血管瘤和毛细血管瘤，前者由大量薄壁血管及血窦构成，常发生于颅骨和脊椎。毛细血管型是极度扩张的细小增生毛细血管，以扁骨及长骨干骺端较多见，肿瘤大小不一，瘤组织内因出血可形成血凝块或囊腔。

本病可发生于任何年龄，以中年人居多，好发于脊椎、颅骨、长骨及其他扁骨。脊椎血管瘤较为常见约占全部血管瘤的14%，直径约1.2㎝，单个或多个椎体相连或相间发病，多见于胸椎，尤以第2~7胸椎最多，其次为腰、颈、骶椎。小血管瘤多无症状，少数仅有局限性钝痛。病灶较大时，可压迫脊髓和神经根而引起相应症状。椎体血管瘤若累及椎板和棘突，则可在背部皮下触及肿块。

CT表现：①椎骨松质骨呈粗大网眼状改变；②残留骨小梁增粗，呈稀疏排列高密度斑点状，矢状面或冠状面重建图像可呈栅栏状改变；③病变可侵及椎体的一半或整个椎体及附件，偶可见椎体旁或椎管内软组织肿块；④多为单椎体病变，少数可侵犯多个椎体；⑤椎体外形正常或略膨胀，骨皮质常完整，椎间隙多不狭窄。

MR表现：T1加权像呈高信号或低信号，T2加权像呈等信号或高信号，并随回波时间延长而逐渐增高。脂肪抑制T2加权像血管瘤内的脂肪组织可呈斑片状低信号。病灶内可见栅栏状、放射针状或粗点状低信号。增强扫描病灶明显强化，内含无强化的低信号斑点或线带。脊椎血管瘤多累及椎体的一部分，少数全部椎体和附件均受累。受累椎体外形正常、轻度膨胀或压缩变扁，病灶T1加权像呈低信号或等高信号，T2加权像呈等或高信号，并伴有粗点状（横轴位图像）或栅栏状（冠、矢状图像）低信号。发生压缩后，病变椎体前后径和横径增宽，并可突入椎管压迫硬膜囊、脊髓、马尾神经。

回顾本病例影像表现，病灶累及整个椎体及附件，骨质膨胀，轮廓出现异常，椎体及附件旁少许软组织影，并伴有椎管狭窄及可疑骨质破坏征象，导致误诊。仔细观察病变椎体骨皮质尚完整连续，并限于同一椎体和附件，未见明显软组织肿块，因此恶性骨肿瘤证据较血管瘤缺乏。

【鉴别诊断】

1. 脊柱结核：为不规则溶骨性破坏，椎间隙变窄或消失，椎体骨质互相嵌入，常伴有椎旁冷脓肿、椎体融合及脊柱变形等征象有助于和海绵状血管瘤鉴别。

2. 脊柱转移瘤：一般有原发灶，病灶一般于T1WI序列呈低信号，T2WI序列瘤体不像海绵状血管瘤呈明显T2高信号表现，于STIR序列信号不表现为进一步增高。且病灶多侵犯椎弓附件，且瘤体形态不规则，边缘不清呈浸润性生长，椎体骨质破坏可伴有椎旁软组织肿块。

3. 骨髓瘤：为全身性病变，检查头颅或肋骨、盆腔往往能发现类似的影像表现，MRI表现为长T1、长T2信号，T1WI序列不似海绵状血管瘤有短T1高信号表现，尿本周蛋白阳性和血清碱性磷酸酶升高对骨髓瘤的诊断有意义。

【参考文献】

[1] 沈彬, 孟阳, 赵卫东等. 症状性椎体血管瘤影像学表现及手术治疗 [J]. 中国脊柱脊髓杂志, 2013, 23(3): 251–256.

[2] 林波, 冯少仁. 椎管内硬膜外海绵状血管瘤的 MRI 表现及鉴别诊断 [J]. 实用临床医学（江西）, 2012, 13(7): 78–80.

[3] 吴先衡, 林时勖, 曾向廷等. 椎管内海绵状血管瘤的 MRI 诊断[J]. 放射学实践, 2009, 24(7): 716–718.

（岳松虹　毛俊杰）

病例014~015   软骨母细胞瘤

软骨母细胞瘤（chondroblastoma）又称成软骨细胞瘤，起源于成软骨细胞或成软骨结缔组织，肿瘤好发于10~20岁青少年，男女比例3:1，多见于骨骺发育阶段长管状骨骨骺，可跨越骺线向干骺端生长，股骨、肱骨、胫骨最常见，临床病程较长，症状轻微，多以疼痛、肿胀、关节活动受限就诊。病灶多偏心性生长，呈圆形、类圆形溶骨性骨质破坏，病变较大时骨皮质膨胀明显，可出现局限性骨质断裂，边缘骨质硬化明显，与周围分界清楚，少数呈浸润生长无硬化边，病灶内见斑点状、沙粒状钙化是其特征性表现，内缘骨嵴形成，X线重叠呈分隔状，CT上可见病灶周围向对侧、下方远处延伸的骨膜反应，呈线状、层状、花边状，这是重要特征之一，周围可见软组织肿胀、关节囊肿胀、关节囊积液等征象。

病例014　后踝软骨母细胞瘤
(*Chondroblastoma of Posterior Malleolus*)

【临床资料】

患者,男,15岁。入院10月前扭伤致左踝部疼痛,在当地医院行X线片示:左踝关节未见明显异常。现于半月前再次扭伤,局部肿胀入院。

专科检查:左踝关节肿胀,踝关节后方见隆起包块,活动受限,左踝内侧近胫骨远端压痛(+),末梢血运及皮肤感觉良好。

【影像学检查】

X线检查:示左胫骨下端后踝部骨质破坏,皮质膨胀明显,内见骨性分隔,周围软组织明显肿胀。

X线诊断:左胫骨下端后踝部占位。

CT检查:平扫示左侧胫骨下端后踝部类圆形膨胀性骨质破坏,大小约3.5㎝×3.2㎝×4.4㎝,外缘骨皮质菲薄,内缘骨质硬化,病灶内见多发斑片状高密度影,边缘见骨嵴形成骨性分割,病灶膨胀明显,周围软组织肿胀。

CT诊断:后踝非骨化性纤维瘤。

MRI检查:平扫示左胫骨下端后踝部见一类圆形占位,T1WI以等低信号为主,T2WI呈等稍高混杂信号,T2WI边缘可见多发斑片状高信号,病灶边界清楚,边缘见长T1、短T2信号环,周围肌腱明显推挤向后移位。

MRI诊断:后踝内生软骨瘤

【图片】

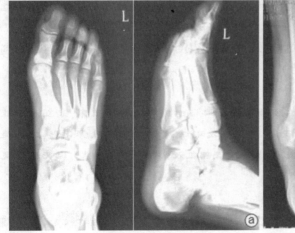
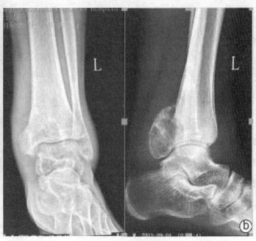

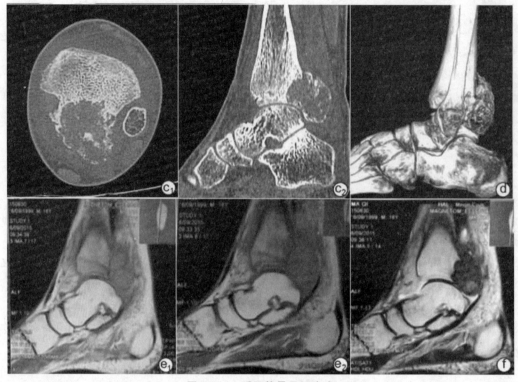

图5-014　后踝软骨母细胞瘤

　　男性，15岁。10月前X线片(a)示左胫骨下端后踝部骨皮质略毛糙，10月后X线片(b)，看见明显外生性、膨胀性骨性占位，内见骨性分隔，踝关节周围软组织肿胀。CT平扫(c_{1-2})示病灶膨胀明显，外缘骨皮质菲薄，内缘骨质硬化，局部骨皮质缺损，病灶内见多发斑点状、片状高密度影，周围软组织明显肿胀。MRI平扫T1WI(e_{1-2})以等低信号为主，T2WI(f)呈等稍高混杂信号，T2WI边缘可见多发斑片状高信号，病灶边界清楚，边缘见长T1、短T2信号环，周围软组织增厚、肿胀，跟腱明显推挤向后移位。

【手术与病理】

　　手术记录：骨皮质菲薄质软，肿瘤组织质韧，呈肉芽样，其内含部分质硬骨组织。

　　镜下表现：瘤细胞弥漫分布，期间散在多核巨细胞，瘤细胞胞核圆形、卵圆形，胞质粉红色，细胞界限较清。

　　病理诊断：(左胫骨远端)软骨母细胞瘤(此肿瘤现WHO分级为中间型肿瘤，具有局部侵袭性生长，术后局部复发的生物学行为)。

【讨论与分析】

　　本病例为青少年男性患者，病变为右胫骨下端后踝部的膨胀性骨质破坏，病变膨出载瘤骨轮廓较多，边缘皮质菲薄，周围骨质硬化，内见多发斑点状、片状高密度骨化影，尤其是周围软组织肿胀明显，同时有疼痛病史，因此尽管病变部位及影像表现欠典型，但仍应考虑到软骨母细胞瘤的可能。

【鉴别诊断】

　　1. 骨巨细胞瘤：好发年龄为20~40岁，长骨干骺端，偏心性骨质破坏，病灶较大，膨胀明显,横径常超过纵径,破坏区可达关节面下,病灶呈软组织密度,边缘清楚,病灶内液化、坏死常见,无钙化,多无骨质硬化边或骨质硬化轻微,无骨膜反应,周围软组织常无肿胀,增强呈不均匀强化。

2. 软骨黏液样纤维瘤:年龄跨度大,10~30岁最常见,占72%,病灶多发于长骨干骺端,一般不累及骨骺,病变内缘形成较厚的骨质硬化,外缘骨膨出呈"扇贝征",皮质膨胀变薄、断裂,病灶常呈多房状,房间隔粗厚呈蜂窝状,无新生骨形成,增强呈全部明显强化或部分不规则强化。

3. 非骨化性纤维瘤:好发于15~20岁青少年,皮质型表现为干骺端皮质下单囊或多囊状骨质透亮区,骨皮质膨胀轻微,切线位见病灶为凹向髓腔的低密度灶;髓腔型主要侵犯骨松质,病变呈对称性扩展,累及整个骨横径,周围骨皮质变薄,可见轻度骨质硬化,内见纤细骨分割影,无骨膜反应。

【参考文献】

[1] 卢超,徐盛,张国庆.软骨母细胞瘤的影像学表现与病理分析.中国CT和MRI杂志.2011. 9(6): 58-59.

[2] 于宝海,韩奕,刘记存,彭志刚,吴文娟.膝关节周围骨巨细胞瘤与软骨母细胞瘤影像表现分析.实用放射学杂志.2013. 29(2): 250-253.

[3] 方三高,印洪林,袁菊等.软骨母细胞瘤骨膜反应的影像学及临床病理研究.医学研究生学报.2012. 25(8): 836-840.

[4] 王朝夫,朱雄增.第4版WHO骨肿瘤分类解读.中华病理学杂志.2013. 42(10): 652-654.

(张玲艳 毛俊杰)

病例015　距骨软骨母细胞瘤
(*Chondroblastoma of Talus*)

【临床资料】

患者,男,13岁。主因"半年前无明显诱因出现左踝关节疼痛、肿胀,活动后加重"入院。

查体:左踝关节肿胀,内踝尤甚,拒按,局部皮温较高,近期无发热、寒战。

实验室检查:未见明显异常。

【影像学检查】

X线检查:左侧距骨局部不规则低密度影,边界尚清,跟距关节间隙模糊。

X线诊断:距骨良性病变,建议CT检查。

CT检查:左侧距骨密度增高,外侧见大小约2.8cm×3.0cm×2.3cm的斑片状低密度影,其内伴絮状高密度影,周围见硬化变。

CT诊断:内生软骨瘤。

MRI检查:左距骨偏内侧不规则膨胀性骨质破坏,呈稍长T1、稍长T2信号影,T2WI病灶信号欠均匀,边界清,周围见不连续的环形双低信号影。

MRI诊断:内生软骨瘤。

X线检查(术后半年复查):踝关节间隙正常,距骨骨质呈术后改变,未见肿瘤复发征象。

【图片】

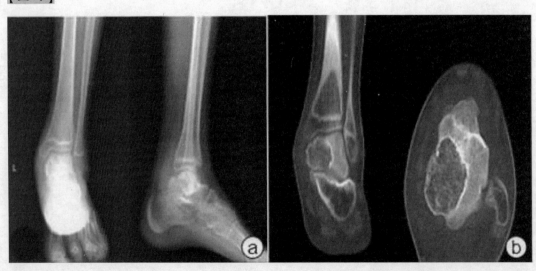

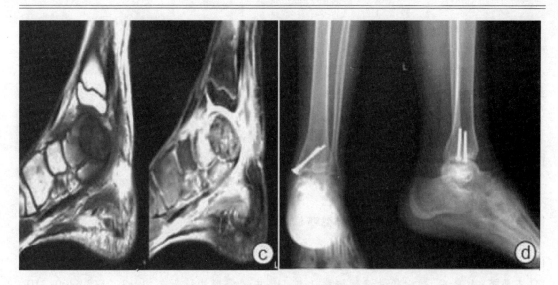

图5-015　距骨软骨母细胞瘤

男性,13岁。左侧距骨软骨母细胞瘤。术前X线正侧位片(a);术前CT图片(b);术前MRI图片(c);术后半年复查X线片(d)。

【手术与病理】

手术记录:术中见距骨后内侧骨皮质变薄,肿瘤组织呈暗红色,血供丰富。

镜下表现:软骨母细胞核卵圆形,胞质粉红色,软骨母细胞周围见粉红色的软骨基质,多核巨细胞散在,可见窗格样钙化。

病理诊断:(距骨)软骨母细胞瘤。

【讨论与分析】

本病例是男性少年,病灶位于距骨,病变呈偏心性膨张破坏,有硬化边缘,伴有疼痛和肿胀,因此尽管发病部位少见,影像和临床表现还是较符合,造成误诊的原因作者认为还是此类病例本身缺乏特异性,鉴别诊断有困难。

【鉴别诊断】

1. 骨巨细胞瘤:好发于20~40岁,常见于长骨干骺端。X线可见膨胀性、偏心性、溶骨样破坏,呈典型的"皂泡样"改变,骨破坏区无骨化及钙化,少有硬化缘。病理学检查:多核巨细胞体积大,均匀分布,瘤细胞间无软骨基质和"窗格样钙化",免疫组化染色S-100阴性。而CB好发于5~25岁患者的长骨骨骺,X线膨胀性破坏不明显,骨破坏区内常有钙化,有硬化缘,免疫组化染色S-100常为阳性。

2. 动脉瘤样骨囊肿:原发性动脉瘤样骨囊肿(ABC)多见于长骨干骺端,X线片可见病变呈明显蜂窝状、膨胀性生长,病变以囊性成分为主,可呈"气球样"改变,常有液—液平面,很少见实质及钙化。镜下表现为:病灶由大小不等的血窦与宽窄不一的"飘带样"纤维间隔组成。孙博等报道了一例距骨软骨母细胞瘤合并动脉瘤样骨囊肿病例,此类患者同时具有CB与ABC两种肿瘤成分,若ABC瘤体过大,则常导致CB的漏诊。

3. 软骨黏液样纤维瘤:多见于长骨干骺端,呈偏心性、囊性生长,典型X线片表现为干骺端"扇贝样"低密度区,钙化少见。病理:肿瘤细胞呈分叶状,小叶边缘细胞密集呈多边形,中央细胞稀疏呈梭形或星芒状,黏液样基质丰富。

　　4.内生软骨瘤:好发于20~40岁,多见于短管状骨,骨质破坏区可见钙化,周围少见广泛水肿信号。发生于长骨者,病变多位于干骺端且向骨干方向发展。镜下:由分化成熟的透明软骨构成,无破骨细胞样巨细胞。

【参考文献】

[1] Jaffe HL, Lichtenstein L. Benign chondroblastoma of bone: A reinterpretation of the so-calledcalcifying or chondromatous giant cell tumor [J]. The American journal of pathology, 1942, 18(6):969-991.

[2] 蒋智铭,张惠箴,谭云山等.不典型部位软骨母细胞瘤 [J].中华病理学杂志, 2005, 33(6): 503-507.

[3] 张晓东,李叔强,杨晨等.髌骨软骨母细胞瘤 1 例 [J].中国骨伤, 2012, 28(9):771-772.

[4] 石展英,赵良军.髋臼软骨母细胞瘤 1 例 [J].中国矫形外科杂志, 2013, 21(3):309-310.

[5] Ramappa AJ, Lee FY, Tang P, et al. Chondroblastoma of bone [J]. The Journal of bone andjoint surgery American volume, 2000, 82-A(8):1140-1145.

[6] Dahlin DC, Ivins JC. Benign chondroblastoma. A study of 125 cases [J]. Cancer, 1972, 30(2):401-413.

[7] Dahlin DC. Bone tumors: General aspects anddata on 6,221 cases [M]. Charles C. Thomas Publisher, 1978.

[8] Bloem JL, Mulder JD. Chondroblastoma: A clinical andradiological study of 104 cases [J]. Skeletal radiology, 1985, 14(1):1-9.

[9] 孙博,李雪垠,赵星宇等.距骨软骨母细胞瘤伴动脉瘤样骨囊肿 1 例及相关文献回顾 [J].中国骨伤, 2015, (7):657-659.

(郑玉荣　毛俊杰)

病例016　胫骨血管扩张型骨肉瘤
(*Tibial Telangiectatic Osteosarcoma*)

【临床资料】

　　患者,女,17岁。患者入院前4月感到左侧小腿上段内侧疼痛,无肿胀,无皮肤发红及发烧等不适,休息后稍有缓解。

　　专科检查:左侧胫骨上段内侧压痛明显,皮肤无破损、发红及发热,无明显夜间痛,无表浅静脉曲张。

【影像学检查】

　　CT检查:左侧胫骨上端骨干增粗,骨髓腔内密度均匀减低,骨小梁结构消失,其后方可见团块状软组织密度影,大小约1.5cm×1.7cm×3.2cm,骨皮质局限性变薄毛糙并可见骨膜反应,骨皮质不完整,病变未突破骨骺线。骨髓腔内见片状高密度成骨区,病灶低密度区CT值41~81HU,高密度区CT值669~923HU。

　　CT诊断:1.动脉瘤样骨囊肿,2.骨巨细胞瘤。

　　MRI检查:左侧胫骨上段皮质信号不连续,骨髓腔内弥漫块状混杂信号,以长T2、稍长T1信号为主,质子压脂序列呈明显高信号;中心见片状双低信号;相邻骨皮质增厚,并向外生长。相邻软组织信号明显增高,肌间隙消失。

　　MRI诊断:左侧胫骨上段占位性病变,动脉瘤样骨囊肿与骨肿瘤鉴别,前者可能性大。

【图片】

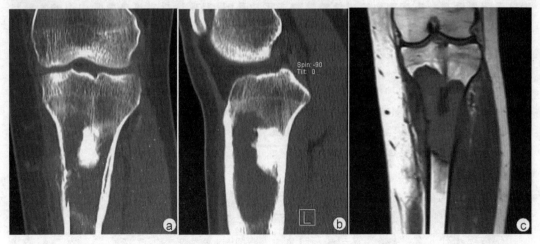

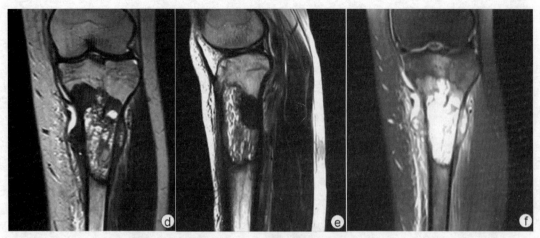

图5-016　胫骨血管扩张型骨肉瘤

女性,17岁。左侧胫骨上段病变。CT平扫冠、矢状位(a,b)示左侧胫骨上段骨干增粗,髓腔内密度均匀减低,骨小梁消失,其后方可见团块状密度增高,骨皮质局限性变薄毛糙并可见骨膜反应,病变未突破骺线。MRI平扫(c-e)示左侧胫骨上段皮质信号不连续,骨髓腔内弥漫块状混杂信号,以长T2、稍长T1信号为主,质子压脂序列(f)呈明显高信号影,中心见片状双低信号影,邻骨皮质增厚,并向外生长。相邻软组织信号明显增高,肌间隙消失。

【手术与病理】

手术记录:麻醉后,做左小腿上端鱼嘴样切口,逐层切开皮肤、皮下组织、肌层,结扎动静脉,显露胫骨于中段离断,切断血管神经,冲洗止血后缝合。

镜下表现:送检物内见较多扩张的血管腔,血管腔周围有较多核大、深染的异形细胞,有骨样组织形成,易见核分裂像,期间散在较多多核细胞,细胞无明显异型性。

病理诊断:左侧胫骨上段血管扩张型骨肉瘤。

【讨论与分析】

血管扩张型骨肉瘤与典型骨肉瘤在临床、病理、影像学表现不尽一致,血清碱性磷酸酶多数无明显升高。本病例血清碱性磷酸酶在正常范围,影像诊断未见典型骨肉瘤的放射状改变,故易诊断为其它疾病,如动脉瘤样骨囊肿或骨巨细胞瘤,但较动脉瘤样骨囊肿或骨巨细胞瘤无明显硬化边缘,并骨质呈虫蚀状改变,更具恶性肿瘤表现,骨髓腔内见片状高密度骨化区,周围软组织侵犯。

本病属于中央型骨肉瘤,此种改变可能与病变主要范围在骨髓腔内有关,而文献报道本病肿瘤性成骨较少,周围软组织侵犯明显;本病例病变骨质呈纵向破坏,轻度膨胀,单房或多房囊状结构不明显,更倾向于溶骨性改变,但较文献报道病例溶骨性改变程度轻;骨膜反应及邻近软组织侵犯提示恶性病变征象。

【鉴别诊断】

1. 骨巨细胞瘤:好发于20~40岁,常见于长骨干骺端。X线可见膨胀性、横向偏心性、溶骨样破坏,呈典型的"皂泡样"改变,骨破坏区无骨化及钙化,少有硬化缘。

2. 动脉瘤样骨囊肿:原发性动脉瘤样骨囊肿(ABC)多见于长骨干骺端,X线片可见病变呈明显蜂窝状、膨胀性生长,病变以囊性成分为主,可呈"气球样"改变,典型者CT或MRI可见液-液平面,很少见实质及钙化。

【参考文献】

[1] Murphey MD, wan Jaovisidha S, Temple HT, et al. Telangiectatic osteosarcoma:radiologic-pathologc comparison. Radiology, 2003, 229:545-553.

[2] Matsuno T, Unni KK, McleodRA, et al.Telangiectatic osteogenic sarcoma.cancer, 1976, 38: 2538- 2547.

[3] 刘洪洪, 黄啸原. 毛细血管型扩张型骨肉瘤14例临床病例分析, 中华病理学杂志, 2002, 31(3): 213-216.

[4] 高振华, 邓怀福, 孟俊非等. 血管扩张型骨肉瘤的临床、影像及病理分析, 中华放射学杂志, 2010, 44(6):645-649.

(李文一　毛俊杰)

病例017 股骨非骨化性纤维瘤
(*Nonossifying Fibroma of Femur*)

【临床资料】

患者,男,42岁。因无明显诱因出现左侧大腿无力数月,加重1月入院。当地医院CT示左股骨病变。

专科检查:左侧髋部无肿胀,无畸形及压痛;关节活动如常,体重无减轻;左侧股骨无压痛,左膝关节活动如常,末梢血运及皮肤感觉可。

【影像学检查】

X线检查:左股骨上段、大小转子及粗隆间多个类圆形低密度影,局部骨质轻度膨胀性改变,密度不均匀。

X线诊断:左股骨上段骨良性病变,建议MRI进一步检查。

MRI检查:左股骨上段见不规则异常信号影,大小约4.2cm×2.8cm×6cm,呈等低T1、不均稍高T2信号,PDWI亦为不均高信号,部分骨质见包绕,病变周围软组织信号如常。

MRI诊断:左股骨上段良性病变,多考虑动脉瘤样骨囊肿。

【图片】

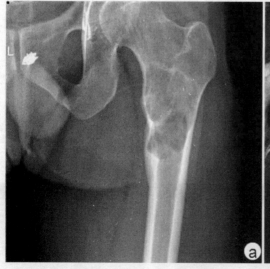
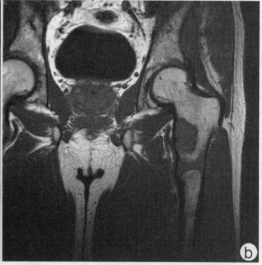

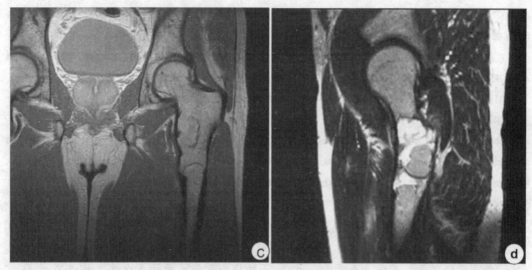

图5-017 股骨非骨化性纤维瘤

男性,42岁。左侧股骨上段病变。普通X线片(a)见左股骨上段、大小转子及粗隆间多个类圆形低密度影,局部骨质轻度膨胀性改变,密度不均匀。MRI示左股骨上段不规则异常信号影,呈较均匀等低T1(b),不均稍高T2信号(c),PD-T2(d)像呈不均高信号,病变周围软组织信号无异常。

【手术与病理】

手术记录:切开左侧髋部皮肤及肌肉显露股骨颈段,见股骨颈段有骨皮质被病变所突破,在股骨近段前方皮质骨开槽,用咬骨钳等清除病灶。取同侧髂骨及对侧腓骨植骨,置入起支撑作用。

镜下表现:肿瘤主要由梭形成纤维细胞和数量不等的纤维形成车辐状结构,散布破骨细胞样巨细胞、泡沫细胞和少量胶原。

病理诊断:非骨化性纤维瘤。

【讨论与分析】

非骨化性纤维瘤(nonossifying fibroma,NOF)为一种起源于成熟的骨髓结缔组织的良性肿瘤,无成骨倾向。部分学者认为该肿瘤为真正的肿瘤,也有学者认为其为软骨内化骨障碍致局限性纤维异常增生症。本病多见于20岁以下青少年,性别无差异,好发于股骨下端、胫骨上端、腓骨两端,少见于肱、桡、尺骨等。早期无症状,多在外伤或骨折后发现,偶有轻度疼痛、压痛及局部肿胀。

病理:肿瘤在骨内被一硬化的骨壳所包围,肿瘤本身由坚韧而致密的纤维组织构成,切面柔韧,呈黄色或棕色。镜下肿瘤由梭型结缔组织细胞,多核巨细胞及泡沫细胞组成,在病灶中看不到骨组织的形成,为本病特点。肿瘤继发性变化较显著,常见者为出血。

X线表现为好发于长骨距离骺板3~4cm处的圆形、卵圆形、多囊性骨质缺损区,大小不一。偏心性,紧靠皮质下方生长,边缘锐利,常有窄硬化缘。病灶多与长骨长轴一致,缺损区偶见骨嵴残留,肿瘤外围骨皮质膨胀、变薄,除非发生骨折,否则没有骨膜新生。根据该肿瘤在X线上的表现,可分为骨皮质型(偏心型)和骨髓型(中心型)。骨皮质型为皮质内或紧贴皮质下的单房或多房透亮区。骨髓型较少见，病灶在骨内呈中心性扩展，横径方向常侵及骨的全部或大部。

CT表现为边界清楚的囊性破坏区，病变位于皮质内，破坏区内密度均匀一致，为软组织密度，CT值在53~63HU左右，与骨皮质界限显示很清晰，病变区外侧皮质明显变薄。

MRI表现T1WI为肌肉样等信号病灶，反映纤维组织成分，病灶内夹杂的少许T1WI低信号、T2WI高信号，反映纤维组织坏死、囊变或黏液样变。

本病例影像表现因为较多囊性成分而不典型，表现为左股骨上段带间隔囊性病变，因为考虑到年龄偏大，且位于股骨上段，误诊为动脉瘤样骨囊肿。但未见到典型骨质膨大气球样改变及液—液平面，所以此病例让我们吸取了教训，类似征象今后要引以为戒。

【鉴别诊断】

1. 骨化性纤维瘤：为一种多见于颌骨的良性肿瘤，偶有发病于长骨及扁骨者病灶多单发，生长缓慢，多见于青年；肿瘤增大可致患骨畸形。X线表现为有明确边界，主要位于松质骨内，受肿瘤侵犯骨松质失去正常骨小梁形态；肿瘤内骨化成分的多少改变其密度，骨化少者较透亮，罕有成为囊肿样改变者，骨化多者呈磨玻璃样等，且分布不均匀。长骨及颅骨的骨化性纤维瘤，X线表现类似骨纤维异常增殖症。CT：骨窗上病变呈"磨玻璃"样略高或高密度影，内部可有囊腔、钙化灶，病变周边可形成骨壳。MRI：实性部分T1WI呈等或偏低信号；T2WI多为低信号，囊变则T2WI信号增高。增强：实性部分中等强化，囊变部分不强化，囊壁及间隔强化。

2. 动脉瘤样骨囊肿：为含血性囊肿，骨肿瘤样病变。患骨膨胀，位于骨膜下，偏心性生长。多见于青少年。四肢长骨肌腱附着部及骨盆为好发部位。临床病程发展较快，长骨受累时，以局部疼痛及肿块为主，可有功能障碍，听诊可闻杂音。X线呈偏心，膨胀，囊状、透亮病变，骨内病灶边缘锐利，边缘硬化带逐渐移行至正常骨质宽度，囊状透亮区有粗细不等的小梁状房隔或嵴，病变呈不太清晰的皂泡状改变。CT：显示病变范围、大小、数量不一的囊性区，显示液—液平面。增强扫描见囊间隔强化。MRI：病变呈边缘清楚的膨胀性分叶状改变，边缘见双低信号环、液—液平面可有分层，T2WI信号可不一。

【参考文献】

[1] 丁建平，李石玲，刘斯润.骨与软组织肿瘤影像诊断学.人民卫生出版社.2009年6月第1版.

[2] 周文学，张覃泉，欧士欢等.骨的非骨化性纤维瘤30例X线诊断[J].中华放射学杂志，1984，18: 205-208.

（蒋　健　毛俊杰）

病例018　股骨颈骨内腱鞘囊肿
(*Intraosseous Ganglion*)

【临床资料】

　　患者,女性,56岁。于1年前无明显诱因出现腰骶部不适,伴右侧髋部疼痛不适,行走后症状加重,休息后有所缓解,近日上述症状加重,影响行走功能。

　　专科检查:右侧髋关节外观正常,皮肤无红肿,活动轻度受限,局部压痛不明显。

　　实验室检查:无特殊及异常。

【影像学检查】

　　CT检查:右侧股骨颈轻度增粗,骨质密度异常,其内可见多发囊状低密度影及较粗大骨性分隔。周围见较完整硬化边。

　　CT诊断:右侧股骨颈骨化性纤维瘤。

　　MRI检查:右侧股骨颈内信号异常,其内可见不规则形T2WI高信号,T1WI略低信号,PDWI高信号,边界清晰,各序列病灶周缘均见低信号环绕。

　　MRI诊断:右侧股骨颈良性病变,动脉瘤样骨囊肿。

【图片】

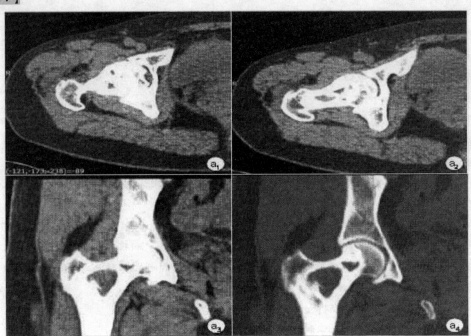

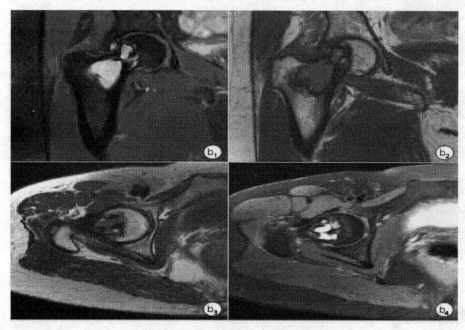

图5-018　右侧股骨颈骨内腱鞘囊肿

女性,56岁。图(a₁₋₄)为CT平扫软组织窗及骨窗,示右侧股骨颈轻度增粗,骨质密度异常,其内可见多发囊状低密度影及较粗大骨性分隔,周围见较完整硬化边。图(b₁₋₄)为MRI平扫:右侧股骨颈内信号异常,其内可见不规则形T2WI(b₁)高信号,夹杂少许斑点状低信号,T1WI(b₂₋₃)略低信号,伴少许斑点状高信号,PDWI(b₄)高信号,边界清晰,各序列病灶周缘均见低信号环绕。

【手术与病理】

手术记录:麻醉后,行右侧股骨颈病损切除术,用电钻在股骨颈上开一骨窗,用骨刀撬开骨窗,见股骨颈内胶冻状病变,予以取除并送病理。用刮匙将周围病变刮干净,用大量生理盐水冲洗,再用无水酒精处理骨壁。后用人工骨填塞空腔。

镜下表现:送检囊壁由纤维组织构成,部分区域黏液变性,组织周围见少量骨碎片,未见明显衬覆上皮。

病理诊断:骨内腱鞘囊肿。

【讨论与分析】

骨内腱鞘囊肿又称邻关节骨囊肿、关节旁骨囊肿、骨内黏液囊肿或骨滑膜囊肿等。1972年WHO正式将其命名为骨内腱鞘囊肿(邻关节骨囊肿)并定义为:邻关节软骨下的良性囊肿,为纤维组织构成的多房性病变,伴广泛的黏液样变。

本病常发生于髋、膝、踝、腕等关节,下肢多于上肢,以股骨头、距骨滑车、胫骨上下端及腕月骨为好发部位。发病年龄跨度大,但好发于青年和中年。病程较长,常以疼痛为首发症状,呈间歇性,活动后稍加重。查体一般无明显阳性体征,有时局部轻压痛。由邻关节软组织腱鞘囊肿穿透至骨内形成者局部可触及软组织包块。

根据囊肿形成的机制不同,Schajowicz等将其分为二型:

1. 穿透型:由邻关节软组织腱鞘囊肿穿透至骨内而形成。

2. 特发型:可能由髓内血运障碍,关节软骨下灶性骨缺血坏死,成纤维细胞增殖及纤维结缔组织黏液性变引起,特点是骨外无软组织腱鞘囊肿。

骨内腱鞘囊肿在X线平片和CT上的基本表现为病灶邻近关节面,呈圆形、类圆形或不规则形囊样低密度区,边缘清晰,有完整的硬化边,直径一般小于3cm,少数可达5cm,囊内容物常为黏稠液体或胶冻状物质,CT上显示为软组织密度,CT值约20~60HU,关节间隙无明显变化。MRI基本表现为邻关节面囊性病灶,囊腔因所含成分不同,T1WI为低到中等信号,T2WI为高信号或混杂偏高信号,囊腔边缘有T1WI、T2WI均呈低信号的硬化边。少数病例囊内容物可为液体、气体或软组织混合物,而显示液-气平面或液-液平面,囊内液体密度或出现气体密度影是本病特征。

穿透型具有特异性表现,即邻关节面囊性病变,边缘硬化。病变借关节面裂隙与关节腔相通或关节旁软组织囊性病变与骨内病灶相连,关节间隙无明显变化,即可确立诊断。特发型缺少特异征象,需与骨巨细胞瘤、动脉瘤样骨囊肿、孤立性骨囊肿、骨关节病性假囊肿等病变鉴别。

本例病变位于髋关节,显示股骨颈多发类圆形囊性病变伴周围硬化边,邻近软组织无异常表现,符合特发型骨内腱鞘囊肿表现。

【鉴别诊断】

1. 骨巨细胞瘤和动脉瘤样骨囊肿:病变偏心性生长且膨胀明显,病变范围较广泛,骨皮质变薄,囊内多见液平面,硬化边不明显。

2. 孤立性骨囊肿:好发于长骨干骺部,发病年龄低,病变范围大,膨胀及骨皮质变薄明显,无明显硬化边,囊内密度低,易合并骨折。

3. 骨关节病性假囊肿:多见于中老年患者,常有关节间隙狭窄,关节面骨质增生和关节缘骨赘等退行性骨关节病表现。

【参考文献】

[1] 杨文江, 姚占成, 连业钦. 骨内腱鞘囊肿的影像学诊断 [J]. 医学影像学杂志, 2009, 08: 1038-1040.

[2] 陈憩, 丁晓毅, 杜联军等.骨内腱鞘囊肿的CT影像学表现[J].中国医学计算机成像杂志, 2006, 02:119-121.

[3] 张伟, 张泽坤, 赵静品等.关节旁骨内腱鞘囊肿的影像学诊断[J].临床放射学杂志, 2004, 04:321-323.

[4] 龚向阳, 章伟敏, 严世贵.骨内腱鞘囊肿的X线、CT诊断[J].中华放射学杂志, 2002, 12:68-70.

[5] 陈平有, 陈学强, 陈文.骨内腱鞘囊肿的发病机制及临床和影像学表现研究[J].医学影像学杂志, 2011, 11:1734-1738.

[6] 张赟, 谢传淼, 沈静娴, 莫运仙, 吕衍春.腕骨骨内腱鞘囊肿的影像学表现[J].中国医学计算机成像杂志, 2010, 01:31-33.

[7] 王代兵, 王庆军.髋周骨内腱鞘囊肿的CT及MRI诊断[J].临床放射学杂志, 2007, 12:1252-1254.

(谢一婧 毛俊杰)

病例019　下肢肌肉间血管瘤
《Intramuscular Hemangioma of Lower extremity》

【临床资料】

患者,男,42岁。于7年前出现右下肢疼痛不适,未做任何治疗,于一月前症状加重。

专科检查:双上肢及左下肢未见明显异常,右下肢外形如常,各关节活动良好,右侧腓骨头及外髁处压痛明显,无骨擦音及骨擦感,周围软组织无明显肿胀。双下肢皮肤感觉正常,左侧膝、跟腱反射正常,浮髌试验阴性。

【影像学检查】

CT检查:行CTA检查时发现右侧腓骨周围肌肉间隙内可见一不规则形占位性病变,大小约7.6cm×2.3cm×14.1cm,病灶呈实性,以等密度为主,包膜完整,边界清晰,其内瘤血管丰富,主要由腓动脉供血,邻近骨皮质受侵犯,可见骨膜反应。

CT诊断:软组织来源肿瘤,血管瘤可能性大。

【图片】

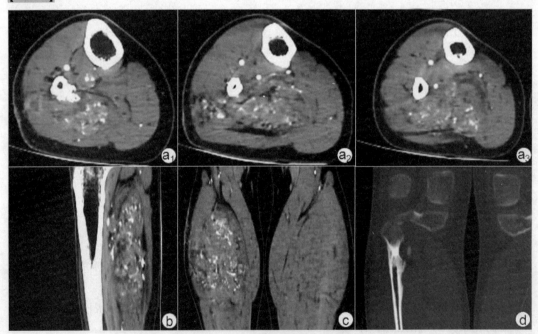

图5-019　下肢肌肉间血管瘤

男性,42岁。下肢CTA轴位(图a1-3)示右侧腓骨周围肌肉间隙内可见一不规则形占位性病变,病灶呈实性,以等密度为主,包膜完整,边界清晰,其内瘤血管丰富,主要由腓动脉供血,(图b、c)分别为矢状位、冠状位重建图像,骨窗(图d)示邻近骨皮质受侵犯,可见骨膜反应。

【手术与病理】

手术记录:在右侧后正中取纵行切口长约12cm,钝性分离,直至显露比目鱼肌,发现比目鱼肌内组织变异,将比目鱼肌从肌间隙完全游离后结扎供养血管,彻底切除比目鱼肌。

镜下表现:(右下肢比目鱼肌)横纹肌内见血管及脂肪组织浸润,血管成分多样,为厚壁血管、毛细血管及海绵状血管,内皮细胞扁平。

病理诊断:下肢肌肉间血管瘤。

【讨论与分析】

肌肉间血管瘤(intramuscular hemangioma,IMH)是一种原发于骨骼肌来源胚胎和血管细胞的良性肿瘤,多认为是肌肉内血管组织的先天性异常或畸形,一般分为毛细血管瘤、海绵状血管瘤、蔓状血管瘤。肌肉血管瘤大多数为海绵状血管瘤或蔓状血管瘤,青少年发病率最高。IMH的主要临床症状是肢体局限性疼痛。

X线及CT表现:表现为软组织内不均匀密度增高肿块影,其中可见致密钙化的静脉石影,邻近骨质可见因肿瘤压迫引起的骨缺损、移位及发育不良的骨外形改变。IMH邻近骨膜可由于血供良好导致骨膜增生,皮质增厚,骨髓腔硬化。IMH发生于肌肉,由于血栓形成和血管钙化可发生骨萎缩和骨吸收,导致骨质疏松、骨内囊性变。增强扫描呈不均匀明显强化。

MRI表现:具有良好的软组织分辨力,能多方位成像对IMH的定性定位诊断较有价值。由于血管瘤内成分复杂,故T1、T2加权像的信号不均,大多数T1加权图像表现为略高肌肉而低于脂肪的中等信号,由于瘤内血液瘀滞或缓慢流动T2加权像呈现高信号。病灶的高信号和周围组织相对低信号,能较清晰显示分界情况及与附近器官、神经、肌腱、肌肉组织的解剖关系。

本病例影像表现比较典型,清晰显示出肌肉间较清晰瘤体轮廓,以及增强后多发增粗迂曲的异常血管影,同时对邻近骨骼表现为压迫增生征象,尽管未同时行MRI检查,CT诊断基本准确。

【鉴别诊断】

1. 下肢神经鞘瘤:位于皮下脂肪或肌间隙,多单发,生长缓慢,病程较长。发生在大神经干的肿瘤常引起神经支配的肌群萎缩,压迫后有酸胀、麻木感。常为近似梭形的囊实性肿块,轮廓清晰,肿块上下缘有条索状神经干束状影。T1WI呈等或稍高信号,T2WI不均匀高信号。

2. 骨化性肌炎:是指正常无钙化的组织发生了钙化以也叫异位骨化。它的发生可与外伤性血肿有关,有的并无明显原因。大多有明确的外伤史,主要发生在肌肉内,主要病理改变是血肿的机化或钙化。X线和CT可见软组织内斑点状、条片状钙化或骨化影。

3. 恶性纤维组织细胞瘤:该病好发于老年人,恶性程度高,呈浸润性生长,易侵犯邻近组织结构和发生远处转移,MRI示肿瘤由多个瘤结节融合而成,T1WI呈等信号,T2WI呈不均匀高信号,瘤周肌肉内常出现高信号。

【参考文献】

[1] 曹亚先, 张雪林.四肢肌间海绵状血管瘤的MRI诊断[J].放射学实践, 2010, 25(007):796-798.

[2] 韩云毅, 米川, 施学东等.肌内血管瘤的诊断及手术治疗[J].中华临床医师杂志(电子版)ISTIC, 2012,6(9).

[3] 高源统, 徐雷鸣.四肢软组织血管瘤的MRI诊断[J].中国医学影像技术, 2002, 18(4): 367-368.

（魏晋艳　毛俊杰）